26

新知
文库

XINZHI

Aspirin :
The Remarkable Story
of a Wonder Drug

U0213221

阿司匹林传奇

［英］迪尔米德·杰弗里斯 著

暴永宁 王惠 译

生活·讀書·新知 三联书店

图书在版编目（CIP）数据

阿司匹林传奇／（英）迪尔米德·杰弗里斯著；暴永宁，
王惠译. —2 版. —北京：生活·读书·新知三联书店，
2021.5

（新知文库）

ISBN 978 – 7 – 108 – 07123 – 1

Ⅰ.①阿…　Ⅱ.①迪…②暴…③王…　Ⅲ.①乙酰水杨酸 – 医学史 – 世界 – 通俗读物
Ⅳ.① R-091

中国版本图书馆 CIP 数据核字（2021）第 054330 号

特邀编辑　张艳华

责任编辑　徐国强

装帧设计　陆智昌　康　健

责任印制　徐　方

出版发行　**生活·讀書·新知** 三联书店

　　　　　（北京市东城区美术馆东街 22 号　100010）

网　　址　www.sdxjpc.com

图　字　01-2020-5347

经　销　新华书店

印　刷　北京隆昌伟业印刷有限公司

版　次　2021 年 5 月北京第 2 版

　　　　　2021 年 5 月北京第 1 次印刷

开　本　635 毫米 × 965 毫米　1/16　印张 23

字　数　278 千字

印　数　0,001 – 5,000 册

定　价　58.00 元

（印装查询：01064002715；邮购查询：01084010542）

新知文库

出版说明

在今天三联书店的前身——生活书店、读书出版社和新知书店的出版史上，介绍新知识和新观念的图书曾占有很大比重。熟悉三联的读者也都会记得，20世纪80年代后期，我们曾以"新知文库"的名义，出版过一批译介西方现代人文社会科学知识的图书。今年是生活·读书·新知三联书店恢复独立建制20周年，我们再次推出"新知文库"，正是为了接续这一传统。

近半个世纪以来，无论在自然科学方面，还是在人文社会科学方面，知识都在以前所未有的速度更新。涉及自然环境、社会文化等领域的新发现、新探索和新成果层出不穷，并以同样前所未有的深度和广度影响人类的社会和生活。了解这种知识成果的内容，思考其与我们生活的关系，固然是明了社会变迁趋势的必需，但更为重要的，乃是通过知识演进的背景和过程，领悟和体会隐藏其中的理性精神和科学规律。

"新知文库"拟选编一些介绍人文社会科学和自然科学新知识及其如何被发现和传播的图书，陆续出版。希望读者能在愉悦的阅读中获取新知，开阔视野，启迪思维，激发好奇心和想象力。

生活·讀書·新知 三联书店
2006年3月

目 录

阿司匹林传奇

致　谢

　　这本书之所以能够问世，实是极大地得力于诸多人士的鼎助、支持与鼓励的结果。作者很高兴能有机会在此向他们敬表谢忱。

　　这里首先应当向英国伦敦经济作物中心的马克·内斯比特和美国芝加哥东方研究所的约翰·拉森深表谢意。这两位先生都在各自专长的研究领域里对作者大力鼎助，耐心指点了种种本人无缘得知的资料查找渠道并提供了具体信息。宗教界人士拉尔夫·曼在自己的寓所里接待了作者，介绍了自己多年研究爱德华·斯通牧师生平及其所处时代的心得，使作者受益匪浅。约翰·范恩勋爵①更使作者获教良多。作者的科盲程度之甚，很可能为他多年之仅见，然勋爵大人不以为忤，仍以孺子牛精神晓以自己当年生活与从事科学事业乃至荣获诺贝尔奖的经历。深有诲人不倦精神的彼得·埃尔伍德②生动地向我讲述了他的工作，并耐心解答了许多问题。通过约瑟夫·科利尔的介

---

①　约翰·范恩（Sir John Robert Vane，1927—2004），英国药理学家与生物学家，因其阿司匹林对于前列腺素类物质对生物合成的抑制现象的研究，获得 1982 年的诺贝尔生理学及医学奖。本书中对他有进一步介绍。——译者

②　彼得·埃尔伍德（Peter Elwood，1930—　），英国流行病专家，开创阿司匹林对心脏病影响研究的随机统计实验方法的第一人。本书中对他的工作有进一步介绍。——译者

绍，我对他父亲哈里·科利尔①对阿司匹林情有独钟并孜孜以求的原因有了进一步的了解。恩斯特·艾亨格伦所提供的有关他祖父阿图尔·艾亨格伦②的情况，是不曾见诸任何文字资料的。纳粹大屠杀的幸存者埃娃·莫泽什·考尔向我揭示了奥斯维辛灭绝营毛骨悚然的一角——自然，这个地方的全部恐怖状况，未曾身临其境的人恐怕是绝对无法想象得到的。

我还要向以下诸位敬表谢意：加雷思·摩根、查尔斯·迪布尔、理查德·皮托勋爵③、克里斯·帕拉斯克瓦④、詹尼弗·泰特、凯瑟琳·乌利希⑤、恰克·琼斯、阿尔斯兰·阿哈迈德汗诺夫、沃尔特·斯尼德⑥、菲利普·贝隆、理查德·法齐尼、迪伊·巴林和斯蒂芬·尼古拉斯。此外还有许多人曾与我晤面、与我通过电话、回复过我的电邮、订正过某些问题、惠赐过若干资料、指点了有关迷津，等等。这样对我有过援手之恩的人可谓不胜枚举。我曾打扰过的医生、科学家和诸多领域内的专家学者当逾百名之众，是他们的丰富学识和睿见，造就了目前这本书。仅就此书问世、从而使他们不致再受本人滋扰之际，在这里表示本人的深切敬意。

作者还要特别对在德国莱沃库森市拜耳公司档案室工作的人

---

① 哈里·科利尔（Harry Collier，1912—1983），英国生化学家。本书中对他有进一步介绍。——译者

② 阿图尔·艾亨格伦（Arthur Eichengrün，1867—1949），犹太裔德国化学家。本书中对他有进一步介绍。——译者

③ 理查德·皮托（Sir. Richard Peto，1943—　　），英国医学统计学家、流行病学专家，英国皇家学会会员。本书对他有进一步介绍。——译者

④ 克里斯·帕拉斯克瓦（Chris Paraskeva），英国医学教授。本书中对他有进一步介绍。——译者

⑤ 凯瑟琳·乌利希（Kathryn Uhrich，1965—　　），美国生物科学家。书中介绍了她的工作。——译者

⑥ 沃尔特·斯尼德（Walter Sneader），英国生物科学家、医学史学者。书中提到了他的工作。——译者

员、特别是该室的汉斯－赫尔曼·波加列尔和鲁迪格·博斯特尔表示谢意。他们给作者提供了查阅该公司资料的便利，并对本人的所有要求都给予了迅速而又周到的满足。同样理应表示感铭的，还有在莱基特传承中心——这一设在赫尔市①的机构，目前已成为利洁时公司的一部分——工作的戈登·斯蒂芬森，他也提供了多项帮助，特别是帮我找到了乔治·科尔曼·格林②开发易溶阿司匹林的史料。

此外，大英图书馆本部、大英图书馆报刊分馆、美国国会图书馆，以及医学资料十分丰富的卫尔康医学图书馆，无论是在相关内容图书的馆藏规模与范围上，还是工作人员提供所需资料的服务质量上，都大大超出了作者的预想。还承蒙两位帮我查找文献资料的先生：一位是马克·纳什，他将我未能查阅到的多种来自美国的资料找到、并发送给在英国帮我查阅陈年医学文献的我的弟弟迈克；一位是卡尔·豪斯，他提供的帮助与前者近似，不过是在德国给予的，而且更将德文译成了英文。

布卢姆斯伯里出版社的编辑比尔·斯温森是又一位我愿奉上拳拳感铭之心的人。是他对我送去的此书的写作计划开了绿灯，并从始至终地耐心帮助我，还苦口婆心地告诫我"贵精不贵多"。我的出版经纪人安东尼·希尔也是我应当额手称谢的朋友。他虽然姓"希尔"，其实"助尔"倒更适合做他的姓氏。当然，他的"助"也是很讲原则的。

我还有意从私人角度出发，向友挚、兄弟姐妹和父母双亲道谢。他们都给予了慷慨的支持、帮助与鼓励，有时甚至到了超出本

---

① 英国地名，全称为赫尔河畔金斯顿市（Kingston upon Hull）。——译者
② 乔治·科尔曼·格林（George Colman Green），英国药剂工程师。本书中对此人有进一步介绍。——译者

人奢望的地步。多谢你们，我所有的亲人。最后，我还在此表达我对妻子帕茜、女儿劳拉和儿子乔的不渝的爱心与谢意。在我写作此书的辗转奋斗期间，他们始终都陪伴在我的身边。可以说，没有他们，就不会有这本书问世。

序　言

　　就在你手头边的不少地方 —— 也许是洗手池上方的小柜橱里，也许是某个抽屉的旮旯里，也许是哪件旧衣服的口袋里，你会看到个小盒子或者小瓶子之类的容器，里面装着几片阿司匹林。

　　它们是些白色的小药片，看上去相当不起眼儿，是不是？有类似外表的药片，你应当看到过不少，以后也一定还会看到许多，实在不足为奇。

　　请再看看这些药片吧。要知道，你眼前的这些白色的小圆片，其实是人类医学史上最神妙的成果之一！它的疗效多得令人吃惊：治头疼、关节肿痛、发烧，外加对好几种威胁人类生命的疾病都具疗效。目前已有证据表明，对于心肌梗死、中风、静脉血栓、肠癌、肺癌、乳腺癌、白内障、偏头痛、不育症、疱疹、阿尔茨海默病，乃至其他多种疾病，阿司匹林均有防治效能。而且，人们目前仍在不断发现这种药物的新功能。正因为如此，涉及阿司匹林的医学文献每年会问世约2.5万篇，而这种白色小药片自问世以来，其累积销售量，估计已达到上万亿乃至几十万亿片。读者诸君想必都见过、也都吃过这种药。

　　总之，大家手里都备有一种灵药，而这种灵药既是难得问世的，又是历史上最持久的成功商品。

我是最近几年前才对这一非同寻常的东西发生兴趣的。事情始于我父亲的一次心脏病严重发作。还好，让全家人都松了口气的是，亲爱的老爸复原了，现在身体也康健无恙。打从那场病后，他每天都服用一小片阿司匹林，以维持动脉中血液流动的通畅。后来，我母亲也开始为着同一目的吃上了它。目前，他们二位每天都会各自服下一片75毫克的这一药物，而且雷打不动。

这便引起了我的注意。阿司匹林是如何问世的呢？一种原来只用来治治头疼脑热的不起眼儿的居家药品，又怎样变成了挽救生命的灵药呢？当时，我只知道阿司匹林是一家德国化工厂从19世纪的某个年代开始制造的，其他便一无所知。而且就连这唯一的一点，也是青少年时代课堂知识的硕存。

随后的学习使我认识到，化学领域中出现的这个体小神通大的成果，有着远为丰富、远为复杂，也远为修远的历史。正是这一堪称令人难以置信的过程，促使我写出了这本书。

今天的人们对阿司匹林早已司空见惯，无形中简直视之为自在之物。其实，它是人类活动的成果，而且有着动人心魄的跌宕经历。事出偶然的发现，出自直觉的推断，令人叹服的科学才具，雄心勃勃的个人开拓，大动干戈的企业竞争，都在它的发展过程中得到了体现。随意浏览阿司匹林的历史，会有形形色色的人物和林林总总的事件映入眼帘：战争、瘟疫、英国牛津郡的教区牧师、遭到遗忘的犹太裔科学家、古代埃及的纸草书卷、工业革命、19世纪时苏格兰的热病专科医院、一种随处可见的乔木、间谍战、德国工业巨头、疟疾、《凡尔赛条约》①、名噪一时的紫红色染料、英国城市赫尔、滑稽流行小调"粉红色的百合花"②、全世界几个超大制药企业和集团、兔子的颤搐着的大动脉血管、奥斯维辛集中营和灭绝营、精力绝伦的广告奇才……真是一时难以穷尽。

我还发现，从总体上看来，阿司匹林的历史，绝不是由什么因素事先预定的，而且它们所产生的影响和冲击，也并非必然如是的。如果不是某些机会所钟，阿司匹林有可能根本就不会问世；如果没有以谋利为动机的商业竞争，阿司匹林的种种重要疗效可能会在得到发现之前便遭淘汰而被遗忘了。正是已经存在的林林总总的人物与地点，同已经发生的形形色色的事件凑到一起，才一步一步地铸成了这一历史上最值得注意的发现。

以下就是阿司匹林的故事。所有好听的故事都有一个共同的开头。这个故事也是这样开始的：很久、很久以前啊……

---

① 在第一次世界大战结束后由协约国召开、战败的德国也出席的"巴黎和会"会议上签署的协议，因会议地点在法国巴黎近郊的凡尔赛而得名。——译者

② 一首打趣19世纪美国制贩野药的代表人物莉迪娅·埃斯蒂斯·平卡姆所编写的滑稽小调，曾在英国1968年圣诞节期间广为传唱。参见第五章。——译者

第一部

1

古埃及医学纸草书卷的秘方

漫长的下午已经过去了，而这四个人仍然坐在房间里。下午时分将屋子照得通明的阳光，如今已被一盏油灯的微亮替代。摇曳的灯焰将这几个人的身形打到墙壁上，也打到他们面前一张矮几的两堆东西上，投下了陆离的影子。这两堆东西，一直见证着这几个人钩心斗角的交锋，而这只不过是这场交易的序曲。较小的一堆是已经谈成的货色——几只护身符、几件雕成昆虫形状的饰物，在场的美国人已同意买下。至于那堆大得多的货品，目前却还没有结果，而这才是这几个人聚到这里来的真正原因，眼下已经到了临近收束的关键时刻。能干的买卖人都擅长耗费心计的讨价还价，这几个人也是如此，而且这一天已经这样折腾了好一气了。卖方是俩兄弟，其中的一个打开了包在这堆东西外面的麻布包袱皮，露出了里面的两卷纸草书。与此同时，另一个则紧盯着美国人，想看出对方是否流露出有意问津的神色。卖方知道，这个美国人有个弱点，就是好搜集古纸草书卷。他们以往就进行过若干此类交易。不过，这个美国人也并非等闲之辈，要是觉得没有很大价值，或者对内容不感兴趣，他是不会接受的。对卖方不利的是，这个美国人是他们所认识的人中唯一有能力和意愿破解纸草书中的文字与图符。正因为如此，他们才坐在这里，一面枯等，一面力图从对方的反应中看出些端倪来。

美国人名叫埃德温·史密斯。他看着眼前的纸草书，几乎隐藏不住心里的兴奋。房间里的第四个人坐在角落里只看不说，脸上全无表情。他是中间人，也是史密斯的房东，名叫穆斯塔法·阿迦·阿亚特。来此之前，他向史密斯透了透风，说这次有些特别的货色。史密斯心中有数，知道只要谈成了，这个阿亚特作为中间人，就会按照成交的具体情况分到可观的报酬，因此自然希望以高价成交。卖方俩兄弟——他们姓埃尔－拉苏尔，一个叫阿哈迈德，一个叫穆罕默德，并不是在博物馆周围向有钱的游客兜售物件的小商小贩，而是所住地区最成功的盗墓者。多年来，他们一直通过阿亚特这个中间人出售"古物件"，而且凭借着源源不断的上品，成了后者的供货人中最重要的货主。在掘地盗宝之余，他们也造些假货贩售，而且他们的假货也相当乱真。史密斯从这两人手中买过不少东西，也曾将其中相当一部分转手售出，对他们是知根知底的。

不管怎么说，如果阿亚特告诉他的信息是确实的，眼前的这两卷纸草书就的确是弥足珍贵之物。他听这个中间人说，它们都来自阿萨昔弗——尼罗河西岸底比斯古城及墓地区的一个地点，原是摆放在墓中木乃伊脚下的。史密斯也知道，卖方两兄弟以前也曾潜进阿萨昔弗的不止一处"不为人知"的墓葬地，他本人的若干件顶尖的文物就来自那里。如果这两卷纸草书当真也来自这个地区，那可一定要看个清楚明白。

他翻开第一卷纸草书，弯下身子，凑着灯光端详起上面的手写象形符号来。纸张页数很多——差不多是他所见到过的最多的，上面密密麻麻尽是种种令人眼花的符号，不过字迹倒是十分工整，看来此书的佚名作者在书写上肯定是训练有素的，写时也十分用心。从这卷大约写于三千年前的典籍中，史密斯渐渐辨识出了只言片字，不禁念出声来："在给病人查体时……"

三个一直盯着史密斯的埃及人默契地交换了一下目光，知道自己的耐心等待肯定能够得到回报，随后便又舒舒服服地坐好，等着最后的结果。

埃德温·史密斯的早年生平人们所知有限，只确知他于 1822 年 4 月出生在美国康涅狄格州 —— 新英格兰地区的一部分 —— 的布里奇波特镇。他的父亲名叫谢尔登，家产颇丰，有条件将儿子送到纽约、伦敦和巴黎等地接受教育。埃德温 30 岁前结了婚，有了孩子，在家乡当了几年富贵闲人。然而，而立之年过了没多久，他便卷入了某种不光彩的行为，弄得只好离开美国。什么行为且不去管它，总之是与家里人断绝了关系，也就不幸没了经济来源。这一来，他只好凭自己的所长谋生，而他最大的所长，就是有关埃及的学识。自从大约五十年前拿破仑率大军横扫尼罗河流域后，曾经统治过这块土地的各代法老，就在西方世界走红起来。埃及学开始成为欧洲和美国的一门正经八百的学术研究领域，而且还相当热门。旅游者也步拿破仑大军的后尘，来到埃及，在古代碑石上胡写乱刻一通。还在很年轻的时候，史密斯就对埃及发生了兴趣，对那个国度的种种考古发现报道都兴味十足地阅读。他还下功夫研究了古埃及象形文字 —— 一种又有图形、又有符号的文字，是古代埃及人发明的一种文字体系，经后世学者根据对古代纸草书的片断内容及对罗塞塔石①一类录有文字的出土石板和黏土板文物的艰难考证得到破解，而且虽然只是"票友"，却达到了学者专家的水平。出事后打算找处新土、远远离开导致个人不幸的环境重新安家立命的史密斯，自然而然地想到了奔赴埃及。

到达目的地后，他在卢克索住了下来。卢克索是个不大的市镇，离它不远，就是底比斯古城及墓地区这一古迹，著名的"帝

---

① 18 世纪末在埃及发现的古代石制文物，以其出土地点罗塞塔得名。石上镌有用古埃及象形文字、古埃及通俗体文字及古希腊文字分别记录的同一内容的铭文，它为破解古埃及象形文字提供了最早的重大线索。—— 译者

王谷"①就是此地的一部分。史密斯是在埃及定居下来的第一个美国人，也在此留下了并非都是正面的名声。他于1858年来此，初到时囊中只有区区60英镑。不过，此公颇有稻粱谋，不啻那个时代的印地安纳·琼斯②。没过多久，手头就有了些积蓄，考古研究也打开了局面。他将自己的积蓄投到了两项内容上，一是放账（月利息为可观的5%），一是古文物交易的投入。两项经营互相依托，而且，向史密斯借钱的埃及穷人，也往往会将古董和文物（真假都有）卖给他。从这些人身上，他更容易占到便宜。到手的东西，他又转卖给从外地来到卢克索换乘轮船沿尼罗河下行的旅游观光客、收藏家和埃及学学者。这些人自然更愿意从会讲英语的史密斯手中购买纪念品之类的大小物品。

就这样，史密斯交了不少朋友，有了不少熟人。比如，社会名流露西·达夫·戈登③就成了他的朋友。这位女士是英国一个富有男爵的太太，与狄更斯、萨克雷、丁尼生等文坛巨星都有交往，据说因健康原因移居埃及，来后将自己的书信往来整理成了一本书，出版后大获成功，成了整个维多利亚时代最畅销的书籍之一。英国人查尔斯·古

---

① 所谓"帝王谷"，地处底比斯古城及墓地区中心地带，因是古埃及"新王国时期"（公元前16—前11世纪）法老和贵族的陵墓（金字塔）的集中所在地而得名，目前已知的金字塔共有63座。——译者

② 20世纪80年代著名科幻编导卢卡斯（George Lucas）编剧、大导演斯皮尔伯格（Steven Spielberg）执导、著名硬汉型影星哈里森·福特（Harrison Ford）主演的系列电影《印地安纳·琼斯三部曲》中的主人公，以其无往不胜、绝处逢生的能力成为家喻户晓的人物。其实此人并非完全虚构，历史上确有其人。他1899年出生，真实姓名为亨利·琼斯（Henry Jones），毕业于芝加哥大学，拥有博士头衔，正式身份为风俗学教授和考古学家，并因考古而多次探险，有着传奇式的经历。（附带一提，除了上述三部曲外，还以他为主人公的其他电影和电视剧问世，2008年又由此三部曲的主要原班人马拍摄了第四部电影。）——译者

③ 露西·达夫·戈登（Lucy Duff Gordon，1863—1935），著名女时装设计师，以"露西"品牌的高级时装在上流社会享有一定名声，更以是《泰坦尼克号》海难的幸存者广为当世人所知。——译者

德温①也与他结为知交。这位著名的埃及学家在开罗建立了研究机构，同史密斯不时有书信往来，探讨卢克索一带古代碑石上勒铭的内容。

不过，史密斯更多地是与当地人打交道。与他过从最密的——大概也是龃龉最频繁的，就是他的房东穆斯塔法·阿迦·阿亚特。此人的双亲是埃塞俄比亚人，本人一面端着在英国、比利时和俄国驻卢克索领事馆当代办的大好饭碗，一面又独立经商，红红火火地经营着自己的古玩文物买卖。他在当地还置有不少房产。史密斯刚到此地时，租的就是他的一所房子，地点离拉美西斯二世②享庙不远，环境相当优美。时间长了，房客与房东就成了朋友，只不过两人之间也往往会因为是一买一卖的关系而起矛盾。有时候，他们也会联手合作，通过对方的门路进货出货，每当这种场合，他们都会找准机会占对方的便宜。外人与他们打交道时，从来也摸不透这"宝一对"此时此刻是以什么关系为主。

不过，虽说人品不佳，埃德温·史密斯的学风还是很正派的，他的埃及学知识和对这门学科的爱好也是得到公认的。他固然会不断将一些足以乱真的假货卖出去，但也的确是真正识货的高人，对有价值的真品也十分珍惜。正因为如此，在 1862 年 1 月 20 日这一天，他做出了医学史上最重要的发现之一——买下了这两卷外观不佳的纸草书，作价 12 英镑。③

---

① 查尔斯·古德温（Charles Wycliffe Goodwin，1817—1878），以律师为业，但有广泛的兴趣，埃及学即为他的兴趣和擅长之一。——译者
② 拉美西斯二世是古代埃及历代法老中最著名的一个，生活在公元前 13 世纪。供奉他的庙宇不止一处，以卢克索的一处最宏伟。据考证，《圣经·旧约》中"出埃及记"一节中讲述的迫害和驱赶犹太人的内容，就是他的作为。——译者
③ 这两个埃及盗墓人在向史密斯展示这两卷纸草书前，曾经做过手脚，去掉了最外面的部分纸草，为的是使外观更齐整些。两个月之后，这两个人将当初割下来的片断接到了另外一卷价值较低的纸草书上，又向史密斯推销。史密斯发现了这一伎俩，便对原书进行了复原，重新接回了原被去掉的有关心脏知识的一整节内容。——作者原注

当史密斯有了时间后，便对它们进行了仔细钻研，结果发现这是两部极早的医学教科书。一部中收入了 48 例外科手术的记录，既有诊断，也有医案，另一部内容更为丰富，但缺乏组织，只是罗列了种种病症与治疗药方。这前一卷后来便以他自己的姓氏得名，即《史密斯外科纸草书》；后一卷则因后来被史密斯卖给了一位德国教授，便以该教授的姓氏命名，即为《埃伯斯纸草书》。两卷书的年代都很久远，而且可说是久远之至——估计编撰于公元前 1534 年前后，还可能由同一人缮写成书。书中内容系用中古埃及象形文字书写，但根据内容判断，涉及的年代应更为久远。这两卷纸草书都是更早——至少还要早上一千年的医学文献的抄本。据美国的埃及学学者詹姆斯·布雷斯特后来考证，抄写距原创时间之远，大致相当于今人与查理曼大帝①统治时代的间隔。

这两卷医书都是揭示出古代埃及医学活动的重要典籍。不过就本书所述的内容而言，《埃伯斯纸草书》是特别重要的。

这卷书共 110 页，是埃及学学者所曾接触过的页数最多、内容也最全面的古代医书。书中的文字也很紧凑。纸草是贵重之物，因此，为了给书主节省费用，缮写人会在纸草页上双面书写，而且写得密密麻麻，然后一页页连接起来，便成为一卷纸草书。《埃伯斯纸草书》便是如此。书的背面注有日期，是阿孟霍特普一世②九年。由此可以推断出，此书的缮写时间是在公元前 1534 年前后，恰处中王

---

① 查理曼大帝（Charlemagne，747—814）又称查理一世，是公元 8 世纪欧洲的一个有名的强权君主。——译者
② 阿孟霍特普一世是古埃及王国第 18 朝代的第二个法老，在位时间为公元前 1526 —前 1506 年——一说为公元前 1514 —前 1493 年。这两者均与作者后文所说的成书时间（公元前 1534 年）有些出入。——译者

国时期①。而从书中的内容分析，它实际上是更早医书的抄本，而原书很可能是古王国时期②的著述，写于公元前 3000 年前后。书中的每一页都标有编号，每一段也有标记（共有 877 段）。这就使整部作品体现出完整著述的特点。也正因为这个特点，有人称这卷著述为"历史第一书"。这样的提法有些误导，它其实只是将不同的医学记录编排到一起，但造成的印象是由同一个作者归纳了来自若干不同来源的内容，只是不太知道如何使所有的材料良好地相互衔接到一起而已。

这部古医书涉及的范围是内科而非外科，罗列的病症十分广泛，有肠道寄生虫病、眼科疾病、溃疡、肿瘤、妇科疾病和心脏病等。固然，在对内容的叙述上，它所采用的方式与现在是不同的。而且，虽然这本书表明，古埃及人对人体的循环系统已有初步了解，也具备了解剖学的基本知识，但他们的医学概念是同当今大不相同的，而古代埃及人的种种迷信、推断和治疗方法，都建立在他们的这些概念之上。

在古埃及医学的理论中，"粕"是个十分重要的概念。当时的人们认为，人体内流动着四种东西，就是血、气、水和"粕"——"粕"是指人体所产生废物中的有害成分。人之所以生病，主要就是这种东西在作怪；一旦体内的"粕"多到一定程度，人便会生病。所以，

① 古代埃及历史悠久绵长。为方便计，考古学家对整个古代埃及王朝进行了学术性分割，但分割标准不尽一致，而且不时因新史料的出现而有所变化，这里根据的是《中国大百科全书·考古学》卷所定义的八个时期中的第四个，大体上从公元前 2040 年到公元前 1786 年，其间有第 11 和第 12 朝代两系王朝 15 个法老在位。——译者
② 埃及学家所定义的古代埃及王朝的一个历史时期，先于前面所提到的中王国时期，从公元前 2686 年至公元前 2181 年，包括第三、四、五、六四个王朝共 29 个法老，与本书中所给出的公元前 3000 年也不完全相符。如果后一时间比较可靠，则它应当属于更早的早王朝时期。——译者

治病的过程，就是使"柏"排出人体，或者用某些手段抵抗其有害作用。古代埃及医学实践，就是围绕着这一观念进行的。正因为如此，催吐、致泻和灌肠，就成了当时的内科医生们最常用的治疗手段。

不过，当时的医生还掌握了其他手段。《埃伯斯纸草书》也清楚地证明了这一点。这本书中开列出了不少药物——160种上下，有些是草药，其他的则由植物进一步加工制成。后人对这些药物做了考证，但真正得到确认的只占约20%。（其他的大概不是有关植物已经灭绝，就是已经不在尼罗河流域生长了。埃及学家们大概还会为此争论下去的罢。）不过，在已经得到明确鉴定的药物中，有许多是今天的人们熟知的——荷莲、葱头、甜瓜、柽柳、山稔①、刺柏、肉桂、枣椰、莳萝②、杏仁、旱芹、八角等等。在这总共160种药物中，究竟哪些能够治病，目前还很难说。有些确具疗效，有些则绝对伤人，但更多的是尚无定论。在全世界现有的所有植物品种中，从药用角度受到系统研究的还不到10%，只在过去存在过、而且名目也未必可靠的就更轮不上了。不过，在《埃伯斯纸草书》中提到过的一种植物是明白无误地得到过医药学的系统研究的。这种植物，埃及人叫它"特柔莱"，是植物中的一个物属，拉丁文中写为 *salix*。它，就是常见的柳树。这一物属在我们的这个故事里绝对重要，因为世界上最灵妙的药物中所含的关键成分，正是来自这种乔木。而这种灵药就是阿司匹林。

其实，人们发现柳树有药用功能的时间，比古埃及王朝最初形成的时间还要早——可能会早上数千年，甚至是在文明尚未萌生的

---

① 又称香桃木，为桃金娘科的一个属，共有近百个种，均为灌木。这里所指的可能是其中名为"普通香桃木"的树种。——译者

② 一种与茴香很相近的草本植物，种子可用于医药和调味。——译者

时期。这就是说，是原始人在生病或者受伤时悟出，某些植物具备有助于自己从伤病中康复的功能。

如果要更具体些，可就不大有把握了。比较可能的情况，是该发现形成于人类从穴居的尼安德特人进化成为智人的期间。在此阶段，原始人的推理能力大为发展，对周围环境的认知意愿也强烈起来。一开始时可能还只是本能的驱使，是在受到诸如强烈恶心或者缠身疼痛的折磨时做出的下意识动作——胡乱咬嚼身边的某株植物，只是为了多少减轻一下难受的感觉；要么就是观察到有病的动物会寻寻觅觅，专门去找某种草木啃嚼、或者跑到某片草地上滚蹭，由此看样学样地模仿起来。原始人在狩猎时，会看到伤病的动物这样做，以后当他们自己有伤有病时，就会回想起这一所见并施之于己，居然颇为见效。这是何等有用的知识！无论是哪种情况，实践得足够久（考虑到尝试有毒植物而死人的情况，时间的长久更是必然的了），人们就渐渐掌握了许多树与草的根、叶等部分的医疗效用。经过上千年的积累，当人类开始步入文明时，手边已经有了不少对付基本伤病的药物。

柳树正是当时的人类添加到自己的"原始药典"中的一味重头药物。说它重头的第一个原因，是这种树木到处可见——柳是植物学的一个属，下面又分为三百多个种。不过，最根本的原因，是柳树中含有一种生物碱（一种水杨酸盐），在一定条件下有退烧和止痛的作用。[1]诚然，认识到此种树木的这两种功效，应当是历经数千年

---

[1] 对柳树这一植物属都含有这种物质的原因，植物学家持不同看法。其中最重要的一种，是认为它可能有助于抵抗植物传染病。当柳树的一些树叶受到某种病害的传染后，该物质会促成一种叫做"凋亡"的过程，即促成受病害的树叶枯死脱落，从而不致扩大传染面。此外，也有的理论认为，该水杨酸盐会在一定程度上阻止昆虫的进袭。——作者原注

的过程。也许，当年最早的"药剂师"注意到柳树的原因，只是它有一股苦涩味儿，或者觉得柳叶的形状颇为悦目，或者只是它们在某些地方长得很是欣欣向荣之故。不过，尝试得久了，多少就会窥知它的某些秘密。

最早提到柳树具有医疗功效的文献，见于乌尔王国时代的一块刻字石板。乌尔王国又称乌尔第三王朝，是苏美尔文明时期的一个城邦国家，立国于公元前5000年前后，地处肥沃的两河（底格里斯河和幼发拉底河）流域。至于苏美尔文明是否在医学领域达到了相当水平，学术界一直颇存争议，各种观点也都有理有据。这块公元前3000年的石板上写有一大堆咒语和一大群妖魔鬼怪的名字，看来当时的病人会觉得，难受时念叨这套词，多少会管些用的罢。不过，该石板确实让人们得知，当时苏美尔人的医学，确实是包含着实践成分的。这块石板上刻有十多种药用的天然物质的名称，有龟壳、蛇蜕、奶汁等，还有山稔、百里香、无花果、枣椰等植物。柳树也板上有名。可惜在这份文献中，没有具体给出这些药物都可用于哪些病痛。《埃伯斯纸草书》填补了这个空白。

当古埃及文明开始强盛起来时，苏美尔文明已趋于式微。这两者倒还相安了一个时期，而且彼此还有所交流。就以公元前3000年的时期而论，这两支文明就沿着地中海东岸和波斯湾南北建立了单纯的贸易往来。有了贸易关系后，人与人的交流和知识的互相传授也便接踵而至。新的观念会辗转相传。独立做出的发现会因得到外界来的经验和影响而进一步强化。医药领域中也同样如此。《乌尔王国石板书》与《埃伯斯纸草书》的最初原作虽说都是在同一时期问世的，但它们之间并没有直接关联。不过不妨设想，两者中许多相同的药物和治疗手段，是用于对付人体的同样不适的。这样的话，苏美尔人以柳为药，也应当同埃及人用这种东西一样，是为了对付大体相同的病痛。

到底都是哪些病痛呢？这可不大容易完全搞清楚。《埃伯斯纸草书》固然将用药与病症写到了一起，但是其中有许多字句并没有对应的现代词语，很难准确翻译出来。对这卷纸草书中的若干文字，埃及学学者们已经争论了多年，况且书中涉及的医理，今人又十分陌生，致使理解上莫衷一是。尽管如此，《埃伯斯纸草书》上还是有三处提到柳树的地方，这三处文字指出，这种树或者可用于保健强身，或者可用于消炎止痛。

纸草书中提到柳树的第一处地方是在一组通尿利尿和治疗咳嗽的药方之中。柳是其中的一味药，其他的还有无花果、啤酒①、枣椰等。药是应当口服的，"俾心可得生"。这是一句不很明确的话，不过很可能是指能产生某种镇静的功效。看来，书中所说的，是将这些东西制成某种饮剂，用以对付一般的疼痛。至于柳树这一成分，可能是指其干燥的柳树皮或者柳叶，是碾碎后加入该饮剂之中的。

另外两处提到柳树的地方，都是用于外敷的：一个用来治耳朵的感染，一个用来"柔腜"——"腜"很可能是指人的肌肉和肌腱部位，也就是说，当这些地方出现僵硬或红肿时（很可能是关节炎之类的疾病所致），用含有这一成分的药糊外敷。耳部发生感染是很痛苦的，柳的止痛功效有可能会起到缓解耳痛的作用。

在这三个药方中，真正有用的其实只是柳这一味。其他种种成分——葛缕子仁②啦、无花果啦、枣椰啦、啤酒啦、莲叶啦，无非

---

① 啤酒是最古老的饮料之一，据考证可能在公元前 6000 年前便已存在于中、近东一带。——译者

② 葛缕子为生长在欧洲和西亚的一种草本两年生植物，外形与胡萝卜的植株相近，种子外形有如小茴香籽。——译者

只起些滋补作用，并没有真正的医药价值。

　　不过，这些药方是不是有效呢？难说。特别是其中的两种外敷药，病人得在患处涂布多量，还得用力揉搓，以使皮肤吸收进足够的水杨酸盐。不过，也许古埃及人就是这么做的，只是今人无法确认而已。如果能够肯定这一点，那么，柳树就真地给医生们提供了一种能够独当一面的武器了。当时的埃及人没有什么镇痛药物，至少是没有什么能够常备的此类药品。比如说，那时还没有鸦片，虽说他们已经知道了罂粟和曼德拉草①等植物，但尚未认识到它们对中枢神经系统的作用，也不曾发觉其镇静功效。《埃伯斯纸草书》对此只字未提。书中倒是讲到了大麻，但也只说它能用来制取外敷糊剂和内服催吐。对这种植物的致幻性，古埃及人明显地表现出不喜欢。当时最受重视的止痛剂是酒精，纸草书中就提到了不少以啤酒和果酒为主要成分的药物。正因为如此，对不少病痛，当时的医生们的对策往往是让病人大量饮酒。

　　由于古埃及人还用山稔这种也含水杨酸盐的植物专门治疗孕妇的风湿症，这就使柳树得到了进一步的注意。用干山稔的叶子煮水，然后再与"酿造上等啤酒后留下的酒糟"拌在一起，敷在病人的腹部与背部。这种治疗方法的效果如何，我们不得而知，值得注意的是，山稔和柳树在后来便作为治疗风湿的药物传入欧洲，一直沿用了多个世纪。②

　　《埃伯斯纸草书》系由何人写成，这一直是个悬案——纸草书上没有给出任何姓名。不过，这本书在当时应当是很受重视的。埃德

---

① 曼德拉草又名风茄，原产地在地中海沿岸，生有与何首乌相类的块根，有毒性。——译者

② 还有其他一些植物也含有水杨酸盐。鹿蹄草、黑升麻根、白杨树皮、山桦树皮等，都是这样的例子。单从含量高低的角度看，柳树倒是其中最低的。——作者原注

温·史密斯听到的说法，是这本书与一具木乃伊葬在一起，而该木乃伊又在底比斯的阿萨昔弗地区，正是专为显贵人物特辟的墓区。如果此话可信，这部书的主人，可能生前是一位名医。在古代埃及，医生是很受尊重的职业，医生也分成从草头郎中到宫廷一品御医的多种级别。级别越高，墓地的位置就越优越，坟茔也修得越讲究。这样的话，他们在冥界里就能继续提供优良的服务。能够下葬到阿萨昔弗这样的高级地方，又有《埃伯斯纸草书》和《史密斯外科纸草书》陪葬，必定是位极受同行尊敬的医界泰斗。

当然，名医的地位、知识和所受到的尊崇，即使在他们所生活的朝代终结后，也仍会继续延续下去。哪怕是在埃及王朝受到外来的托勒密王朝、波斯帝国、希腊城邦联盟和罗马帝国的威胁乃至统治的时代，埃及人的医药和医术也依旧广受需求和仿效。当初，古埃及医学曾受教于苏美尔文明，后来则又去影响其他文明。通过贸易和战事所建立的接触，也通过以亚历山大为代表的沿海城市间的联系，埃及人的医药学知识得到了一代复一代的传承，促进了整个地中海地区的发展。

可能正因为如此，尽管《埃伯斯纸草书》被放入底比斯的墓穴、黄土掩埋了书中的秘密，但过了一千多年后，古希腊的医师还实施着与这本书中所述内容十分相近的医术，柳也仍然是被应用到的一味药。

古希腊时期医学界最重要的人物，是被誉为"医学之父"的希波克拉底。将医学从神秘主义的长久桎梏下解放出来的努力，就从这位广开门墙的名医的时代开始见效。在他之前，病痛一直是同灵魂和神鬼联系在一起的。人体的种种不适，都被归因于冥冥之因。古埃及的医生们固然写出了《埃伯斯纸草书》这样的著述，沿用着该书中的方剂，还可能试图找到病因的合理解释，但这些人是在宗教统治的背景下学医的，学成后不但是医生，同时也是巫祝。

生活在公元前5世纪的希波克拉底这位希腊人，从自己生活和行医的科斯岛上，通过认真刻苦的观察，发现了医学真谛的第一缕曙光，从而使医生从巫师转变为真理的追随者。一大批医学文献随之问世（出自若干医生之手），并得名为《希波克拉底文集》，该典籍中不但收入了多种疾病的名目、病征、诊断方法和治疗手段，而且不再充塞着以往医学文献中的那些玄秘的说法，与现今的医案倒是相当接近。该文集总结出的医学知识、特别是其中以植物为药物治病的部分，究竟是根据希波克拉底的新识见独立得出的呢，还是在古人认识的基础上推陈出新的呢？我们不得而知。不过，可以肯定的是，植物可以用来治病这一认识，是从前人那里继承来的，许多药方也是再早一千年时便都有了的。

关于这些验方，还有一点是确定无疑的，就是《希波克拉底文集》也同《埃伯斯纸草书》一样，提出了用柳树皮给病人止痛的办法。（这里不妨插上一句，就是《希波克拉底文集》中只提到可以用它来减轻产妇分娩时的疼痛，并说它还有退烧作用。）当然，文集给出的药方有上百种，每个药方中的用药也有多味，柳树皮只是露了那么一次面，固然表明其有用，但也引不起太大的注意，然而，虽然没有大事张扬，柳树毕竟是进了医药典籍。这一进就留了下来，一直流传了千百年。

比如，公元30年时，古罗马医生塞尔苏斯便以柳叶为原料制成浸剂，用以治疗他所说的发炎的四种典型症状（红、肿、热、痛）。过了不久，在古罗马尼禄皇帝的军队中任植物专家的古希腊医生迪奥斯科里迪季斯，又在自己的著述《药理》中，谈到了柳树的医用功效。这部书流传了下来，还被阿拉伯人翻译成自己的语言。又有一位古罗马军人老普林纽斯①于公元 77 年完成了一套 37 卷的《自然史》（书成不久，他便葬身于维苏威火山喷发出的火山灰下），还有在埃及学过医、在希腊为角斗士看过病②，后来又成为罗马帝国皇帝马库斯·奥雷柳斯的宫廷御医的希腊人克劳迪乌斯·盖伦③，他们都在自己的著述中，提到柳树有减除一般性疼痛的作用。事实上，当盖伦在公元 216 年去世时，柳已经成为整个文明世界的常用药物之一。

然而，世界很快就陷入了更多的强力与残暴，为黑暗所笼罩、被无知所深埋。几千年来积累下的医学财富，不知有多少就这样消失了。治病救人的药方，不知有多少就这样失传了。被人们作为医药沿用了多年的柳树，也不再得到医生的使用。虽说种种不同的文明都在继续探寻这种植物的药用功能，但它在被古代埃及人在几千年前便已掌握之后重新在药学领域正式复出，是进入 18 世纪以后，由一位对医药有心的乡村牧师促成的。也只是从这时起，当年的医药遗产才真正得到了继承。

至于埃德温·史密斯，他得到的这两卷纸草书并没有让他发财，不过显然受到了十分的珍惜。他在 1864 年写信告诉朋友查尔斯·古德温说："这两卷纸草书，我一卷也不打算卖掉。它们都是我个人的藏品。我给它们也定了售价——我的职业是文物商人嘛——目的只是让有意问津者死了买走的心。"

---

① 此人的正式名字为加伊乌斯·普林纽斯·塞坤杜斯（Gaius Plinius Secundus，公元 23—79），因有个也很有名的同名侄子，故被称为老普林纽斯以相区别。——译者
② 希腊基本上是没有野蛮的角斗竞技项目的，但在这里提到的名医盖伦所生活的年代，希腊城邦国家帕加马（在今天的土耳其境内）实际上已经落入罗马帝国之手，故也有了角斗和培养角斗士的"职业学校"。盖伦就是在一所这样的学校里任医生的。——译者
③ 克劳迪乌斯·盖伦（Claudius Galen，生于公元 129 年前后），罗马帝国时期最有影响的医生，以在解剖学方面对后世医学影响最甚（但也贻害最深）。——译者

糟糕的是，到了后来，史密斯遭遇到数次逆境，其中有一次是失明。虽然后来证明只是短期的，但当时已足以令他揪心。这就使他在经济上陷入窘境。到了 1869 年底，在埃及的古董文物收藏客们看到了一份待售品目录，其中有一则广告说："大部头医学纸草书一卷，现为家居卢克索的美国农场主（原文如此）埃德温·史密斯所有"，而为史密斯充当中介的，正是那个又给他帮忙又对他使绊子的穆斯塔法·阿迦·阿亚特。

结果，这卷书被德国人格奥尔格·埃伯斯买了去，出价几何不详。此人为埃及学教授，写过几本讲述法老的通俗历史读物。将这部医卷翻译成德语，是他所做的贡献，但他又以该纸草书的发现者自诩，结果反倒污了自己的名头。他撒这个谎，可能是为了将自己的名字加到这部书上——当时的习惯做法，是将纸草文物冠以发现者的姓名。不过话又说回来了，他的这个愿望还真地实现了，以他的姓氏命名的《埃伯斯纸草书》，于 1875 年以影印书的形式第一次印行，原纸草书后来由莱顿大学得到，今天也仍旧是该校的藏品。

在将这卷纸草书卖掉后又过了几年，史密斯从坐落在陵寝区的住处搬了出去。原因嘛，也许是与家里人有所和解，也许是主顾寥寥、很少再有轻信的旅游者买他的"古物件"。估计后一种可能性更大些。无论是哪种原因，反正他离开了埃及，以后便不再出头露面。1906 年，他在意大利城市拿不勒斯去世。嗣后，他的女儿雷奥诺拉将另外一卷纸草书——《史密斯外科纸草书》捐赠给了美国纽约历史学会。史密斯便人以书存了。不过，这个使两部堪列为人类文明史上最重要的著述重回人世间的人物，如今只剩下了一个空荡荡的名字，其他的已统统被人遗忘，想想诚为可叹。如果不是这个埃德温·史密斯，这两卷世界上最了不起的医学典籍，说不定根本就不会为世人知晓呢！

2

从英国的一种树木上剥下的树皮

伯爵大人钧鉴：

值此大量有用发现问世之际，本人也向大人推介一项。该发现实为值得公众注意之尤者。

写到这里，爱德华·斯通牧师停了下来，看着刚刚写下的这几句话。他在这里写下了一项大胆的陈述。他知道，当收信人乔治·帕克看到这里时，会惊诧地轩起双眉来。——这位封号为麦克莱斯菲尔德伯爵的贵族可绝不是个糊涂人，否则也不会担任英国皇家学会会长一职了。而处在会长的位置上，无疑会有一大堆狂人和骗子写信给他，宣称自己有盖世发现云云。斯通牧师与这位会长倒还真有些粗浅的交情，因此才动了写这封信的心，指望着凭这点微末关系，会长肯垂顾一读。发现是做出了，信也开始写了，可自己只不过是个乡下教士，这封信是不是太唐突、太过奢望了呢？真是拿不准哟。

他又拿起鹅毛笔，往笔水缸里蘸了蘸，接着写了下去：

英国有一种树，我研究过它，发现其树皮味道十分苦涩，治寒热病和阵发性功能失调颇具疗效。大约是在六年前，我不经意地尝了尝这种树皮，惊奇地察觉出它的这一味道。这让我立即想到，它是否也具有秘鲁树①树皮的功效。这种树性喜潮湿，而在这样的地方，寒热病的发生是相当普遍的。许多人都知道，大凡在会导致发生某种病的环境中，也存在着治这种病的天然药物，也就是说，凡致病处当有药在。我觉得此见识甚为有理，因此决定将这种东西略为施试一二。我之所以会想到这样做，自当是出自上帝的指引，故定将恭谨地执行。

斯通牧师一面以不甚工整的字体写信，一面回想着五年前他在上帝指引下的一系列思绪与行动。它开始于一个赶集的日子。他出门去散步，好松动一下僵硬的关节……

奇平诺顿是牛津郡的一个镇，以 18 世纪的标准衡量，也算得上是个大地方了，通常总是熙熙攘攘的。在这个 1758 年仲夏的上午，镇上更是格外热闹。和暖的天气，将附近乡村和小镇的人都吸引了过来，有乡绅、农夫、雇工、货郎，还有些小姐太太，带着仆人和使女，间或还会出现个把穿一身皂的人物，看模样就知道是从不远的牛津城前来、将枯燥的书斋生活暂时放在一边出门散心的学究先生。对这些人，奇平诺顿镇一概欢迎。他们就是再不宽裕，兜里多少也会有几个钱。镇上一片叫卖的吆喝声，再加上马嘶牛吼，节假日的气氛十足。

在当地人中，认识爱德华·斯通牧师的不在少数，其中觉得他"另路"的怕也大有人在。奇平诺顿并不是他任职的教区，不过，他在镇子附近已经住了 12 年，而且每逢集日都会来镇上与大家碰碰面。说不定，当他止住脚步、同赶集的人相互开开玩笑时，暖暖的阳光也同时舒缓了他的风湿症、提高了他的兴致呢。这一习惯自

---

① 即金鸡纳树，金鸡纳树最先为欧洲人在秘鲁发现，故得到这一别名。金鸡纳树的树皮中含有治疗疟疾的奎宁成分，而奎宁是极苦的。——译者

然使他在邻居中结下了不错的人缘，不过，他们对他可是敬多于爱——人们认为，斯通牧师有些爱吹毛求疵，为人又过于拘谨，这就让人觉得不好太过亲近。然而，他是个辉格党人，而这个党在牛津郡又广有追随者，这就造成了人们宁可接近他，而不是在奇平诺顿镇任教区牧师的那个坚定的托利派。[①]有不少教民还希望换他来镇上执掌教务呢。

不过，斯通牧师可另有别的追求，比起到奇平诺顿来任教区牧师、处理枯燥而又繁杂的教务，他更乐于从事一种更有趣味的工作。几年前，他谋得了一项好差事，在乔纳森·柯普勋爵家任家庭牧师。勋爵一家人住在奇平诺顿八英里外布惹恩的一处庄园里。[②]只为这一家人做些教务，工作是相当轻松的，无非是每隔几周主持一次礼拜仪式，再就是偶尔带领这一家人做做祷告、祈祈福佑，还有就是参加涉及宗教内容的红白喜事什么的。此外，他也会应主人之召，来到布惹恩的一座白衣会[③]小教堂的旧址，宾主们一面在草地上散步，一面探讨哲学理念。当有人来这家做客时，他也可能是餐桌上的一员。总之，工作并不繁重。只是每天骑马往返行走八英里未必是什么美事——冬天行路相当辛苦，又时有剪径的强徒出没，好在斯通牧师倒也习惯了；这一职司的收入并不高，不过他还在附近的

---

① 英国的 1754 年选举中在历史上很有名。在这次选举中，牛津郡的议员席位为辉格党得到，奇平诺顿的教区牧师（托利党人）竟将自己关在教堂里，紧闭大门，不让镇上的人进来敲钟庆祝。——作者原注

② 柯普勋爵广有田产，家中又有不少人身在行伍。乔纳森·柯普勋爵的父亲因数年前曾在一场战事中败在英国国王詹姆斯二世的孙子、绰号为"英俊王孙查理"的查理·爱德华·斯图亚特手下而在历史上占了一小角位置。——作者原注（詹姆斯二世 1688 年在一次宫廷政变中失掉王位，后多次发动战事以图重掌朝纲，但一直未能如愿。作者原注中提到的战事即为其中之一。——译者）

③ 11 世纪时起源于法国一个名叫西多天主教修道院的小教派，因修士都穿白色衣袍而得名，也因产生地而称为西多会。——译者

霍森登和德雷顿各兼着一处教职，都能有些进项，因此对这一笔收入也不很计较。他很有办法，将这两个教区的教务都转包给了那里的助理牧师，自己很少履足光顾。

不过，这一家庭牧师职务给他带来的最大好处，是既有了时间、又少了羁绊，可以从事许多他有兴趣的事情。他担任起了治安法官一职（主要职司是执行《贫民救济法》）。他对政治自然也是关注的。此外，从上大学时起，他就一直保持着对神学、数学和天文学的爱好——总之，到他如今56岁的年纪时，已经行了不少路、过了不少桥了。

爱德华·斯通1702年出生于白金汉郡里斯伯勒王子邑一个家境中等的自耕农家庭，是家里的独生子。他的早年生平无资料可考，只知道在某一年上，家里人决定让他走宗教这条路，估计原因是认识到，像他们这样出身的人，宗教提供了绝无仅有的进身之阶。在那个时代，供神职就意味着有了上大学的机会。1720年上，他被牛津大学的沃德姆学院录取，四年后从那里毕业。1727年，在又获得文学硕士学位后，他便被安排了神职、去一处名叫奥特莫尔沼畔查尔顿的地区当助理牧师，不过待的时间不长。1730年时，他又重回沃德姆学院，这次是来工作的，这一待就是11年，先后担任过图书馆职员、会计、教长和副学监等职。①

---

① 有这样一件事情，反映出了斯通牧师的性格。他在沃德姆学院工作时，学院里出了一桩丑闻，一个名叫威廉·弗伦奇的全自费生（地位低于拿所有各等奖学金的学生，在学生中档次最低）向斯通反映说，一个名叫罗伯特·西斯尔思韦特的学监对他有性侵犯行为。斯通没有将这个学生推开不管，也没有将这件事压下去——换成别个，很可能就会这样做，而是勇敢地帮他问责这个学监，并一层层上报，直捅到学院最高一层负责人那里。最后搞得这个西斯尔思韦特不得不避到国外。此举为斯通赢得了不少好评。当时有些尖酸的人，以学院和这个据传有娈童癖的家伙为题，写了一首打油诗。诗云：这所学院真叫棒，学监里面出龙阳；学生无须头脑好，下半截得有强项。——作者原注

阿司匹林传奇

斯通牧师成为家庭牧师后，生活上始终十分如意。他与白金汉郡一个富有地主的女儿伊丽莎白·格拉布结成连理，霍森登、德雷顿和布惹恩三处的教务也进行得很顺利。1745 年，他开始主管奇平诺顿这个大教区，此时，他在经济上已经十分宽裕，置下了一份更像样的房产——

两间美轮美奂的起居室，储藏室，厨房，盖得很讲究的地下拱窖，四间卧室，四间不错的阁楼，书房，酿酒坊，储煤棚，可养五匹马的厩房，带隔栏的奶牛棚，还有一座花园。房子外面毗连着两英亩的草场。再走出不远还另有 12 英亩。

几年之后，他又添置了 10 英亩田产。每逢天气好时，他总愿意踱出自己这座从小山包上俯瞰着奇平诺顿的住宅，溜达到镇子另一边的田产上去。

每当他经过集市区，在叫卖声中穿过几处羊圈和羊毛收购点后，都会来到几个简陋的摊位前。这里叫卖的东西，多半是镇上的人家日常所需的，不过也有些更吸引人的货色：布匹啦、花边儿啦、铁器啦、糖果啦，等等。这里也有卖药的摊位，而且往往是最热闹的，总有一堆堆人围着，听卖药人的吆喝也很上心。在那个时代，健康可是件大事，人人都怕生病，而且怕得厉害。

18 世纪时的英国也同欧洲大陆和北美一样，处在医药革命缓慢起步的阶段。虽然它的迹象很不明显，尚未被多数民众意识到，但的确已经发生。新型医院开始在一些大市镇出现（到 1752 年时已有了 18 所）；爱丁堡成立了一所重要的新式医学院；有关解剖学、血液与呼吸循环和神经系统的知识在不断增长；就连对传染病和伤口感染，人们也已经形成了一些朦胧的认识，病理学也开始发展为科学。在随后的一百五十年里，随着工业的发展所带来的巨大社会变化，医生与科学家不断破解的种种事关卫生、消毒、麻醉、接种、细菌、营养等越来越多的秘密，也像种子那样长成了大树，开了花，结了实。在此期间，个人和公众对健康的认识，也在艰难辗转中渐渐得到了改造。

不过这还是后话。对爱德华·斯通牧师和他的绝大多数同代人来说，凡当需要求医问药时，提供服务的都是自中世纪以来便大体如是的体系——其实，连能否称之为体系都很难说。就以外科实践为例。一直是医学中的一个可怜分支的外科，不久前才离开理发店，成为独立的行当。①（完全只由从事外科职业的人参加的"外科从业人协会"是在1745年出现的。）独立倒是独立了，干的却基本上都是些力气活儿，如正骨、截肢、剔取结石等。能用拉丁文开方子的内科医生地位要高些，收入也多些，但还是保守意识十足，抱残守缺地死守着一堆医学大杂烩理论和药方，与古典时期的水平相去不远。

在古典时代的种种内科观念中，影响最大的是希波克拉底的"四液说"，它认为人体内有四种体液——血液、黏液、黑胆汁和黄胆汁，它们都会影响到人的健康。"四液说"后来又经盖伦等人的坚持和中世纪及文艺复兴时期医界人物的发展，形成了一种理论，认为这"四液"是导致生病的主要原因。所谓治病，就是恢复这四种体液间的平衡。为此，医生的所作所为，就是与病人的这些体液打交道，要么排除某些过多的，要么补充某些不足的；排除的做法包括放血、灌肠、致泻、催吐和用水蛭吸吮之类，补充的手段则有涂敷药膏、搽抹药油和内服植物及矿物，等等。在后一类手段中，有

---

① 欧洲中世纪的理发师傅，除了理发刮脸外，也兼做拔牙、挑脓、包扎伤口和放血等营生。如今许多理发店门旁安装的有红蓝两色旋转螺旋线的圆筒标识，就象征着人体内的动、静脉血管，是当年与外科同为一体的佐证。——译者

许多并不起什么作用，有的即便有些效果，用的也未必得宜。有些药物是有毒的，例如用水银来治梅毒和促使伤口愈合，往往却送了病人的性命。因此，在18世纪中期之前，将病人送到医生那里去，真不知道还能不能接回来。如果运气好，遇到了明白人，重视卧床休息和悉心看护，不过多地依仗本行当的种种硬心肠的施为，病人从鬼门关回来的可能性倒还大些，不然的话，结局就很可能如当时一位名叫马修·普赖尔的讽刺文人所说的那样，"昨天去治病，当晚已不痛，郎中动动手，生生要了命"。

自然，守成者是占多数的。当时的内科医生们在一旦学成开始行医后，便很少有人肯下功夫跟上医学新发展的脚步。在伦敦和爱丁堡几个为数不多的医学中心，人们固然向科学方面有所迈进，但并没有相应的向全国推介的专门体系。新的观念，新的医疗手段，往往会经过多少年后才一点点为一般医生知晓；何况知道了以后，有悟性接受、又有耐心试验的更属凤毛麟角。

诚然，这一医术难以跟上发展的形势，对农村地区倒是影响不大。因为乡下人反正很少会去看医生。医术不错的医生，也总是宁愿在城市和大集镇开业，为富裕的病人服务。就以奇平诺顿这里为例，如果有谁想请医生看病，就得到牛津城去请人乘马车前来出诊。这样的花费很大，超出了多数人经济条件的许可。

这就使得人们继续维持古老的、也是仅有的两种可行方式：一是自己弄偏方对付，二是找本地制销土药的草药师傅。其实，这两者之间并没有太大的不同。草药师傅那里制贩的丸散膏丹之类，其实成分也同乡民们在家里自己鼓捣出来的草药差不多，只是打扮得略为体面些而已。不管是哪一类，多数情况下也都没有太大的作用。

也正是由于这样的现状，造成了在逢集的日子里，打出诸如"奇迹药水"、"续命丹"、"天赐散"等名目的药摊上，一片生意兴隆的气象。这些东西即便发挥不出卖主所吆喝的神效——既治不好你落下的多年腰疼，也消不去我生的脓疮疖子，不过，就凭多数"药"中兑入的足量酒精，也能带来一时的轻松。无论卖的是什么，干卖药这一行的人都有一条不变之规，就是秘而不宣药中的有用成分，因此有了"秘方"一说。

斯通牧师也和大家一样，知道生病有多么痛苦，又有多么危险。他如今 56 岁，很是活过了 18 世纪人均寿数的期望值。他也和当时能够活到这个年纪的人一样，不时为发烧和风湿所苦。他相信科学，又任着神职，理当超脱些。不过，他也是属于那个时代的有着血肉之躯的普通人，因此也很难不像左邻右舍一样，希望能得到什么药物，好让自己的关节重新灵活起来。这就难免使他在听到药贩子的吆喝时，驻足听上一听。不过，今天他并没有这样做，而是继续走了下去。

他散步的通常路线，是一直顺着奇平诺顿的主要街道走，穿过整个镇子，再从镇上的"白鹿车马店"门前经过，便来到了镇东北的田野上。走过一片有牛羊吃草的公地，前面就是他在几年前并下的田产。一条名叫考门溪的小河从他的田地里穿过。在他买下这块地之前，镇政府沿着溪岸植了些柳树。如今这些树已经长大成荫，圈成了一块宜于坐下来浮想冥思的好所在。

他就是在这里忽有所悟的。

我们不晓得，究竟是什么原因——是无端的好奇，还是别的什么，使斯通牧师将一块柳树皮放进了嘴里。反正结果是明确的：这一动作引发了一连串的重要思考。柳树皮一接触到舌头，牧师就感觉到一股苦涩味儿。这一感觉十分强烈，弄得他连嘴都撇咧开来。说来奇怪，这股味道居然是他所熟悉的。他在原地坐了一会儿，回想着这究竟是什么味道。想着想着，他想起来了。医生治寒热病的用

　　　　　　　阿司匹林传奇

药，与这股味道简直一模一样。

在中世纪的英国、欧洲大陆和美洲新大陆这三个地方的部分地区，寒热病都造成了不小的困扰。得了这种病会非常难受，有时还会送命。病人的病情是间歇发作的，又表现出周期性的特点，遂使它得到了不同的名称，如日发摆、三日摆、四日摆等，几百年前人们便已能确诊，但却一直束手无策。这种病倒是不搞歧视，不分富贵贫贱一律光顾。有时得病的人会有许多，几如瘟疫的肆虐，每流行一场，就会使几代人闻之色变。14 世纪的英国作家乔叟就在《坎特伯雷故事》中的"修女院教士的故事"一篇里写了这样的话：

> 你呀，属于那种多胆汁的类型；
> 别忘记这一点，为了天主的爱，
> 别让升高了的太阳把你暴晒，
> 免得过分充溢的体液太热啦。
> 若是这样，我同你赌一个银币吧：
> 你准会得疟疾或者隔天发热，
> 这一来，你的性命也就不保了。①

乔叟之后二百年，莎士比亚也在他写的八部剧本中提到了寒热病。可见，这的确是一种古怪而对英国人的健康构成重大威胁的疾病。这种状况到 19 世纪末时才得到改善。

1769 年时，苏格兰的一位名叫威廉·巴肯的内科医生出了一本书，书名是《居家医药》。他在书里细述了寒热病的症状，并试图找

---

① 《坎特伯雷故事》，黄杲炘译，上海译文出版社，2007 年，第 303 页。

出病因——

　　不流动的死水会发出难闻的瘴毒之气。人吸入就会发寒热。正因为如此，此病会在多雨季节频发，在像荷兰、牛津沼、埃塞克斯百湖区这样多池沼多湿地的地区也属常见。经常吃有硬核的水果，饭食中含太多水分，住处阴潮，为夜露所侵，躺卧于潮湿地面，任巡守之类职司，疲劳抑郁等，也会导致浸染此疾……发寒热者会有阵烧，开始发作时通常伴有头痛、腰疼、四肢无力等反应，感觉奇冷、浑身发紧、呵欠连连也是其症状。有时病人会有强烈的欲吐感并当真呕吐，随后又继以寒战和全身剧烈发抖。再接下来，病人皮肤开始发湿，然后便汗出如浆。此时，种种症状通常便会消失。有的病人发病很急，事先并无任何朕兆，甚至会在自认十分健康时突降。不过，大多数病人在发病前会觉得倦怠、食欲不振，以及前面提到的种种自我感觉。[①]

　　上面这段文字，反映出当时医学界对这种疾病的主流看法，只是"发寒热"这个说法不够准确，用到了不止一种病上，流行性感冒也好，偏头痛也好，还有其他不少病痛，当时都被冠以这一名称。18 世纪时的医学词语尚为数不多，因此今天看来，当时有限的医学词汇，被用到了太多的客观症状与主观感觉上。其实，"发寒热"只应当对应着一种病：疟疾。

　　疟疾是由蚊科生物中的一个名为按蚊的属传播的。在 18 世纪时

---

① 威廉·巴肯（William Buchan）是 18 世纪一位有所建树并得到及时承认的人物。他的《居家医药》是当时的畅销书，在独立后的美国，由于所有经济条件不错的家庭都会自备医书和药物，这本书更是热销。他于 1805 年去世后得以入葬英国威斯特敏斯特大教堂的墓地。——作者原注

的英国共有五种按蚊。它们的繁殖要借助沼泽或者死水塘之类的环境进行。[①]一类名叫疟原虫的原生动物会寄生在这些按蚊中的雌成虫的胃里。当这种蚊虫叮人吮血时，疟原虫就会转移到人体内。这种原生动物才是疟疾的致因。人们先是发现，这种小生物是热带国家人们长期为疟疾所苦的根源，不久后又发现，原来在英国肆虐的寒热病，其实也是它们在作祟。18 世纪时，医生们固然认识到，寒热病多在阴湿地区和有死水的环境中发作，但既不知道有什么疟原虫，也没能想到蚊虫叮咬与这种病有关系。很多个世纪以来，医生们所形成的观念，一直是湿地和死水发出的难闻气体让人们生病。到了 1897 年，才有人将研究的目光，从水里转向在水面上盘旋飞舞的叮人小飞虫。[②]

爱德华·斯通回想起来的苦涩味道，正是金鸡纳树的树皮所具有的。金鸡纳树也就是秘鲁树，他后来在写给英国皇家学会会长的信中提到这一点时，用的也是后一种称法。西班牙人在来到中美地区并占据了那里后，却发觉自己将当地染上的热症和一种时而发烧、时而发冷的病带回故土。不过，他们也找到了医治的方法。最早将这一方法告之于众的是天主教会的一名神甫安东尼奥·德拉卡罗查。他在 1633 年的一部题为《坎特伯雷大主教圣奥古斯丁传》的书中，写进了这样一段话："在一处名叫罗克萨的地方，长着当地人称之为'发烧树'的植物。这种树的树皮颜色与桂皮差不多，碾磨成粉后，挑出小拇指指甲盖大小的两撮冲服，就能治疗热症和三日摆。这种树皮

---

① 在这五种按蚊中，传播疟疾能力最强的是红眼按蚊。它们特别喜欢在江河入海处繁衍。这五种蚊虫如今它仍能在英国见到，但已不再造成疟疾流行。然而，有些科学家已经发出警告说，全球变暖有可能导致这种疾病在英国卷土重来。——作者原注

② 1880 年时，法国医生阿方斯·拉韦朗（Alphonse Laveran）从疟疾患者的血中，发现了这种寄生的原生动物。1897 年，在印度工作的英国人罗纳德·罗斯（Ronald Ross）勋爵认识到疟疾是由蚊子传播的。——作者原注

粉在利马城里发挥了神效。"

秘鲁人叫这种树为"金鸡纳",西班牙人多少接受了这个发音,给金鸡纳树皮磨成的粉起了个名字叫"奎纳"。(过了若干年后,人们提炼出了"奎纳"中的有效成分——一种生物碱,它也得到了一个发音相近的学名:"奎宁"。)在西班牙征服者前来中美地区之前,当地人是否便已经知道可用金鸡纳树皮治病,如今还没有确定的说法。不过,据一种颇为流行(但未必可靠)的传闻,在西班牙派驻秘鲁总督的夫人得了疟疾之后,这一树皮曾被进献给她,治好了她的病,从而使其声名大噪。不久,这种药物就出口到了欧洲。遵教宗诺森十世之命,耶稣会主教胡安·德卢戈经查验证实这种东西确实有效。不久之后,即17世纪40年代,整个欧洲便遵照教宗的指示,开始使用这种药物治病。

不过,这种树皮并没有得到普遍认可。它并非永远管用,只对部分发烧人有效,而这部分发烧症状都只能是疟疾造成的。寒热病的涵盖范围更广些,若干不是疟疾引发的病征也被包纳了进来。将金鸡纳粉用于所有的寒热病,自然不能永远奏效。过了相当一段时间,人们对这种药物的怀疑才消失掉。对基督教新教教徒来说,接受来自天主教耶稣会的宣传就更需要时间。不同宗教信仰造成的偏见是如此之深,以至于诚笃的清教徒奥利弗·克伦威尔①得了不是寒热病就是疟疾的病后,宁可病死,也不肯吃"耶稣会的树皮"。一个制销土药的草药师傅罗伯特·塔尔博也就利用这种心理,在推销自制的"寒热病秘方药"时,特别强调此药与耶稣会毫不沾边。他的这一"秘方

① 奥利弗·克伦威尔(Oliver Cromwell, 1599—1658),英国政治家、军事家、宗教领袖,17世纪英国清教徒革命的首脑人物和军事指挥官。推翻英王查理一世后成立名义上的共和国,但实际上以护国公职实行独裁统治。多数历史学家和医学史界人士认为他死于泌尿系统疾病。——译者

药"十分成功，竟使这个本来籍籍无名的草头郎中出了大名，先是1672 年被委任为英王查理二世的御医，不久又因治愈了国君的热症受册封为骑士。接着，他便跑遍了欧洲，推销他的药物，就连法国国王路易十四的儿子和西班牙王后路易莎·玛丽亚这样的著名人物都成了他的主顾。塔尔博死后，他的"秘方药"也露了底，原来乃是……"耶稣会的树皮"，只是药里加了不少高度数的白葡萄酒，遮住了金鸡纳的苦味。谜底揭穿后，金鸡纳树的功用才得到了普遍接受。不过，这种树只能在中美地区生长，金鸡纳树皮的出口又为西班牙所垄断，因此价格十分昂贵，供应还时常断档。

如果能够找到一种出自本地而又便宜的替代物，那自然会是一项非常重要的发现。

以上种种内容，当时有哪些在坐在牛津郡那片柳荫下的斯通牧师的头脑中闪过呢？他刚刚尝了尝一种东西，而这种东西就生长在考门溪河岸，且这道溪流就从自己的田产中流过。① 正是这种东西，让他联想到了一种药物、一种能有效治疗寒热病的药物 —— 而这种病痛，就是湿地瘴气造成的。

想到这里，斯通牧师灵机一动，思绪跳到了被称为"信号说"

---

① 斯通牧师当年看到并尝过味道的柳树今日仍在原处（至少是它们的后代植株）。作者曾根据两幅奇平诺顿的地图 —— 一幅是 18 世纪时反映当年界的老地图，一幅是近年由英国测绘局绘制的，找到了那块地方。当年的公地依然如故，只是一个角上多出了一栋大建筑。它最初建于 19 世纪，当年是座纺织厂，眼下已改造成高级公寓楼。小溪仍从当年属于斯通牧师的田产中流过。我沿着这条小河上上下下走了约一英里，最后认定应是一处生长着十几株漂亮的年老柳树的地方。我是在一个和煦夏日的上午去那里的，这一天的天气应当与 1757 年的那一天相仿。只是我去那里时，公地上只有两头（要么就是三头）奶牛在静静地吃着草，没有当年那么多，也没有羊群。我坐在柳荫下面，也尝了尝一块柳树皮。树皮仍然如斯通牧师所说的那样有一股苦涩味。那里没有立起任何纪念这一重大发现的表记，这实在令我有些遗憾。希望奇平诺顿的居民们补救一下 —— 无须铺张，立块说明牌即可。—— 作者原注

的观念上。当年他在沃德姆学院的图书馆工作时，有不少时间博览欧洲思想家的著述。可能就是在这时，他偶然接触到了帕拉塞尔苏斯写的东西。帕拉塞尔苏斯是瑞士人，生活在文艺复兴时期，是植物学家与医学理论家，对其他门类的自然科学也很有造诣。他的医学理论独辟蹊径、自成一家，对医学界人士既有所启迪，也引起过愤怒。[1]帕拉塞尔苏斯深信，世界是个高妙的存在，作为医生，只有了解这个世界，行医才会有所建树。他特别推重当时流行于民间的一种有关医药的见解，还给它起了"信号说"的名目。这种见解认为，造物会赋予药用植株以揭示其功效的表征，认真观察便可辨识。兰花形如睾丸，故有治花柳病的功效；小米草中开亮蓝色花朵的一种，可用于治疗眼疾。[2]进一步的推断还认为，如果出现了某种疾病，病因应当就在最早的发病处一带，而且治病的药物也会在同一地方。正因为如此，倘若被荨麻草的刺毛蜇了，就应当赶快在蜇人的荨麻附近搜寻——能止痛消痒的酸模草，肯定会在不远的地方长着呢。

斯通牧师相信，水既然笃定是寒热病的源头，治疗这种病的手段就理当存在于有水之处。柳树是在水边生长的，他又发现柳树的树皮与金鸡纳树的树皮味道差不多。那么根据"信号说"判断，认为柳树能够治寒热病的想法就有了一半的把握。不过，事实是否果真如此呢？

斯通牧师十分兴奋地采集起柳树的断枝来。他又拿出一把小折刀，从周围几株活柳树干上削下一些树皮。在弄到了足有一抱后，他便穿过自己的地块，向考门溪尽头处的一座磨坊走去。既然柳树皮

---

[1] 他原来的姓名为特奥夫拉斯图斯·菲利普斯·奥雷欧勒斯·邦巴斯图斯·冯·霍恩海姆。他以更名为帕拉塞尔苏斯（意为"追随塞尔苏斯"——塞尔苏斯是古罗马时代的名医）的方式，表明自己有志提出医学新思想。——作者原注

[2] 这一识见的建立，是因为许多欧洲人眼睛的虹膜为亮蓝色。——译者

的味道与金鸡纳树皮相近，那就应该试一试，看看将柳树皮以同样的方法焙干后，是不是也能医治寒热病。磨坊的主人叫威廉·坎奇，在自己的磨坊里砌了一口很大的炉子，供前来磨面的农妇烘烤面包用。

这位磨坊主看到斯通牧师怀里抱着满满一堆树皮树枝来访，又提出要托他烘焙一下时有何反应，史书不见记载。反正他是同意了，将牧师抱来的东西放进一个口袋，送到烤炉最上方的位置，还答应要仔细照看着不让它们烤焦。一连几个星期，斯通牧师都不时前来，看看烘焙的结果，再添加些新柳枝。在此期间，他还去沃德姆学院和布惹恩的图书馆查阅过资料——

> 看来，如果这种树皮果真会有些价值，也必然是因其生长范围广大之故。出于好奇，我翻阅了药典，也查阅了植物学书籍，研究了这些典籍中有关柳树的内容。然而，我只是查到了这种树的名称。在医药书中，我没能找到任何使用这种东西的药方。我也未能发现植物学家中有谁曾提到过此物可以入药……

自从古典时代结束后，无论是西方还是阿拉伯世界，柳树的药用功效已被渐渐淡忘。它固然还留在被认为（或说曾被认为）有医药作用的一份长长的植物名单上，但实际上已经只剩下区区一个空名。[①]这份长长的名单，随着多少个世纪以来植物学家不断添加新的

---

① 其他文明也曾独立认识到柳树的药用价值。中国人早在公元6世纪便将柳树作为药用植物写进了医书，不过，这种药是否得到了广泛应用、又都用于什么病症，有关书籍中所述语焉不详。还有证据表明，南部非洲的部分当地原住民（特别是霍吞脱人——参阅第三章）也掌握了用柳树治病的知识。印第安人在欧洲人来到美洲之前，也曾这样做过。只是这后两部分人都没有文字记载的医学文献，因此无法确定他们以柳为药的具体时间框架。——作者原注

植物物种，药行、巫医、草药师傅和医生的实验对象也越来越多，自然会有不少受到冷落或者干脆无人问津。柳树这一曾在中世纪和文艺复兴时期以偏方地位登堂入室的植物，如今基本上只是以建筑材料的身份为人所用了。即便有些医书上偶尔会提一提柳树，说法也莫衷一是。

这在尼古拉·卡尔佩珀的一部名为《供英国医生参考的本土草药的天时地利状况》的书中可以非常清楚地看出来。此书写于爱德华·斯通对柳树皮进行实验的前一个世纪，作者卡尔佩珀是草药研究领域中的一位带有传奇色彩的人物，他不但认为草药研制并非仅仅是一种行当，在自己的研究方法上也有独到之处。他最初跟着制销土药的草药师傅学徒，最后成了内科医生，在伦敦为穷人看病。他不惮英国皇家内科医学会的反对，将用拉丁文写成的医药书译成英语，使医药知识不再为懂得拉丁文的人士所垄断。《供英国医生参考的本土草药的天时地利状况》就是他在自己翻译前人著述的基础上编写而成的，书中收纳了 500 多个治疗多种疾病的药方，都以植物为主要成分。无疑地，这些药方中有些是有效用的。不过，这位卡尔佩珀对柳树的介绍，却说明了古典时期过后，有关这种东西的医学知识已经混乱起来。据卡尔佩珀说，柳树皮可用来应对伤口出血不止、胃纳不佳、视力模糊，又有利尿、消疣和去头皮屑的作用，此外还能保持性欲。看上去倒是一味好药，只可惜多为无稽之谈。①

面对现时医学界对柳树的看法，斯通牧师决心自己实验一番，看看它是否有与金鸡纳树皮相同的药效。他到那座磨坊取回已经烘干

---

① 柳树的药效在某些方面倒是恰恰与他所说的相反。比如，它会促进血液的流动，对胃有不良的刺激作用等。对此，人们早就有所知晓了。不过，认为柳树皮有消疣功效，还是有一定道理的——至少一部分意大利人是这样认为的，那里如今还流传着一个偏方，就是将一片阿司匹林放在疣瘤面上贴附几个星期。——作者原注

的柳树皮，拿回家中细细舂碎，再过一下筛，就得到了柳树皮的粉末。在筛出了一磅左右的柳粉后，他便到处去搜罗寒热病人了——

　　　　不久，我便得到了一个实验的机会。鉴于自己对这种粉末的作用心中全然无数，我每次只给病人服用少许，大约有 20 格令①。以这种剂量给药，在发作过后每隔 4 小时服一剂，然后密切观察病人的状况。我发现，病人的寒热症状有明显的消退，但并未完全消失。由于不曾发现任何不良效果，我比较放心起来，几天之后，我便大胆将剂量加大到 40 格令。结果，病人的寒热症很快就消失了。在此之后，我又对其他几个病人施以同样的治疗，而且还发现，当给药量为 1 打兰②、发作期间每隔 4 小时服一剂时效果最佳。

斯通牧师并没有具体披露第一批接受柳粉治疗者的身份，不过大抵要么是他自己的亲朋家人，要么便是奇平诺顿一带的穷苦百姓——总之，是一批不大可能拒绝充当牧师的实验基底的人。③不过，在这种新药显现出功效后，消息就会传开，有地位有影响的人也会开始求助。可以想见，斯通牧师几乎不可能不将此事告知自己的雇主乔纳森·柯普勋爵。这样，他就可能得到后者的同意，为布惹恩庄园的仆佣和农户施治，说不定——要知道，寒热病不是势利眼，对穷富可是一视同仁的——还包括勋爵自己的亲人。渐渐地，这种药（在有所改进后）就连对最难对付的病例都见了效。看到自己的预感果然正确，斯通牧师大为满意——

---

① 英国重量单位，用于衡量轻小物体。1 格令约合 0.065 克。——译者
② 英国重量单位，1 打兰约合 1.77 克。——译者
③ 当时在奇平诺顿并没有开业坐诊的医生。——作者原注

这五年来，我一直用它来治疗寒热病和阵发性功能失调，效果始终很好。我前后大约给 50 个人服过这种药，完全无效的并无一例。其中几个得了入秋摆和四日摆的病人，由于染病时间较长，病情也较重，未能彻底根治，但也均有明显好转。这些病人服药后，在反复发作的时间来到时仍会有低烧，虽经反复用药也未能根除。看来药效到了这一步便无法再行深入。是不是还没来得及等到药效再往里走、就又到了下一次发作的时间呢？对此本人并不清楚。我并没有沿着这个方向做进一步研究，而是代之以加兑五分之一药量的秘鲁树皮粉，这样一来，这些人的病便彻底治愈了……

……根据这五年来对不止一个人的施治，我认为它在应对阵发性疾病上，是相当有效的收敛剂、止血剂和解热剂。在这三个方面，它的功能与秘鲁树皮十分一致，只在效力大小上未必全部相同。此外，我认为这种药物还有一个优点，就是服用安全。病人服用前从不曾采取任何特别措施，但我始终没有发觉它的任何不良副作用。

经过五年的实验后，斯通牧师认为是公开这一发现的时候了。自然，皇家学会会长是送呈这一报告的合适人选。斯通在写信知会他时，想必预见到了如下的形势——

皇家学会的例行会期即将来到。在例会期间，学会将开展以下活动：研究和讨论有关自然科学领域的实验与观察结果；审阅、宣读和讨论涉及自然科学内容的信函、报告和其他文稿；回顾与讨论自然界和技术领域出现的罕有事件，分析其可能包含的意义，并探讨何时有可能由它们进一步形成发现与应用……

英国皇家学会是从 17 世纪中叶起，由科学界和其他学界人士的聚会而逐渐演变成的常设机构。起初只是伦敦人士的非正式聚会，与官方无涉，没有专门名称，会期也不定时，后来便形成定规，每周举行一次。1663 年，经英王查理二世特许，成立一个专门机构组织这种活动，机构的名称是"伦敦皇家自然知识促进学会"，简称皇家学会。两年之后，皇家学会出版了著名的《自然科学会报》的第一期。根据规定，学会的成员应通过选举产生，但早年有关资格标准的条文相当模糊。虽说筹建它的元老成员中包括克里斯托弗·雷恩、罗伯特·胡克和罗伯特·莫里①等科学界名人，但多数人并非专门从事科学研究的人士。这使学会不时表现出会员俱乐部的风气与褊狭。

学会成立后，虽说时不时地会将时间浪费在无聊与无关的名利争执和琐屑歧见上，但仍渐渐发展成为全欧洲最出色的科学机构之一。到了 18 世纪中期时，《自然科学会报》已经是一份由一干得到专门委任的资深科学家编审的学术刊物，并发表了来自一大批医学界、物理学界、天文学界、植物学界、化学界、数学界等领域人士的重要研究成果。牛顿、哈雷和富兰克林等大科学家，都是这份刊物早期阶段的撰稿人。如果能提出某种问题或者理论，使其在学会的会议上得到讨论，或者在学会的刊物上发表，那可真是件相当了不起的成就，多少人都切盼着做到这一步，但能够实现的真是寥寥无几。一

---

① 克里斯托弗·雷恩（Christopher Wren，1632—1723），建筑学家，伦敦现存的著名圣保罗大教堂的设计者；罗伯特·胡克（Robert Hooke，1635—1703），物理学家，一生诸多发现与发明，其中以揭示弹性规律的"胡克定律"和用显微镜对微生物的最早观察最为有名；罗伯特·莫里（Robert Moray，1609—1673）在科学上并无特别建树，但这位军人出身的贵族，对自然科学有浓厚兴趣并极力推重科学的重要性，并通过自己的显要地位扩大这一影响。皇家学会就是在他的极力主张和积极斡旋下，得到英王查理二世的特许成立的。为此，他被选为第一任会长。因此，他虽然不是严格意义上的科学家，但无愧于科学活动家的称号。——译者

个默默无闻的乡卜牧师，要想迈进皇家学会的门庭，抱负真不可谓不大矣。

斯通牧师在信里还提到了这样两件事：一是自己这一有关柳树皮的医学实验虽说只是业余水平，但他提出的理论却无疑在科学上很重要；二是尽管他本人没有显赫的地位，与他这封信的收启对象——现任会长乔治·帕克相比不啻云泥，但以前倒也曾有过交往。该会长拥有贵族头衔，是第二代麦克莱斯菲尔德伯爵，还是卓越的数学家与天文学家。他在自己位于牛津郡舍布恩堡的府邸里建了一座天文台，而且当时居全英第一流水平。他的宅邸离里斯伯勒王子邑不远，而那里正是爱德华·斯通的出生地。伯爵自 1722 年起便是皇家学会的会员，后来被选入学会的理事会，并一直连任四届，1752年又成为该会的最高负责人，时年 53 岁。乔治·帕克是辉格党人，对该党在政治上也有一定影响。他的儿子在 1754 年竞选牛津郡下院议员。在该郡议会中，他所锁定的目标是由乡村选民推举出的议员，而这样的席位只有两个，竞争十分激烈。而爱德华·斯通刚好是小帕克竞选的拉票人。帕克一家对斯通有何看法，在老帕克的儿媳萨拉·帕克选举过后写的一封信中如下的一句话中或许多少有所反映。信中说他"是个好人，但脑筋不很灵活，算不得出色的说客"。不过，既然有这一层关系，斯通牧师就有心利用一下——

我希望这一重要事实能够得到发表，目的只是为了将有关发现在各种不同环境下对不同对象加以公平和充分的试验，从而让世界有所进益。正是为了这一目的，我才冒昧写了这封未免有些冗长琐细的信，如果我不是通过充分的实验、已经十分确信柳树皮——拉丁学名为 Cortex Salignus——确有治疗寒热病和阵发性功能失调的灵验功能的话，是不会贸然用此信劳烦伯爵大人

　　　　　　　　阿司匹林传奇

的。谨此。

致以无限的服从与敬意。

您最恭顺和谦卑的仆人。

爱德华·斯通

牛津郡，奇平诺顿

1763 年 4 月 25 日

斯通牧师在信上签上名字，往墨迹还没有干的地方撒上些细沙①，然后便唤来一名听差，将信送上了去往伦敦的邮政马车。斯通牧师肯定会一再想到这封信到头来会不会得到认真对待的问题。这太取决于会长的态度了。如果能够过了他这一关，继而送达理事会的诸多名人面前，就有可能获准在学会那著名的例会上宣读。他倒是不奢望自己能被邀请与会，但至少这样一来，这一发现在例会后便有了得到印行发表的机会。

看来，麦克莱斯菲尔德伯爵兼会长的确读了这封信，并将它转发给理事会其他成员传阅。不过，他也只是做到这一步为止，再往下就顾不到了。那年的初夏时分，他生了一场大病；病愈后虽然仍然担任会长一职，并一直干到第二年逝去，但已基本不再过问具体事务。但只就做到使这封信从科学角度得到考虑这一点而论，已经是帮了斯通牧师的大忙了。这封信倒是在 1763 年 6 月 2 日学会的例会上得到宣读，只是牧师本人未能与会，为他开了绿灯的会长也没有出席。一位名叫詹姆斯·伯罗斯的人物主持了会议。此人与斯通牧师素昧平生，只是在会议记录上写下了一句话，代表学会向他"感谢提

---

① 在信纸上撒上细沙，可将未干的墨水迅速吸收，然后将沙子去除，写好的信便不会濡染了。这是吸墨纸发明前的做法。——译者

供有用的交流"，旋即转到了其他议题上。

就在当年晚些时，这封信还真的得到了进一步的重视——发表在《自然科学会报》上。这自然给写信人带来了荣耀。对于生性谦逊的斯通牧师来说，这样的认可真是绝对美好。只有一点未免美中不足，那就是《会报》将斯通牧师的名字弄错了，将爱德华（Edward）搞成了爱德蒙（Edmond）。其实，斯通牧师在这封信尾的署名是正确的，但排版时却弄错了（由此不断地带来麻烦）。[①]不过，斯通牧师此时的注意力，已经完全转移到其他方面去了。就在同一年（1763），他还写成了一本小册子，题为《视差面面观》，并在书中给出了观测水星凌日的最佳地点。四年之后，他又有更值得一提的举动，就是给皇家学会再次上书，提出一种求解三次方程的数学方法。然而，此时麦克莱斯菲尔德伯爵已经作古，这封信被认定为没有新的创见，压根儿没能得到发表。第二年，斯通牧师猝然去世，享年66岁。[②]

斯通牧师给学会的第一封信不但收入学会的年报，而且引起了注意和赢得了信服——尽管这一过程相当缓慢，人数也不多。1792年上，赫特福德郡有位塞缪尔·琼斯医生便不止一次地告诉人们说，柳树皮"对治寒热病有非凡功效"。1798年时，英国又有一名威廉·

---

① 阴错阳差的是，有一个名字真叫爱德蒙·斯通的数学家，又与爱德华·斯通牧师差不多同年。他们虽同姓但并不是亲属，而且前者颇有名气。结果是有人将这一发现附会到了此位爱德蒙名下——直到今天也还有人这样做。这一混淆最后在1996年被威廉·皮尔波因特（William Pierpoint）澄清。可参阅《英国皇家学会札记》，1996年，卷50。——作者原注

② 斯通牧师前后共写过四本书，分别是：《亚伯拉罕以子献祭之举的合乎情理与超乎常人》，牛津大学1732年布道文集；《视差面面观：对金星和水星凌日的数学解释和几何图示》，牛津、伦敦，1763年；《雷金纳德·波鲁大主教生平介绍》，1766年，以及死后由他的儿子（与乃父同名，而且也任教职）整理出版的《已故教士爱德华·斯通重要布道文集》，1771年。——作者原注

怀特药剂师表示："巴斯市慈善医药站自于施诊时开始用这种树皮代替金鸡纳树皮后，一年节省的费用至少超过了20金镑。"

在斯通牧师的这一发现的故事中，有一点颇为可哂复可叹：尽管他重新发现了柳树皮是有医药效力的，从而打造出了阿司匹林发展史上的一个重要里程碑，但对其药理的设想却是完全错误的。斯通认为，他发现的是一种至少不比奎宁逊色的治疗寒热病的药品。其实，奎宁的作用是抑制**造成**疟疾的病因 —— 疟原虫（直到这种寄生虫近年来产生抗药性为止），而斯通牧师发现的，则是对付疟疾的**发病症状**的对症药物。疟疾病人的症状 —— 发热、高体温、四肢疼痛、头疼等，也是其他不少疾病的表现。斯通牧师的真正贡献，是发现了一种能对付所有这些症状的药物。事后分析一下可以看出，当初服用他的柳树皮粉的病人，其实患的未必都是寒热病。

不论斯通牧师当初是如何设想的，事实是若干年后，他在信中所讲的一番话，启发了欧洲新型化学实验室中的一代新人。真正掌握他的发现的工作，也将由这新一代科学家展开。

3

拼图渐现端倪

19世纪是在政治动乱、工业革命和军事征战中来临的。此时的世界，正在被剧烈动荡和充满暴力的变化卸得七零八落。对于在这个以混乱开始、却以有史以来最重要的药物实现了大规模生产而结束的世纪中，人类表现出的适应能力和奋斗精神，委实已得到不少讲述了。实现阿司匹林的工业化生产，并不比内燃机的发明或者苏伊士运河的开凿更具必然性。不过，19世纪的人类确实比较幸运，因为他们在将种种观念化为现实时，往往有较其他世纪更丰富的手段、更积极的动机和更坚强的意志。具体就阿司匹林而言，其最终实现的工业化生产的洪流，是由东一股西一道的溪涧汇集成的，是一系列细微的、往往彼此无关的变化，在蓬勃于这个世纪的宽广的经济、医药和科学发展的大环境中得到了催化，最终得以汇合到一起，这才出现了最终的重大突破。

在跨越这新旧两个世纪的50年间，世界上充塞着形形色色、各不相同的意识形态观念，政治动荡和社会动乱此起彼伏，种种前所未见的新事物和前所未闻的新思想也接踵而来。启蒙时代所表现出的以怀疑精神进行理性分析的作风，形成了哲学思辨的主流。新兴的资本主义或许还未长出"染血的利爪与獠牙"[1]，但已然初步

---

[1] 英国诗人丁尼生（Alfred Tennyson，1809—1892）揭示新兴资本主义残酷积累特点的名句。——译者

　　　　　　　阿司匹林传奇

成形，竞争、投资、建立企业、成立有限公司等经营工商业的强力手段也亦咸备。以"最大幸福原理"①为核心的功利主义，以暴力形式反抗王权统治的法国大革命和美国独立战争，因其特定的地理、政治和经济环境而导致的英国工业革命——所有这一切，共同形成了一个令过去的种种方式不再见容于现今社会的新世界，而这种现状，往往也会令人类付出苦难的重大代价。新城镇大量出现，乡村人口开始向这些地方大规模涌入。战争是个永远会促成巨大变化的事物。此时，拿破仑为压倒英国，发动了席卷欧洲的战争，而英国通过还击，巩固了自己海上霸主的地位，并获取了更多的殖民地。夹在这些变化中间的，是种种规模不大，往往不受关注，但其实以其特有的、重要性并不稍逊的"小事"，即通过技术变革、科学研究和经济扩展，点点滴滴地改变人们的日常生活。

阿司匹林的曲折故事，就是在这一时代背景下展开的。以怀疑的眼光全面审视包括新旧两者统统在内的一切知识，成为当时得到广泛体现的新精神。对知识的渴求，是使化学摆脱炼金术的桎梏、将药学从草药师傅的手中解放出来的动力。新型的实验室和新式的研究机构，纷纷向固有观念提出挑战。国家与国家之间的对立情绪与工商业内部的竞争，也加剧了这一局面的形成。新型的工商业致力于将种种新发现转化为产品，还孜孜不倦地设计出推销产品的新门径。在投资人和企业管理队伍的强烈驱策下，工业部门的科技人员，也并入了属于草根系的业余科研迷和置身象牙塔的专业科学家的队伍，形成了追逐科研重奖的大军。结果则是成千上万项新技术的涌现。19 世纪的前进脚步就是这样纷乱，变化就是这样杂沓。

---

① 功利主义（伦理学的一个分支，古代时即已存在，集大成者为英国哲学家边沁（Jeremy Bentham, 1748—1832）的基本思想，即认为一种行为如有助于增进幸福，则为正确，而若导致产生和幸福相反的东西，则为谬误。——译者

种种发明发现，靠系统研究获得者有之，凭妙手偶得者也同样有之。这正说明了科学研究的一项真理：科学上的重大突破，极少是某个天才一蹴而就的。在更多的情况下，突破是一个又一个人接续踏着别人的脚步前进，各自以自己的小小成就、最后拼接成宏大全图的过程。阿司匹林的宏大全图，此时还缺少许多拼块哩。

从化学角度分析，阿司匹林到底是什么呢？开始向化学领域挺进的 19 世纪的科学家们，不止一次地思考着这个问题，并对过去许多虽利用而不探究其本性的物质进行了研究。对过去的种种天然药料重新认真分析，就是此时药理学研究的重点。所谓天然药料，是指自然界中本已存在、并被医生作为医药使用了许久的物质，其中便包括得自植物的草药。如今，化学家们特别关心的，是从种种天然药料中分析出真正对治病起作用的成分，并使之游离出来。这样做自然与纯粹为着满足科学好奇心有关，但也往往不无具体的医学目的和商业考虑。这是因为人们相信，将有效成分分离出来，会有助于控制药量，还提供了将来通过人工合成方式以较低成本制造生产的可能性。

1797 年，一位名叫约翰·克里斯蒂安·赖尔的医学理论家，从获取知识的角度，分析了这样做的道理。（有趣的是，这位医学理论家后来却改了行，搞起精神病学来，并成为德国精神病研究的鼻祖。）他在一篇题为"药理学未来的研究方向"①的论文中，如此勾勒出了该学科的目的：

　　药物与人的活的机体之间发生作用所导致的变化，必须通

---

① 文章是用德语发表的，题目的原文为 Beitrag zu den Prinzipien für jede zukünftige Pharamakologi。——作者原注

过科学的方式从根本上加以实事求是的了解。在作用过程中，药物本身也会起变化，不过，药理学只应研究其中有助于解释人体中所发生变化的内容……科学的药理学，需要的是掌握药物本性在任何情况下所表现的全面知识，尤其是化学方面的知识……许多药物的构成，无论是总体方面的还是细节层次的，我们目前仍然尚未掌握，定量内容尤为欠缺。只要知识上还存在空白，完全科学的药理处置就是不可能的……因此，使药理学臻于完整的唯一途径，就是进行实验，精确记录实验结果，并将分立进行的诸项实验结果，归纳升华为更高层次上的规律。

从更为实际的角度看，新药学的出现，未始不与拿破仑挑起一次又一次征战、导致金鸡纳树皮在欧洲的供应短缺有关。早在1763年时，爱德华·斯通牧师便已进行过以柳树皮代替金鸡纳树皮这一稀缺之物的实验。五十年后，又有人尝试着将金鸡纳树移植到欧洲，但前后虽经数次努力，却都未能成功。因此，这种树皮一直不得不从拉丁美洲运来。法国大革命后，拿破仑掌了权，又当上了皇帝，遂使法国与英国间的冲突更加激烈，导致英国海军加强了对大西洋的封锁，这样，金鸡纳树皮的供应便大受影响，整个欧洲大陆对法国的贸易也都遭到遏制。此外，西班牙保持这一商品贸易量（它此时仍旧是这种商品的主要垄断国之一）的能力也不如以往。它曾与法国缔结过若干年同盟，这就使自己成为英国贸易封锁的对象；它还被法国占领了一个时期，故而此时难以同自己原来的海外属地正常往来。与此同时，疟疾在欧洲的肆虐却一如既往，对治疗它的最有效手段的需求自然不见稍减。而且，即便金鸡纳树皮真的能够运抵欧洲，由于数量十分有限，大多数人也根本用不起。

出路自然是突破有限的来源；分离出金鸡纳树皮中的有效成分，显然就是应当迈出的第一步。不过，看到了方向，并不就等于踏出了道路。金鸡纳树皮还是将自己的秘密牢牢守了许多年。

然而，怀着这一抱负的化学家，还是在实验室里迅速了解了其他许多天然药物的有用成分，并了解了它们的作用原理。在这方面，以19世纪初的法国迈出的步伐最大。最早被攻克的目标是鸦片。1804年，法国药剂师阿蒙·塞坎和夏尔·路易·德罗斯纳从这种天然产物中分离出了一种结晶体，但不清楚它究竟是什么，而且还有杂质夹混其内。翌年，德国药剂师弗里德利希·塞图尔内证实这是一种生物碱，并给它起名为吗啡。1809年，又一名法国科学家路易-尼古拉·沃克兰，在最终分离出烟碱（尼古丁）的路上迈出了起始的步伐。不过，在药物分析领域中立下赫赫战功的，是在巴黎工作的两位药剂师——皮埃尔-约瑟夫·佩尔蒂埃和约瑟夫·卡文图。他们在1818—1821年间接连取得成功，分离出了番木鳖碱、马钱子碱、藜芦碱、咖啡因，最终又从金鸡纳树皮中分离出了与科学家捉了多年迷藏的药用成分——奎宁。它们都是碱性物质，对人体都有很强的作用，因此都被归入名为生物碱的化学大类。

自然，这样不断干下去，早晚会轮到研究柳树皮的一天。还是在18世纪末时，英国那里已经用它代替昂贵的金鸡纳树皮，而且欧洲大陆上也得知了这种做法。如今，研究生物碱的化学家想要分析柳树皮，是不是由于有人从故纸堆中发掘出了爱德华·斯通四十年前给出的简单实验的详尽报告所致呢？目前尚不清楚。不过，欧洲大陆的图书馆可能会收藏英国皇家学会《自然科学会报》的过刊，化学家们完全可能从这一杂志得到启发。**可以肯定**的事实是，到了19世纪初，柳树重新受到了注意，分离柳树皮中的药用成分的工作，在许多实验室中竞相展开。而且从这一工作的每一步进展，无论是大是小、顺利与否，都得到了学术刊物的报道，从而使得别人也能学习与改进来看，一部分人还干得十分投入。第一个重大成果出现在1826年，由两名意大利化学家路易吉·布鲁尼亚泰利和若阿内斯·德·丰塔纳取得。不过，他们得到的结果并不纯净，而且无法证实是有效的药物成分。真正的突破发生在两年之后，慕尼黑大学的药剂学教授约瑟夫·布赫纳从柳树皮中提炼出了少量带有苦味的黄色晶体，并给这种东西起名为柳苷。1829年，法国化学家亨利·勒鲁改进了提纯方法，结果从大约1000克干柳树皮中得到了25克这种物质的晶体。1838年，意大利人拉法莱埃·皮里亚又前进了一大步，从柳苷中得到了一种相当强的有机酸。他将这种物质命名为水杨酸。

这些进展说明了一个十分重要的特点，就是它们都是由为数不多、然而彼此相互知情——至少大体上了解——的一批专门研究人员做出的。在这样的环境下工作，很容易忘记一个事实，就是科学发现也可以"从天而降"，这就是说，来自单枪匹马的孤军奋战者，这些人与他人并不沟通交流、也意识不到自己的发现有朝一日可能会影响到他人。阿司匹林的故事中正有这样的情节。就在亨利·勒鲁提炼出柳苷之后不久，瑞士就有一名药剂师研究起了另外一种与柳树完全不同的植物。

约翰·帕根施特歇尔真可谓生不逢时。1830年时的土药制销行当已经走到了穷途末路，可他还是个草药师傅。不过，他虽说仍然走着凭自己的经验单独一个人摸索的老路，但对自己已然厕身其内的凭借科学分析和实验室化学手段的新时代，倒也并不完全陌生。他在瑞士伯尔尼山地的一处边区经营着一个不大的医坊，向当地人提供药物，也给病人施诊。这一职业有些类似于今天的全科门诊医生，在欧洲已存在了很长时间，到他这里已经不知传了多少代了。对于当地老百姓来说，他差不多就是位地地道道的医生。不过，约翰·帕根施特歇尔不只是个"土郎中"，他怀着一种热切的爱好，并为此投入了自己的大部分时间与精力。这就是寻找各种有止痛效力的药物。为此，他自然会根据各种民间偏方和验方，对照自己药库中的存货进行查验。他也与七十年前的爱德华·斯通牧师一样，是帕拉塞尔苏斯的信徒，信奉着他的"信号说"。经过多年的流传，这一理论如今又得到了新的诠释，即认为在每种草药中，至少会有一种对某种特定病症有治疗效果的成分——其实，理论的基本内容并没有变，但着眼点有所不同了。在欧洲大陆上，更多在新型研究所里工作的、更有知识和经验的科学家，也在这一信念的激励下，奋力地钻研着同一课题。

一天，有种药物引起了约翰·帕根施特歇尔的注意。这种药物据信对牙痛和风湿都有疗效，也是他时常施用的，就是绣线菊，拉丁学名 Spiraea ulmaria。他想到，如果能提取出这种植物中有止痛作用的成分，以后用不着辛辛苦苦地去四外田野到处寻觅不说，还能制出效力更强的药物来，应用的范围也会更广。于是，他便在自己医坊的后面另辟了一个蒸馏用的小房间。他的设备很简单，就是一只大容器，再加上若干普通的玻璃瓶和试管；方法也很基本，就是将绣线菊的叶子切碎，放入一只盛水的大容器内浸煮后，倒入瓶子和试管。他一连干了几个星期，最后得到的酊剂是一种闻起来挺舒服的无色液体。他相信这种液体中含有来自绣线菊的治病成分。他就这一结果写了一份简短的报告，并投送给瑞士的一份杂志。他还不时给自己的病人服用这种东西。到了这时，事情似乎已经告一段落。然而，三年以后，他的成果引起了柏林的一名生物碱专家卡尔·雅克布·洛维格的注意。

在生物碱这一新兴研究领域工作的洛维格之所以会去注意有关绣线菊的文章，是因为他当时正在寻找可供研究的对象。他弄来了一些约翰·帕根施特歇尔制得的酊剂——后者已断定它是一种醛，开始着手分析。通过大量实验，他发现如向这种含醛的液体通入氧气，便可分离出一种酸来。他自己试了试这种酸，还在几名志愿者身上进行了实验（动物实验当时尚未流行，到 19 世纪末才成为通用手段），结果发现，这种新酸具有退烧和消痛的重要功效。他相信自己找到了一种很有效力的新药物，便给它起了个拉丁文学名 spirsaure——绣线菊酸，又投递了一篇介绍自己这一发现的文章，便满怀希望地等待着认可的来临。①然而，当拉法莱埃·皮里亚的成果发表后，洛维格才惊异地发现，自己根本就不曾发现什么新物质——他得到的其实就是水杨酸这一由别的科学家从柳树皮里努力提炼了多年的物质。不过，他的这一始料不及的结果，至少仍清楚地证明了一个事实，就是有什么名称也好，如何提取出来的也罢，它总归是一种肯定大有用武之地的药物。单凭这一点，就足以使科学家在后来的时日里，一次又一次地反复与之打交道了。

当然，卡尔·雅克布·洛维格的"发现"绝对不是整个过程中的唯一意外。在那个时代，比它更深更重地影响着阿司匹林乃至整个制药工业发展的突兀事件，正在不止一处地方出现。

18 世纪后期始自英国的工业革命，是多种因素共同所钟的结果，包括宽松的政治环境、政府在经济领域实施的无为而治的方针、有利的地质与地理条件、重在革新的技术、步向企业化的工业与商业等，在同一时间汇集到同一地点所造成的。不过，这场工业

---

① 绣线菊酸这个名字如今是无人问津了，不过它的拉丁文名称 spirsaure，倒是在一长串发现的最后有所体现，打头的四个字母成为最后结果阿司匹林——aspirin——这一药名的一部分。——作者原注

革命也同另外一些较为不那么起眼的因素有关。在这些因素中，最重要的一个是英国有着储量丰富且容易开采的煤炭资源。到那时为止，相当一部分英国人用煤给家里供暖已经有一段时间了，特别是有些小煤矿从浅地层挖出的煤比较便宜，使不少家庭用得起。工业革命导致用煤量大增。烧煤能够驱动新出现的蒸汽机，而蒸汽机则使制造过程面目一新。煤经加工后成为焦炭，正是高炉炼铁所需的原料。用煤量的增加，使得人们向更深的煤层进军，从而扩大煤的来源。更大的产量造成了生产成本的下降，也使人们发现了煤的更多更好的用途。苏格兰工程师威廉·默多克便在 1792 年发现了一种，就是当煤在真空中受热时，会产生一种气体，这种气体是可燃的，而且燃烧时会发出很明亮的光来。①工厂的新型机器是能够日夜不停连轴运转的，有了廉价的煤气灯，实现大面积照明下的夜班生产就很划算了。接下来，为顺应扩大生产的普遍要求，城镇市政当局也开始效仿，在黑糊糊雾蒙蒙的路边装起了这种照明设备。这样，工人们行走夜路便很安全，使换班生产更加有保障。煤气公司开始铺设管道网，煤气顺着管子流入大街小巷和厅堂馆所的灯具。

---

① 威廉·默多克（William Murdoch，1754—1839）是工业革命中涌现出的最著名的人物之一。他是工程师，苏格兰人，20 多岁上从家乡艾尔郡步行 300 英里，来到伯明翰，进入詹姆斯·瓦特（James Watt）和马修·博尔顿（Matthew Boulton）合伙开办的蒸汽机制造公司，表示希望在这里工作。此时瓦特并不在厂内，不过，博尔顿显然对默多克的一双巧手留下了深刻印象（他在车床上给自己车出了一顶大礼帽），便将他聘用了。1779 年，公司派默多克去康沃尔郡，在离雷德鲁斯市不远的一处锡矿看管一台蒸汽机。在其后的 20 多年里，他将自己的家和矿山的车间变成了创造技术奇迹的中心。他的高妙想法之一，就是设计出了一台能上路移动的蒸汽机。公司对他说，会移动的蒸汽机不会有什么发展前途（这实在是没有眼光）。但他不为所动，将它造了出来，让雷德鲁斯的人们着实吃了一惊。煤气灯是他最著名的发明。他有一天无事闲坐在炉火旁时，往烟斗里装了些细煤末，然后放到火炭上。从煤里释放出的气体从烟嘴喷出并烧了起来。默多克注意到这股火光十分明亮。1792 年，他给自己家中和车间里装起了第一批煤气灯。十几年后，煤气灯光照亮了伦敦的威斯特敏斯特大桥，标志着煤气照明时代的正式来临。——作者原注

可以说，19 世纪工业化进程的最鲜明的表记，就是这种发出苍白光色的人造光明。在英国如此，在整个发达世界亦然。

不幸的是，从煤中得到的不只是光。煤在释放出煤气后，会留下一种有害的物质。它脏兮兮、黏糊糊，并且有股难闻的气味。人们叫它煤焦油。这种东西似乎没有什么用，但却很难摆脱掉。但是，科学家又一次靠钻研精神和聪明才智解决了这个问题。他们发现，煤焦油中含有种种值得注意的化学物质，由此可创建起全新的工业研究领域来。在这些科学家中，就有一位富有才华的年轻德国人弗里德利希·费迪南德·伦格。他还在 25 岁时，便独立研究出了分离咖啡因的方法，只是在时间上被法国人卡文图和佩尔蒂埃抢先了一步。单在 1834 年这一年里，他便做出了自己最重要的三项发现。第一项是从煤焦油中提取出了一种后来变得十分重要的物质，名字叫做苯胺。第二项是将苯胺转变为另外一种物质苯酚。苯酚俗称石炭酸，有杀菌和防腐的功用，最早被用于污水处理过程，后来由于英国外科医生约瑟·李司忒用于预防术后感染而声名大噪。正是伦格的这一成就，使成千上万接受手术的病人得以避免因伤口腐烂而送命的下场。苯酚被使用了许久后，才被人们后来发现的更好用品取代。

不过，要说最重要的，还是伦格的第三项发现。苯酚并不是由苯胺生成的唯一物质，伦格发现，他从中还得到了一种染料。它得名苯胺黑，是第一种得自实验室的有机染料。它的出现，引起了化学界的极大兴趣。不过，伦格是位搞纯学术研究的化学家，对这种物质，自己既无力继续深入钻研，也无心去这样做。不过，想这样做的人可是有的。而且，他们所干的，还是与这个曲折复杂故事中的一个不止一次地出现的因素有关，就是寻求奎宁的代用药。

威廉·亨利·珀金于 1838 年 3 月 12 日出生在英国伦敦，很早便表现出刨根问底的性格。当他还是个孩子时，便很喜欢拆拆卸卸、修修补补，又无师自通地成了画家，甚至一度还起了自己造蒸汽机的念头——这真是不同凡响，要知道，蒸汽机在当时还是个稀罕物呢。他的父亲乔治是搞建筑的，看到儿子小小年纪便显露出这些才能，便希望他将来也干自己这一行并有所建树——当上名绘图员什么的，若能成为建筑师自然更妙。但父亲的这一希望没能成为现实。少年时代的珀金看到学校里的一个朋友露的几手基本化学把戏——使一些物质结晶，便一下子迷上了化学，而这一喜好改变了他的一生。

就在喜欢上化学的前后，他进入了伦敦男中读书。男中的化学课是由一位托马斯·霍尔先生讲授的。这位先生发现了珀金的潜质，便建议他去新成立不久的英国皇家化工学院就读。他真的被录取了，当时还只是个 15 岁的毛头小伙子。

英国皇家化工学院的建立，是认识到英国科学正在掉队、落到了欧洲大陆一些国家、特别是落到德国后面的结果。19 世纪 40 年代时，英国人设立了公共基金，并用筹得的款项，建起了这所专门教授应用化学的学校。威廉·尤尔特·格莱斯顿①、本杰明·迪斯雷利②和维多利亚女王的丈夫阿尔伯特亲王，都为该学院的创建出了力。阿尔伯特亲王本是德国人，他通过自己与故国的关系，说动了著名的德国科学家奥古斯特·威尔海姆·冯·霍夫曼（当时他只有 28 岁）来学院任教，成为这里的第一名教授。霍夫曼不但在化学领域多有建树，授课又富启发性，而且有辨识英才的慧眼。一开始

---

① 威廉·尤尔特·格莱斯顿（William Ewart Gladstone，1809—1898），历任四届英国首相。——译者
② 本杰明·迪斯雷利（Benjamin Disraeli，1804—1881），英国贵族，两届英国首相。——译者

　　　　　　　　　阿司匹林传奇

时，珀金还只是他门下的一名普通弟子，但到了 1856 年时，便已被霍夫曼遴选为自己在学院实验室的专门助手。为了给自己的这名早早便已成才的年轻人找个有分量的项目历练，霍夫曼建议珀金试一试奎宁的人工合成。此时，卡文图和佩尔蒂埃从金鸡纳树皮中分离出奎宁，已经是 35 年前的历史了，然而，金鸡纳树仍然不肯如商界的意，顽固地不肯在中美洲地区以外的地方生长，奎宁也不曾被任何人通过化学方法合成出来。再加上英国此时正处于殖民扩张时期，非洲内地正纷纷被英国的探险家打开门户，这便使疟疾仍然是困扰人的严重问题。尽管英国不断从中美洲进口大量昂贵的金鸡纳树皮，却还不能满足需求。

接到这个课题后，珀金在一个短暂的假日期间，离开了学院和实验室，回到了伦敦东区自己简朴的住处，在他那可以俯瞰伦敦东区船码头的小小实验室里开始着手研究这个问题。他最初的尝试，是用重铬酸钾使一种叫做甲苯胺的化学物质氧化。这一尝试没能成功，他又将甲苯胺换成了苯胺，也就是伦格若干年前从煤焦油中得到的物质。这一方法也未能奏效。但机缘凑巧——在科学研究中，这种境况屡有出现，珀金所用的苯胺不够纯净，结果生成了一些黑色的糊状物，附垢到了试管壁上。当他清洗这些试管时，发现这些黑色的东西变了色，呈现出一种鲜亮的紫色。不知道是不是由于回想起了伦格得到的染料苯胺黑，珀金对这次意外很感兴趣，于是着手研究如何提取这种带有亮丽颜色的物质，看看能否得到一种染料。这在他只是直觉的一闪，结果却是人类的大大受益。

人类给织物染色以求美观的历史，几乎同人类穿戴的历史一样悠久。然而，在很长的时期里，可以用于织物的染料色彩十分有限，还有一些来源相当稀少。在化工时代到来之前，染料都来自动物、植物或者矿物，制备起来既费时又昂贵。因此，人们寻求新染料的意愿一向便十分强烈。难以制备的染料是极为珍贵的。紫色染料便是一个突出的例子。紫色象征着富贵与权势。亚历山大大帝在公元前331年攻占了波斯人的国都舒什后，就对在波斯国王的库房里见到的紫色王袍赞赏不已。罗马帝国的皇帝也都穿着紫红色的朝服，所用染料名叫"帝王紫"，是用一种叫做紫螺的海生软体动物提炼而成的，染成的衣料只有皇族才有权上身。1464年，教宗保罗二世也特别为大主教以上的人员选定了由得自胭脂虫的一种染料染成的深红色衣料，这就是人称的"主教红"，同样是权贵者的禁脔。当然，在漫长的岁月中，人们还发现了其他染料，如古高卢的皮克提人和英国的凯尔特人发现的菘蓝，荷兰人在17世纪发现的鲜艳染料苋菜红，18世纪后期时从美洲黑栎的树皮内层部分得到的黄色染料等。不过，这些染料也同专供帝王和大主教享用的紫色和红色一样，制备都很不容易。即便是几种允许平民上身的染料，如茜红、靛蓝、橙黄等，也都相当难于萃取。远在公元前1900年的米诺斯文明时期[①]，地中海克利特岛上的人们，便知道从番红花中制取橙黄染料——先采集花朵中的柱头，接着用微火文煮良久，才能得到些微数量。靛蓝得自印度的一种植物蓼蓝，得将这种植物加工若干星期，经过复杂的发酵过程后才能制备成功。茜红就更是得来不易：它的原料是茜草中的一种，只生长在土耳其和西印度群岛。提取够染一匹布的茜红，至少得忙碌一个多月的时光。

　　自然，人们一直在试验种种染料的混合，以期染出新的色彩，还在研究加快萃取染料的方法。在工业革命席卷欧洲、各地的纺织厂能用机器飞快地织出成千上万匹布的形势下，用大量更便宜、更悦目

① 青铜时代各种文明中的一支，是在地中海的克利特岛一带形成的，在公元前2700年到公元前1450年期间最为昌盛。——译者

的新染料来取代种类有限的传统染料的要求，就变得十分迫切了。

正因为如此，珀金的发现真是适逢其时。接下来，他又对得到的新化学物质进一步实验，包括用它去染几块丝绸，得到的紫色十分鲜亮。这使他确信，自己得到的无疑是一种有商业价值的产品。在父亲的支持下，在征求了染料工业界的意见后，他申请到了一项专利，继而在 1857 年办起了一家生产这种新染料的工厂，厂址就在伦敦的大联合运河附近。他还给用这种新染料染出的颜色起了个名字，叫做苯胺紫。不出短短数年，这种颜色就成了市场上最时髦最抢手的货色。拿破仑三世的妻子欧仁妮皇后认为这种紫色与自己眼睛的颜色很相配，因而选用了这种颜色的衣料；英国的维多利亚女王也起而仿效，穿着苯胺紫礼服出席了女儿的婚礼，还在其他若干重要的公众场合以这种颜色的服装露面。在报纸的渲染下，在公众的注意中，苯胺紫真是大红大紫起来。珀金因之在 35 岁上便成了巨富。一度只为教宗、主教、皇帝和国王垄断的紫色，如今人人都有权享用了。

不过，他对科学做出的贡献，可远远不止是提供了一种时尚的新染料。[①]他的工作开创了有机化工领域的一片全新的天地。没过多久，从煤焦油中提炼出的染料和颜料，便接连不断地出现在整个欧洲。而通过相关研究总结出来的种种方法，更给化学领域带来了创生多种多样产品的可能。以它们牵头，从炸药、食品调料、香水香精，直到塑料、油漆、防腐剂的诸多化工产物，便林林总总地出现了。与本书内容关联特别密切的制药工业，在珀金的发现后出现的大跨步发展，也是看样学样的直接结果。珀金虽然未能合成奎宁，但仍可以说是间接地对阿司匹林的问世起了重大作用。他给阿司匹林开

----

① 他后来又接着研究，并发现了其他若干种苯胺染料。此外，珀金还分离出了一系列化学产物，香水业就是在这些物质的基础上形成的。——作者原注

发过程的大拼图接上了一块，只不过自己并未意识到这一点。

就纯科学领域而论，自约瑟夫·布赫纳、亨利·勒鲁、拉法莱埃·皮里亚和卡尔·雅克布·洛维格初步揭示出柳树皮和绣线菊等含有水杨酸的植物能够治病后，便没能再出现什么重要进展。这些人的发现，尽管也引起一些同行的注意，但他们为数不多，未能使民众对这些植物的认识发生太大的改变。还有一些药剂师研究了水杨酸，一度形成的认识是可以将它添加到食物中防腐，或者添加到饮用水中以延长远洋航行时所需淡水的贮存期。另外也有少数医生试用了它，主要是减轻风湿病症状和降低体温。不过更多的医生还是宁可使用柳苷（即从柳树皮中得到的粗糙结晶体）。就这样，在柳苷和水杨酸问世后 20 年左右的时间里，它只是一大堆人们已经从有机物中得到、但是并没有什么特别用途的东西中的一种。如此而已。它作为药物派不上用场的主要问题是难以服用，当剂量较大时，送入嘴里、进入咽喉和落入胃中时都使服用者感到很难受。水杨酸的这些副作用尤为明显。不少人在用过一次后，就再也不愿意碰它了。

不过，到了 1853 年，也就是威廉·亨利·珀金刚进入皇家化工学院时，法国蒙彼利埃大学的化学教授夏尔·热拉尔，走到了离阿司匹林只有一步之遥的地方。可以说，如果历史的进程稍有不同的话，这种药就可能早 46 年问世。热拉尔是斯特拉斯堡生人，那一年只有 37 岁，在欧洲的同业中却已颇有名望。1852 年时，他因一本名为《有机化学纲要》的书获得了可观的知名度。在这本书里，他介绍了自己有关酸酐——移去水分子的酸类——的研究。他近来开展了一项雄心勃勃的研究工作，就是试图通过对有机化合物的分类，找出它们彼此间的关联，以及将它们掺混到一起后会有什么结果。（应当承认，19 世纪的化学研究，固然有时是符合逻辑的，也未必总会走弯路，但往往是以随便抓几样东西放到一起、看

56　　　　　　　　　　　　　阿司匹林传奇

看会产生什么结果的方式进行的——自然，这只是回首往事时站在优势地位上发表的观点。）热拉尔在显微镜下观察了多种物质，其中就有水杨酸。他知道这种东西有药效，但不清楚来自其中的什么部分，因此想要分析一下它的结构，再设法做些改动，看看药效是否能有所加强。他最先注意到的事实，是水杨酸的分子由三部分组成，中心部分为一个由六个碳原子形成的苯环，其他两部分是连接到这个环上的原子团：一个是羟基、也叫氢氧基，写作–OH，另一个是羧基，写作–COOH。水杨酸在与胃壁摩擦时，羟基会与苯环脱离，胃部的严重不适就由此而来。看来，这正是水杨酸作为药物的致命伤。

接下来，热拉尔又尝试操作了一个十分复杂的过程。他先将水杨酸换成就在几个月前刚由化学家亨利·若朗合成的水杨酸钠（因为后者较容易摆弄些），然后使之与一种名叫乙酰氯的化学物质反应。这样实验的目的，是想用乙酰氯中的乙酰基置换羟基中的氢原子，通俗地说，就是拿掉点强酸，换上些弱醋。他的这一实验当年如果完全成功了，水杨酸严重伤胃的酸性作用就会大为减轻。不过，这一置换过程很难掌握，19世纪时化学实验室的实验技术又远不如现在成熟，结果是他的置换反应只给他提供了纯度很低的产物。不过，这仍使热拉尔成为第一个通过化学合成明确得到乙酰水杨酸（缩称为ASA）的人。[①]今天的人们服用一片阿司匹林，其实就是吃下了一些乙酰水杨酸。遗憾的是，热拉尔觉得这个过程太过漫长，干起来很是麻烦，因此中途勒马止蹄，没有接着跑下去。

在随后的几年间，其他一些化学家也与这种物质打过交道，有

[①]　其他地方的情况姑且不论，至少在他的故乡斯特拉斯堡，民众是记得这一结果的。1956年，该市市民在热拉尔去世的百年忌辰，举行了他的纪念碑的落成典礼。——作者原注

的提高用合成法制取乙酰水杨酸的产品纯度，有的设法改进制取水杨酸的过程。前一部分人一开始时没能取得什么进展（只有一个德国人卡尔·约翰·克劳特在又过了若干年后，取得了较好的成绩），不过，后一部分人倒是很有成果。比如，马尔堡大学的德国科学家赫尔曼·科尔贝便研究出了一套新的制备方法（用苯酚钠和二氧化碳合成水杨酸，于1859年实现），这一过程效果相当理想，不久便被曾受教于他的弗里德利希·冯·海登采用，组建了一家海登化工公司，利用这一过程合成水杨酸。

阿司匹林的大拼图开始显现成形了。不过，要看到它的全貌，还得再接上两大块才行。一块是使这种东西成为可以通过商业过程生产出来的、没有不良副作用的商品，这就需要有时间、金钱、科学知识、技术能力和工业管理的投入；另一块是让医生们相信，这一大类化学物质（柳苷、水杨酸、绣线菊酸、乙酰水杨酸）业已得到精心研究，它们的疗效也名实相符，对病人确实是福音，而这就需要通过向医学界的大力宣传造成声势。下面我们将要讲述的，就是这方面的内容，主角是苏格兰的一位体态优美、服饰考究的医生。

苏格兰城市邓迪是但·笛福[①]那著名的1725年全英旅行中的一站，这位作家兼杂志创办人对它有很好的评价："苏格兰最好的商业城市之一……人口稠密、民居齐整、街道也有模有样"。如果他还能在事隔150年后旧地重游的话，恐怕未必还会认出这个地方来。这个曾经以精美亚麻纺织品名闻遐迩的城市，已经一心一意地去追逐投靠更热门的工业了。问题是黄麻造成的。黄麻是一种植物，原产于印度，它的纤维很韧，可以用来编织麻袋、毯垫和行包。自19世纪30

---

① 但·笛福（Daniel Defoe，1659—1731），英国作家和记者，著名小说《鲁滨孙漂流记》的作者。——译者

年代以来，麻纺业便成了邓迪城最重要的工业。[①]城市的风景线很快就由大型麻纺厂冒出滚滚浓烟和蒸汽的烟囱构成，前来这里打工的人源源不绝，有些甚至来自爱尔兰。"黄麻之都"就这样诞生了。

出于自身的商业利益考虑，工厂主知道涌入的人潮有利于杀价雇人，因此自然喜欢这一形势。没过多久，邓迪的劳动市场便出现了供过于求、而且远过于求的局面，工资待遇跌落为全英国最低水平。这里有许多女工和童工，他们受到的盘剥更为严重，青壮年男工往往会在满 18 岁前遭到解雇——这样，老板就不用支付成年工标准的薪酬了。不难想见，工人们收入这样差，人又这么多，有限的住房无法满足需要。一切都变得太迅速，要给所有人提供像样的住处，那可是既没有时间，也缺乏财力，更不具意愿的。结果是临时住处变成了长期房舍，住户将空间一再分割。当年笛福看到的齐整民居，渐渐变得有如鸽子窝般拥挤湫隘。

住房的过度拥挤，造成了不可避免的悲剧后果。19 世纪中叶时的邓迪市，婴幼死亡率居全苏格兰最高一档。从 1832 年至 1854 年，这里发生过三次霍乱大流行。斑疹伤寒和结核病都在这里扎下了大营。小儿麻痹症和软骨症留下的后果也随处可见。后来，城市当局总算意识到了自己的责任，开始纠正一些最严重的问题。然而，这种工业造成的贫穷，已经形成了积重难返的形势，更何况任何治理，本来就会是"病去如抽丝"的过程呢。因此，虽然已开始这样

---

① 这座城市里自然也存在其他产业，如机械制造、纺织和造船等。后来还出了这样一句介绍邓迪特色的顺口溜："邓迪三宗宝：旅游、果酱、黄麻包。"——果酱是该市的凯勒公司生产的，旅游则是指按照汤姆森报业公司的连载漫画"惹祸精丹尼斯"（美国也有一个同名的漫画连载，两者内容并不相同，但都十分成功，因此都迅速被改编为动画电视连续剧，美国还拍了一部由真人演出的电影。——译者）中主人公的生活地豆荚镇仿造的旅游点。虽说是三宝，但就 19 世纪中叶而论，黄麻才是宝中之宝。当年这里的捕鲸业发达的原因，其实也与鲸油可以用于黄麻加工有关。——作者原注

做，但在这座城市的欧沃盖特区和布莱克内斯区，许多阴湿拥挤的贫民窟仍继续存在了许久，令市人十分难堪。

1864 年底，当托马斯·约翰·麦克拉根来到邓迪皇家慈善医院任住院医务监督时，这位满怀抱负的青年医生见到的就是这种状况。当时正值周期性流行的斑疹伤寒处于高峰期，忙得不亦乐乎的医院，肯定会欢迎这位新监督上任。不过，这位麦克拉根医生虽然不乏经验，但都是在好得多的工作环境中获得的，这里的现状显然令他震惊。

托马斯·约翰·麦克拉根的父母就住在离邓迪市 40 英里远的地方。不过，这位年轻人却广有游历。他的父亲也是医生，年轻时娶了牙买加一个富有种植园主的千金，回苏格兰后，靠着女方的财力，在离邓迪市不远的珀斯郡斯昆镇开了一所大医院。靠着医院的可观收益，他让儿子受到了出色的教育，进珀斯市昂贵的私人学校读书，去格拉斯哥大学攻读人文学，毕业后又去爱丁堡学医。1860年，他拿到了医学博士学位，随即动身赴欧洲大陆，先后在巴黎、慕尼黑和维也纳等地的医学院进行博士后研究。通过这些经历，他掌握了法语和德语，通晓了医学领域的最新发展，也树立起大展宏图的壮志。1864 年 2 月，他看到邓迪市所提供的这个职务，便决定返回苏格兰。斑疹伤寒的流行是他遇到的第一场重大挑战。作为医务监督，不少事关公众健康的责任就落在他的肩上。而他新近在欧洲大陆上掌握到的检疫技术和隔离措施，也从他上任伊始便派上了大用场。

邓迪市的状况令麦克拉根触目惊心。他后来在论文中披露了他前去一些人家调查时所目睹的"脏乱和抑郁"。他指出，一些问题的存在，其实未必是贫穷导致的，而纯系家居环境造成。"我不止一次地在我前去调查的斑疹伤寒病人家里，看到只有一间屋子，而父亲、母亲和一群年龄不等的子女，都挤在这一个地方。他们不得不这样，倒不是因为穷，而是找不到合适的住所。"

置身于这样的环境之中，麦克拉根自己居然没有染上重病，真是万幸之至。在1865—1866年的传染病流行期间，邓迪市有23名医生和护士死于斑疹伤寒。后来又逢会造成病人严重腹泻的伤寒作乱，麦克拉根工作的慈善医院下水管道破裂，污水浸漫了医院。他也只是小小地不适了一阵，而他的前任却在1863年的伤寒流行期死在了任上。

通过严格执行公众保健的基本方针——隔离病人及病人家属、销毁病人接触过的衣物和床上用品等，麦克拉根和同事们一起，逐渐控制住了斑疹伤寒的流行。虽然他无力改变城市中普遍存在的贫困状况，但至少改善了医院里的卫生条件，使病人死亡率很快降到全苏格兰的最低水平。

1866年，与医院签的合同期满后，他不肯在医院继续干下去——这自然可以理解。他在邓迪的富人区内德盖特街买下一所大宅邸，自己开诊所行医，同妻子伊莎贝拉过上了广开交际的日子。不过，在慈善医院工作的体验，对他产生了很大影响。开始行医不久，他便将自己的才能用到了发烧与感染这个具有广泛意义的研究课题上。从1874年起，他又开始着手考虑邓迪市当时公众健康所面临的最迫切、民众也最不满的问题之一——风湿热。

今天的人们知道，风湿热这种症状与关节炎很相像的疾病，病因是由于链球菌中有一类进入人体并引发感染。在像邓迪这样阴湿而又拥挤的地方，这种感染是非常容易传播的。然而，19世纪时的人们，对于这种疾病的成因，却有着多种不同的解释。有些医生认为，血液中乳酸含量过高会导致风湿热，另外一些则相信它是神经不健全引起的。麦克拉根则另有见解，主张是某种生存在关节和内脏的肌肉和结缔组织里的寄生生物作祟的结果。①不过，他研究的重点，是寻找有效的医治手段。就是在这一过程中，他做出了医学史上最有价值的贡献之一——开始试验柳苷的药用效能。

在他之前，人们对柳苷所进行的种种化学构成的分析，以及有关人工合成水杨酸的研究，都是在化学实验室的封闭世界内进行的，很少为外界了解。此时的制药工业尚处于萌芽状态，医学、制药学与科学间建立紧密联系还是后话，市场上也可以说尚未出现以化学手段制备成的药物——不过这样的药品就要登场了。在当今的社会里，凡在市场上推出新药品之前，都先要进行大量医学实验。但在1874年时，这样的过程还不曾得到确立。麦克拉根进行的实验，是医学界的第一例（指是在符合科学要求的环境下进行的），目的是验证有人提出的水杨酸类物质有包括治疗风湿热在内的若干医疗功效的说法是否成立。这样做并不是要贬低爱德华·斯通当年的初步研究工作。这位牧师的研究即便算不得深入，也不够直接，但毕竟称得上近代社会中证实这类物质有潜在医用价值的最早尝试。不过，他只是教会中人，并不是医生，这使他的实验缺乏全面医药分析的权威性。在他之后进行类似实验的药剂师和化学家也都不具备这类资质。这些人做出的最大贡献，是扩展了人们对此类物质的知识，但他们工作的重点，是确定关键成分的化学构成，至于其医药功效，就要靠托马斯·约翰·麦克拉根了。

他可以从两个地方得到风湿热病人，一个来自他开在内德盖特

---

① 此类寄生生物的确存在，只不过引发的并不是风湿热。如果麦克拉根将自己的这一想法引导到疟疾（英国人一向称之为寒热病）研究上，真就会提前揭穿这个医学领域的大秘密。由于寒热病与风湿热有许多表面症状很类似，因此长期被混同一谈。1880年，也就是麦克拉根提出寄生生物引起风湿热的主张后又过了几年，法国医生阿方斯·拉韦朗在疟疾病人的白血球中发现了寄生生物。——作者原注

街上的诊所，另一个来自获准进入邓迪皇家慈善医院的病人。邓迪皇家慈善医院建于 1853 年，1855 年落成（耗资 14500 英镑，靠发行公债集资兴建），是一座哥特式风格建筑，坐落在市南一片开阔的高坡上，这在当时算得上很是像模像样了。不只医院的建筑出色，建制也同样有模有样——全院共设 235 张床位，在麦克拉根管理期间，医院分设三种病房，即内科、外科和热病科。这一举措在苏格兰的医院中是领先的。邓迪市这里的环境，造成许多人患有风湿热，慈善医院里便有不少这种病人，还有不少人巴望着能够住进来。麦克拉根虽说人已经不在医院任职，按理说同那里的病人已经不再发生接触，但他又谋到了那里的一席院董的位子，因此找到充当实验对象的病人并不困难。

说来有趣，麦克拉根的实验竟同爱德华·斯通的实验路数相同，也是本着"信号说"的精要进行的。看来，就是到了 19 世纪，帕拉塞尔苏斯的古老信条还盘踞在不少医生的头脑中呢——

造物似乎会在与产生疾病的气候环境相类的地方，创造出治疗该疾病的手段来……我决定在杨柳科植物中……研究一下是否存在对严重风湿〔热〕有疗效的东西。在此科植物中，有不少物种的树皮或者外茎中都含有一种味道苦涩的成分，名字叫做柳苷。它正是我所要找的东西。

他选中以柳苷为实验物而不用水杨酸，可能是因为前者对胃的刺激不那么严重之故。柳苷不如水杨酸纯净，他便选取了两种，一种来自柳树，一种来自绣线菊——

当时，我这里恰好有一名风湿热症状十分明显的病人。给他服用过碱类药物，但没有见效。①我决定给他服些柳苷。不过，在给他服用之前，我先自己试了试：先服 5 格令，再服 10 格令，然后又吃下了 30 格令，都没有感到任何行动障碍或者身体不适。这样，我便让病人每隔 3 小时服用 12 格令。结果竟超过了我最乐观的预期。

这名病人的姓氏以"R"打头，名字叫威廉，48 岁，服药前已连续四天发烧 103 华氏度。服用柳苷后，他的体温迅速下降，随即便出院了。这是麦克拉根的第一例实验。在随后的两年里，他还进行了多次实验，这些实验是在严格控制和观察下进行的；一些病人服了药，另外一些没有服药，这便形成了基本的对照机制，使他的结果令人信服。他还坚持让病情好转的病人继续按原剂量服药，直至他认为病人的痛苦已经消失、体温恢复正常为止。这可要令邓迪皇家慈善医院的财务人员心痛不已啦。由于麦克拉根选用的是柳苷而不是水杨酸，柳苷的价格为每盎斯两个先令，而以化学方法生产的水杨酸，价格却只有它的一半——正是前些时化学家努力钻研化学合成方法的结果，于是造成了费用的上升。在他用来进行实验的病人中，有些是去他的私人诊所就医的患者，付得起有关费用，而来自邓迪皇家慈善医院的患者中却有不少是接受救济的，因此要指望医院埋单。尽管如此，麦克拉根的实验方式仍然坚定不移。正如他的一个朋友和同事事后所评论的那样，"他视自己的职责为天职，执行起来不折不扣、一丝不苟。"②看来，他与这家慈善医院中曾经是他的同事的管

---

① 该病人服用的可能是奎宁——这种生物碱有退烧作用，因此有时被用来对付风湿热。当时的其他一些办法有放血和用薄荷水或柠檬水灌肠等，但效果都不理想。——作者原注

② 此评论出自给麦克拉根看过病的医生弗雷德里克·特里维斯（Frederick Treeves）之口。——译者

理阶层人员，并不曾因开销问题起过龃龉。

麦克拉根将实验结果详细书写成文，投送给医学刊物《柳叶刀》，发表在 1876 年 3 月 4 日一期上。他在这篇文章中宣称柳苷有很好的药效。他说，这种东西"除了能够退烧，还是迄今为止治疗严重关节风湿的最有效药物，而且有可能成为这种病痛的特效药"。它能够减轻病人的症状：发烧、发炎和疼痛，故而无疑应当成为现代药典中的一味新药。

麦克拉根的文章发表后，立即引发了两个结果。一是柳苷的价格看涨——一年之内升到了每盎斯 10 先令以上；一是别的医生也跟风发表了在同一领域的研究结果。差不多就在同时，德国医生所罗门·施特里科声言，他自己的研究结果，也表明水杨酸对治疗风湿有效。接下来，又有一名德国医师路德维希·赖斯发表了同样的结果。转年，法国人热尔曼·塞也从巴黎告诉人们说，含有水杨酸的盐类不仅对风湿具有疗效，对付类风湿关节炎这一慢性病也有作用。另外一些人也加入了这支合唱队，宣称水杨酸类物质有治疗头痛、偏头痛和神经痛的作用。在从 1877 年到 1881 年这一期间，伦敦有四家主要的教学医院对水杨酸盐展开了大范围实验，随即将这类药物列为正式药品。在此期间还出现了一个有趣的小插曲，就是在非洲最南端的好望角工作的一位恩索尔医生也投书《柳叶刀》杂志，说他希望让麦克拉根医生知道一下，长期以来，南非的霍吞脱人一直在用柳树皮减轻风湿病的袭扰。

《柳叶刀》是世界性刊物，又是医学界数一数二的杂志，在《柳叶刀》上发表的文章，会受到业界很大重视。因此，麦克拉根的结果，自然引起了同行的高度兴趣。再者，考虑到当时除了奎宁和鸦片——也许还应当加上洋地黄（一种从毛地黄这种植物中提取出的药物，用于治疗心脏病，但作为医药的地位不如前面两种），其他有**肯定药效**的药物委实十分有限。他们手里固然也有一些沿用了上百年的秘方之类手段，但要论其实效，也许还不及精心护理来得有用。柳苷和水杨酸盐虽然数量不多，但来源是有保证的，如今又通过了医学分析检验，正可谓身价倍增。

在邓迪又生活了三年时光后，不知道是受自己成功的鼓舞，还是厌倦了周围不够振作的气氛，麦克拉根举家南迁往伦敦。此后，他虽然仍保持着对风湿病、发热机制和细菌理论的关注（他仍然坚信风湿热的祸首是寄生生物），但首要兴趣已经转移到了时兴药物上。他在名医集中的卡多根街开了自己的私人诊所，成了医界名流，不少要人和显贵——如维多利亚女王的儿媳奥尔巴尼公爵夫人和著名文士托马斯·卡莱尔——都来请他看病。后来，他更被聘为石勒苏益格－荷尔斯泰因大公夫妇的侍从医生。麦克拉根于1903年因胃癌辞世，入葬伦敦郊外的沃金公墓，墓地并不奢华。纪念他的文字发表了不少，其中就有《柳叶刀》发表的悼文：

> 诚然，用柳树皮煎水"治疗"风湿的做法，1876年时已然是存在多年的事实了。如今，柳苷作为医药的地位也大多被水杨酸盐替代。然而，正是由于麦克拉根医学博士，医学界才注意到了柳苷，并将它用到了现代医学之中。

这样的评语，其实将他对医学的贡献打了很大折扣。麦克拉根通过对水杨酸类物质的实验，创造了使其进一步发展的有利气候，从而使现代历史上最重要药物的产生成为可能。诚然，水杨酸类物质有严重副作用的棘手问题依然存在，好在伦格、默多克和珀金等人早些时的工作，已经为解决这一问题奠定了基础。阿司匹林这个大拼图上的最后、也是最大的一块，就要被德国的煤化学工业找到、并放到正确位置上了。

4

灵药问世

大约就当在卢克索觅古的埃德温·史密斯为新弄到手的年代久远的医学纸草书暗自狂喜的时候,新时代的种种成果也正将人们吸引到埃及以北数千英里之外的伦敦来。在该都会南坎辛顿区一间摆满植物的大厅里,正在举行 1862 年伦敦国际展览会。这届展会可谓当时正处于工业革命中期的林林总总新产品的展览橱窗。①值得一看的好东西逾百成千,如以蒸汽为动力的水泵、刻花玻璃器皿、精美陶瓷制品、摄影照片、安全火柴、显微镜、玩具锡兵,还有五花八门、大小不一的种种奇巧的机械用品等。前来参观的人,大多是维多利亚时代的中产阶层人士,有着被那个时代造就的好学精神,也一向对此类展览乐此不疲:只花几个先令,就能够以此为窗、一览科技世界的大千成就,度过大长知识的一天。因此,面对展览会上林林总总的展品,参观者们真是欣喜不已。除了这类参观者,还有另外一些是带着职业兴趣前来的 —— 有的是商人,来这里寻找新产品的转手机会;有的是厂家,来这里掂量对手的实力。新闻记者自然也是少不了的,他们是来寻寻觅觅,想淘到些会引起广大公众兴趣的新鲜玩意儿。这些人在浏览展品目录时,不少人都记住该特地去看一样东

---

① 这一展览会并不是著名的 1851 年万国工业博览会 —— 第一届世博会。该世博会是在海德公园著名的水晶宫内举行的。——作者原注

西。它是一个由紫色染料堆起的柱子，陈列在一楼展厅，被一大堆缎带、绸巾和帽子簇拥着——威廉·亨利·珀金送展的新染料：苯胺紫。这是一样十分引人瞩目的展品，哪怕是事先未经渲染，也仍会吸引眼球，何况消息早就传扬开来，说是维多利亚女王已决定穿着一袭用苯胺紫染成的漂亮礼服，前来展览会参观呢！大人物以这种方式表示认可，不正是制造商们求之不得的机遇吗？珀金的染料可真是出尽了风头哟。

赞美珀金的人并不只是英国女王的臣民。他的这一展品吸引来了法国、意大利、各低地国家①、美国和德国的参观队伍，不少前来者还特地要找机会与苯胺紫的发明者攀谈一番。能够受到如此广泛的国际性关注，珀金自然相当得意，但事过境迁后，揣想一下这些人的来意，特别再考虑到其中还有德国人，他的笑容中未必不掺入些许苦涩。这是因为，如果有哪个国家想沾他的光，而且又具备因势利导的条件、意图和机会，因此必须小心提防的话，肯定会是德国无疑。

当时的德国正处于由一些分散的独立邦所形成的松散邦联结合成一个统一国家的进程。邦联中共有 39 个邦。1834 年，其中的 38 个同意共同形成一个名为"德意志关税同盟"的实体。嗣后，在奥托·冯·俾斯麦②的不懈监督和治理下，各成员邦认识到大家有着共同的使命。虽说统一的过程到 1871 年才以德意志帝国的成立而告正式完成，但若只从意愿和目的来说，此时的德意志实际上已经是一个

---

① 指隔着海峡与英国相望的欧洲国家，如荷兰、比利时等，因为这些国家地势普遍较低，故得名。——译者

② 奥托·冯·俾斯麦（Otto von Bismarck，1815—1898），著名的"铁血宰相"，德国和普鲁士（邦联中最大的一个）政治家，在他手中实现了德国在神圣罗马帝国解体后的再度统一，并长期担任宰相一职，主张强硬的政治和军事路线。——译者

国家了，而且也同许多新建成的国家一样，急于给世界留下自己的印记。由于所因袭的古老拜占庭商业法律①和其他一些条约的存在，使统一前各邦之间的关系受到制约，导致德国的工业发展落到了英国后面。但实现统一后，德国就迅速赶了上来。这个国家还有一项特殊的优势，就是拥有全欧洲受到最好培养的科学家队伍。莱顿、马尔堡、柏林、慕尼黑、海德堡、格丁根、弗赖堡、多帕克、基尔等地②的大学和学院，都特别重视科学课程的开设，化学更是重点学科。英国皇家化工学院成立后延聘的第一位教授是德国人奥古斯特·威尔海姆·冯·霍夫曼，正说明德国在这一领域中执牛耳的地位是得到公认的，而这位霍夫曼当时在德国并不是教授，直到 1864 年返回德国后，才在柏林大学得到这一职衔。在当时的欧洲，几乎所有的第一流化学家都与德国有渊源——不是本人曾在德国受过教育，就是业师有德国学历。

参观国际展览会的机会，使德国的工商界得到了接触种种新技术的难得机会。一些全新的工业从此在德国出现。商机也向德国敞开了大门。合成染料工业就是其中之一。有关珀金新发现的消息在欧洲传开后，法国化学家弗朗索瓦－埃马纽埃尔·韦尔坎率先行动，合成了新染料品红。然而，还是德国受到的影响最大。英国在天然染料的生产上长期居于垄断地位，使买家不得不高价购入。对此，德国的纺织业早已耿耿于怀、并属意于另辟蹊径了。德国的鲁尔地区是个大产煤区，很具发展苯胺化学的条件。珀金的成就使德国业界人士看

---

① 即神圣罗马帝国时代制定的种种法规，带有强烈的封建色彩，因最初制定于东罗马帝国时期、而当时的帝国首都为君士坦丁堡、即古代的拜占庭而得名。——译者

② 这些城市如今并不尽属德国（如莱顿现属荷兰，多帕克现属沙尼亚，并改名为塔尔图，但在历史上都曾是德国的城镇）。以这些城市的名称命名的大学，也都是在德国统治期间建立的，至今也仍都为名校。——译者

到了出路，于是立即紧紧抓住，再也不肯放松。这样一来，煤染料公司立即在德国红火起来，多种新型合成染料和颜料迅速问世。没过多久，德国的染料界就成了全世界这一行业的龙头。

在德国出现的第一批合成染料公司中，就有弗里德利希·拜耳和约翰·弗里德利希·韦斯科特共同创建的一家。

弗里德利希·拜耳 1825 年出生于巴门的一个丝织业主家庭。巴门是个不大的城镇，距科隆市 25 英里。弗里德利希·拜耳是家里六个孩子中唯一的男性，这就注定了家长希望他从小就为将来接下丝织的衣钵做好准备。他的第一份工作是在化工商栈当学徒。23 岁时，他便自己开业，从事天然染料的经营。到了 1860 年前后，他的公司生意已十分兴隆，业务拓展到了德国各地，也进入了欧洲不少国家，但他还在谋求更大的发展。

约翰·弗里德利希·韦斯科特也有着同样的家世背景。他家是搞织物漂染的，看中了巴门这里有水量充足的武珀河，便举家搬迁过来。小韦斯科特也和小拜耳一样，是雄心勃勃的年轻人，二人于 1849 年合作，开了一家棉纱染料作坊。1863 年，在珀金所作发现的启发下，两个人都看好新型合成染料的前景，便决定携起手来，利用各自的特长共创一家企业。这就是弗里德利希·拜耳公司。

两人合作进行的首批实验并没能获得多大的商业成功。他们在拜耳家一间后来又另接出来的小屋里工作，用自己的方法搞出了一些品红染料，但由于产生的废弃化学物污染了邻居的饮用水源，结果是产品的收益大抵用来赔偿愤怒的邻人了。嗣后，他们换了好几个地方工作，最后选定了一处合适的地方，就在武珀河河岸。在这处新址上，他们以比较合理（至少是比较谨慎）的方式处理废物，也获得了进一步的研究成果。公司在成立后的前 20 年间是稳步前进的，并没有取得什么骄人的业绩；其间也生产出几种新染料，但都是基于他人的研究成果：先是苯胺蓝，接下来是茜素（一种橙红色染料）。然而，在这一新兴工业领域中，激烈的竞争导致利润不断下降。1880年时，弗里德利希·拜耳死去，约翰·弗里德利希·韦斯科特也在次年作古，公司便由前者的女婿卡尔·伦普夫执掌。卡尔·伦普夫曾在美国工作过一段时间，还自己开过一家不大的煤染料工厂，后来他成为拜耳家的一员，便将自己的小厂并入岳丈的产业。面临公司苦苦支撑的局面，他认识到要想维持下去，就必须启用新的招数。他的第一招是使公司上市，以此募得一些资金。在登记上市时，他给公司改了名称，叫做"弗里德利希·拜耳老号染料公司"。这就是后来为世人熟知的拜耳公司。接下来，他又开始物色科技人员。他的设想是招揽若干已经取得博士学位或者正在做博士后研究的青年化学家，给他们一定的报酬，以此换得他们为公司尝试各种染料新组合效果的回报，为期一年。当然，他当时也并未指望这一招数确能奏效，不过事实证明的确高明。他罗致到的一个青年研究生就是卡尔·杜伊斯贝格。

就是这位卡尔·杜伊斯贝格，毕自己的一生，实现了有史以来化学与制药学的最有力的结合，造就了一个足以显著影响世界事务的工业帝国，雇用了成千上万人为他工作。这些成就似乎还不足以使他尽兴，后来，他还实现了一种药物的大规模商业生产，而且居然是用一种为人类延用了六千年之久的物质实现的。该药物就是阿司匹林。

1861年9月29日，卡尔·杜伊斯贝格出生于巴门镇亥肯豪瑟街一幢虽小却很齐整的住宅里。朴拙而守旧的父亲经营着一家只有几台织机的缎带编织作坊。母亲威廉明娜也维持着一个小小的奶品站贴补家用。小卡尔除了在镇上的一所不大的学校里认真读书外，回到家里也得做家务。这个小伙子平素不显山不露水，但化学使他露了峥嵘。他对化学的兴趣，在中学里上第一次科学课时便已表现出来，当时他大概只有 14 岁。不幸的是，父亲对儿子的前途却另有谋算。老杜伊斯贝格认定，儿子理应接自己的班，将家里的作坊经营下去，因此不该将时间浪费在任何一门既要花钱、又看不出名堂的什么科学上。不过，正如常有人说的那样，在每个成功的男人后面，都有一个坚持不动摇的母亲支持着。面对男人的决定，威廉明娜出来反对了 —— 而且以后还将继续反对下去。在多次激烈的争执之后，妻子说服了丈夫，让他相信，花钱让儿子继续学业，到头来将会是值得的。

在得到父亲同意继续学业后，卡尔在学习上可以说是马不停蹄了。他知道自己应当学些什么，但父亲会同意学到什么时候，他可是心中无数。16 岁上，他拿到了中学毕业证书（比他的同龄学子们早了一年），随后便去埃尔伯费尔德工学院攻读化学，接下来又进入格丁根大学学习。他在那里只上了一年学，但却在这 12 个月里吸收了其他学生得用三年才能学到的知识。他去听所有的课程，并以空前的速度完成了学业论文。然而，直到这时卡尔才发现，由于他没有学过拉丁文，而这门语言却是必修课，因此不具备拿学位的资格。气愤之下，他转学去了耶拿的一个学院，投到当时颇负盛名的理论化学家安东·戈伊特门下。这位新导师坚持认为杜伊斯贝格有些贪多求快，因此让他放慢些，并注意掌握实验的基本技能，以备今后工作之必然所需。杜伊斯贝格本不愿意多待一段额外时间，不过最后还是同意了，但依旧开足马力学习和工作，于 1882 年 6 月 14 日得到了博士学位，时年 20 岁整。他和同学们欢会庆祝，折腾得过了头，结果警察找上门来，以搅扰邻里的指控，对这个未来的大人物课以 10 马克罚金。

可就连这 10 个马克，杜伊斯贝格都觉得咬手。他已经是名学历

　　　　　　　阿司匹林传奇

不浅的化学家了，但此时尚未找到工作，因此不得不靠父亲给些经济支持，而这位老爸也决不放过任何一个批评儿子选择的职业有多么糟糕的唠叨机会。于是，在拿到学位后，卡尔一连几个星期都在翻阅各种学术出版物和报纸，寻找就业机会，还给所有他能想得到的公司和研究机构求求职信。糟糕的是，在这个时期，化学专业的毕业生多过了职业岗位数，他求职的希望一直落空。万般无奈之下，他接受了一份临时工作，给老师安东·戈伊特做助手，工资十分菲薄。过了一段时间，杜伊斯贝格又觉得，他求职不果，可能是由于履历中没有从军的经历，于是报名参加了巴伐利亚第一军团，开始服为期一年的志愿兵役。然而，12 个月的服役期结束后，他仍然没能找到工作，只得极不情愿地又回到家里住下。

要是换个意志不那么坚定的人，恐怕走到这一步就只好认命，放弃化学、去谋别的出路了。然而，杜伊斯贝格不肯言输；不但此时如此，以后也多次亦然；一旦认准了什么，就轻易不会放弃。对父亲的唠叨埋怨，他装聋作哑，仍然坚持该做什么就做什么。在写了更多的求职信后，终于时来运转，得到了拜耳公司的回复。公司老总卡尔·伦普夫给这位青年化学家开出的条件，是为公司搞一年研究，报酬为每月 150 马克；如果能够有所成绩，结束时便有可能 —— 只是可能 —— 成为公司的正式员工。

这份工作说不上理想，报酬不高不说，公司所在地埃尔伯费尔德又离巴门只有几英里远，而杜伊斯贝格可是希望工作地点离家越远越好。然而，既然一时找不到别的机会，他也就接受了这份工作，还给自己打气说，至少这是染料化工领域的一个踏脚点，还是可以大有作为的。

他被委派的第一项任务，看上去简直不可能完成，这就是寻找一种能够代替靛蓝的化工合成染料。这样的替代染料，人们已经搜寻多年了，但始终没能成功。杜伊斯贝格也没能完成这项任务，不过，如果给他这项任务的目的，是要考察他的工作精神，那他一定是通过了。杜伊斯贝格工作时有一股锲而不舍的干劲，大概正是他这种在寻找染料中的"圣杯"①的过程所表现出的"拼命三郎"劲头，给老板留下了深刻印象。1884 年 9 月 29 日是卡尔·杜伊斯贝格的 23 岁生日。就在这一天，他终于能够告诉父亲说，自己得到了一份不错的工作，起薪为一年 2100 马克。这一收入来得太是时候了，因为他刚刚交了女友——他未来的妻子、卡尔·伦普夫的外甥女。

得到了这份有保障也有前途的工作后，杜伊斯贝格就以努力作为回报。他接下来的第二项任务，是尝试合成刚果红。这是一种能够将棉布染成猩红色的合成染料，当时很受棉纺业的垂青。一年前，有人已经将它合成了，而且合成的人就是本公司里的另外一名化学家。此人在取得成功后便马上离开公司、自行申请了这一染料的专利，然后将它卖给了拜耳公司的一家竞争对手。不过，当时德国的专利法中有一个漏洞，就是规定即便是已经取得专利的产品，只要能证明是用有所不同的方法制备的，同样有申请专利权的合法资格。显然，取得成果的发明者，为了堵住这个口子，就会尽量研究各种可能的方法并一一为之申请专利。不过，他们有时会忽略某种可能性，这就给竞争对手创造了放冷枪的机会。不难设想，这种形势会频频导致对簿公堂（这一法律条文后来得到了修改），而最理想的对策，则是尽可能找到有很大不同之处的新方法。杜伊斯贝格只用了几个星期的时间，就找到了一种染色效果与刚果红一致的染料，除此之外，他所使用的制备方法也与原方法有明显不同。这使得专利法律师

---

① 基督教宗教传说中的圣物，一说为耶稣在"最后晚餐"时饮酒的杯子，另一说法为耶稣受难时用来盛放其鲜血的餐杯，具有多种神奇功能，后来下落不明，成为多年来宗教狂热信徒搜寻的目标和发动多场战争的借口。——译者

很满意，也让拜耳公司捞到不少赚头。第二年，他又对另外一种染料重施故技，不久之后又拿出了第三个成果（这一次是他独创的）。这使伦普夫和公司里的其他头头看出，杜伊斯贝格有着非同一般的才能，应当给他创造充分施展才具的工作条件。这样，他便开始带上一支交给他领导的专业人马，全面负责起了公司的研究业务和专利申请事宜。在肩负起新责任之后，他的第一个考虑就是为公司寻求发展新的开拓领域。

就在这时，他听说了"退热冰"这种东西。

赫希斯特是莱茵兰地区的一个小镇，距巴门约 60 英里，拜耳公司的一家对头公司就设在这里。该企业经营合成染料，头头是欧根·卢修斯和阿道夫·布伦宁，两人都是化学家。1884 年，一个名叫路德维希·克诺尔的博士研究生找上门来，告诉他们说，他是学化学的，苯胺类物质在他的研究范围之内。在与它们打交道时，他偶然发现了一种有可能成为退烧药的物质，因此特来告知自己的发现。他知道这两个人过去也曾用苯胺制取过一种退热剂，并在给它取了个商品名"开琳"后送入市场行销。他们的初衷，是合成一种奎宁的替代品，由于天然奎宁非常昂贵，长期以来，欧洲的许多化学家都一直在寻找合成它的途径。不幸得很，"开琳"有很大的副作用——当时人们发现的合成药物大抵如此，因此很快便退出市场。不过，克诺尔发现的这种东西，看来倒可能有些前景。因此，卢修斯和布伦宁买下了它的专利权，给它起了个名字"安替比林"后推向医药市场。安替比林也有副作用，服下后很反胃，但仍一度有不错的销路。看来，沿着这条路走，应当是有商业前途的。

阿诺尔德·卡恩和保罗·埃普是在斯特拉斯堡行医的两位医生。1886 年的一天，他们开出一份订单，向一家名为"柯柏化学品批发行"的商店订购药品。当时，他们有一名前来就诊的病人体内有肠道寄生虫，需要服用一种叫做萘的药品。萘本是一种普通的常规药品，岂料商店出了错，误发出另外一种化学品乙酰苯胺。乙酰苯胺是煤焦油副产品苯胺在一种叫做"乙酰化"的过程中生成的，通常只用于染料业，不曾有什么人用来当做药物使用，更从未给人服用过，可是这次却被卡恩和埃普误以为是萘而给了病人。当他们发现病人服下后，肠道里的寄生虫依然故我，这才觉得不对劲，认真推敲起来，结果发现了这个错误。不过，他们倒是惊喜交加地注意到，病人发烧的体温的确有了明显下降。这无疑是乙酰苯胺的效力。

保罗·埃普医生家中有人在一家名为卡勒公司的企业里当化学师，而这家公司当时也为煤染料工业制备乙酰苯胺。于是，他便向该公司打听，问它是否属意将乙酰苯胺作为退烧药物推入市场。卡勒公司的负责人在验证了乙酰苯胺的作用，又调查了诸如水杨酸和安替比林等现有退烧药物的市场营销状况后表示同意。不过还存在一个问题，就是乙酰苯胺的制备并不涉及任何秘密诀窍，卡勒公司的竞争对手也都在生产它。如果以这一名称送入医药市场，对手们也势必纷纷这样做，结果是无利可图。于是，卡勒公司给乙酰苯胺想出了一个新名称：退热冰，并登记注册为自己特有的产品。这一做法的意义可是非同小可。

在"退热冰"这个名称问世之前，药剂师在出售药物时，一向都使用药品的学名，而这些化学名称通常都很复杂难记。医学界也沿用了同样的做法，医生们无论是读是记，都得接触新医新药文献中的这些名称。他们在开处方时，尽管大都根本不明白其中的化学名堂，也得将此类正规名称一一照抄不误，再由药剂师们根据处方上写的名称决定订货来源。如果药品名称是"退热冰"，自然要比乙酰苯胺简单易记，虽然本是同一种东西，但前者却利于医生写到处方上。

药剂师自然明白这个道理，但医生开出的药方神圣不可侵犯，他人无权擅动哪怕一个字母，只能严格照办。这样一来，药剂师很快就发现，他们必须要从卡勒公司买进不少退热冰，而不能向其他货源订购成分完全一样、而价格却便宜得多的乙酰苯胺。结果是病人得多掏腰包，让卡勒公司赚了大钱。

正在为公司寻找新业务领域的卡尔·杜伊斯贝格，从退热冰一事受到了启发。拜耳公司可不可以"照方抓药"呢？他又想到，在埃尔伯费尔德，就在公司厂房的后院，堆着一种叫对硝基苯酚的东西，共有 30 吨之多。它们也和乙酰苯胺一样，是染料工业产生的又一种废料。杜伊斯贝格设想，或许从这些废料中，也能得到某种退烧药物，而且效果也很好呢？他将这个任务交给了卡尔·伦普夫罗致来的另外一名博士生奥斯卡·辛斯贝格。几个星期后，辛斯贝格得到了研究结果，不但是正面的，而且相当乐观。他从对硝基苯酚中得到的东西是对乙酰胺基苯乙醚，不但看来表现出退热效果尤胜退热冰的种种特性，而且副作用也似乎更小些。[1]拜耳公司在埃尔伯费尔德的一些化学家志愿人员中试验了这种新药，随后经公司董事会批准投入生产。借鉴退热冰这个名字的成功经验，杜伊斯贝格给对乙酰胺基苯乙醚也起了个容易记住的药名：非那西丁。

非那西丁是制药工业在初期阶段取得的第一个重大成功。它是职业化学家和医药界人士进行科学研究的**成果**，是**工业自身发展的产**物，又是在金钱利益驱使下经历发明和上市过程的，因此不同于同一时期出现的其他药物。诚然，既然是药，就得靠治病的效果打天

---

[1] 退热冰和对乙酰胺基苯乙醚对调节体温都有明显效果，但也都有严重的副作用。大剂量或长期连续服用，会严重损害肾脏，还会使服用者的皮肤显现骇人的青紫色。不过，这些副作用在退热冰上表现得尤为明显。拜耳公司便根据这一点，宣传它生产的对乙酰胺基苯乙醚——药品名"非那西丁"更能为病人接受。——作者原注

下。也真是天作之合，非那西丁是 1888 年 2 月上市的，没过几个月，一场流行性感冒在欧洲和北美肆虐起来，使人们对退烧药的需求大增。存在于现今的行销金额达到上百亿英镑的全球制药体系，就是从这个时期开始形成的。不过，该体系的存在，原因并非是科学的发展，而是商业法则起了作用。

在随后的几年里，非那西丁给拜耳公司带来了可观的收益，自然，为了满足对这一新药的需求，公司也穷于应付。从性质上说，这家公司不过是生产染料的企业。它的第一批非那西丁药粉，是在公司后院的一个棚子里、从上百只空啤酒瓶中问世的，上市前也是靠手工装入正规药瓶后，送到药剂师和医院手里的。但杜伊斯贝格仍然在这种形势下看到了前途。就在同一年，公司又制出了第二种新药，是一种镇静剂，得名索佛那。它的十分复杂的正规化学名称——diemethylmercaptodimethylmethane（双乙磺丙烷），正说明了从商业角度出发、给药物以易记名称的必要性。这种新药也获得了成功。接下来，在它的基础上又开发出了效果更好的升级新药曲砜那（学名双乙磺丁烷）。摆在拜耳公司面前的形势很明显，那就是应当努力进入制药业。

1890 年，卡尔·伦普夫逝去，拜耳公司的日常管理大权便交由伦普夫一手栽培的卡尔·杜伊斯贝格执掌。董事们看到公司能由行家里手经管，也都觉得放心。新主管发布的第一批决定中，就有一项是专门设立一个制药部，并为该部的化学研究人员建立合乎标准的实验楼。在此之前，公司的制药业务迅速发展，参与人员的数目大增，弄得公司里拥挤不堪，一度连卫生间、过道儿、楼梯底下甚至于连搭在院子里的一个旧木棚里，也都有人在工作。曲颈瓶、吸液管等种种设备也不够用，就连洗涤槽总共也只有三个。一位名叫海因里希·福尔克曼的化学家因没有地方工作，竟不得不在院子里做实

　　　　　　　　阿司匹林传奇

验，弄得公司里负责防火安全的工长好不紧张。新实验楼落成后，这一切都改变了。它的造价为 150 万马克——这在当时可是不得了的巨款，上下三层，有不少大房间，每间屋可容纳 12 人工作；房间内又打出半截隔断，使每个人都能有自己的专用空间，有放置药品的地方，有水源、煤气、压缩空气和分离设备，还有良好的通风条件。这些都是以往不时会被难闻气体熏倒的化学家们从不曾享受过的。

与此同时，杜伊斯贝格的个人生活也大起变化。他迎娶了卡尔·伦普夫的外甥女约翰娜，搬进了埃尔伯费尔德的一幢讲究的住房，又开始为自己的新家搜罗绘画作品和考究的家具。婚后不久，他的第一个孩子降生了，后来又陆续有了三个孩子。他将本人从未从父亲那里享受到的柔情，慷慨地给了自己的孩子们。他的生活是美好的。

这场大戏的第一幕就在这里结束。一开始是古代埃及的佚名医生最早提出柳树皮能够治病，到希波克拉底，到爱德华·斯通牧师，到以科学方法解读柳苷和水杨酸的秘密，到邓迪市一位医生治疗风湿热的实验，到威廉·亨利·珀金，到煤染料工业的形成，再到世界上第一种以商标名称出现的药物。所有的道路，如今都在同一个时间汇集到了同一个地方。阿司匹林就要在此时此地问世了。

凡在拜耳公司参加医药开发工作的科学家，都被要求阅读一份经卡尔·杜伊斯贝格签发的文件，以了解自己的职责所在。杜伊斯贝格这样规定了他们的职责：

> 全力借助化学、药学、生理学和医学文献提供的所有知识，发现制备已有药物、特别是业已获得专利的已有药物的新方法，还要发现全新的以及已有药物的新的、技术上可资应用的生理学

性质。这样，我们这个原来生产染料的企业，就能够将各竞争对手的专长吸收过来，发挥到市场上去，形成新的药物制备过程。

也许，杜伊斯贝格意识到，新来乍到的公司人员，会被这样的宏图大略吓住；也许他本人的经验也清楚地告诉他，在科学发现的道路上，机会往往扮演着重要角色，因此接下来，文件中的口气又和缓了些：

公司并不要求、也不可能要求所有人员一律须获得重大而实用的成果。实际发生的结果泰半出自偶然，谁也无法绝对预知。我们只要求每个人在工作中发挥主动精神并有所创新。

杜伊斯贝格也的确罗致了一批极富发明能力和创新精神的人为公司工作。到1890年时，制药部又分为两部分，一个是药研处，负责新药的研制，另一个是药理处，负责新药的检验审查。药理处的第一任处长是威尔海姆·西贝尔，一位给发现结核病和霍乱的祸首都是细菌的著名细菌学家罗伯特·郭霍当过助手的科学家。当西贝尔因染上肺结核（真是无巧不成书）不得不离开公司后，药理处的工作先由公司的一位资深科研人员赫尔曼·希尔德布兰特主持了一个很短的时期，随后处长交椅便由来自格丁根大学的药理学副教授海因里希·德雷泽坐了上去。药研处处长则是阿图尔·艾亨格伦，他也是科学家出身，后来取得了一大堆专利权，是拜耳公司的发明冠军。

与阿司匹林这一发明关系最密切的人有三位，就是德雷泽、艾亨格伦，再加上在艾亨格伦所领导的药研处工作的青年化学家费利克斯·霍夫曼。这三个人之间、特别是两个处长之间，形成了一种冷冰冰的僵持关系，导致了大量的相互指责和彼此揭短。不过这都是后话，在 19 世纪 90 年代时，他们可是发明世界上最成功药物的"三剑客"。

最年轻的费利克斯·霍夫曼在三个人中最早进入拜耳公司。他于 1868 年出生于路德维希堡一个家道殷实的中产阶级家庭。小时候的霍夫曼也同他的许多同龄人一样，深以德国在化学领域遥遥领先的地位为荣，而且这种荣誉感在当时还被提升到了巨大民族自豪感的地步。20 岁上，他被送进慕尼黑大学学习制药化学，毕业后又留校搞博士后研究，1894 年 4 月 1 日受聘入拜耳公司工作。

这个性格随和的 26 岁青年究竟如何看待杜伊斯贝格在公司文件里对雇员提出的要求，我们不得而知，不过很可能是心平气和地接受的。贯彻这一文件精神的结果，是在药研处形成了一种令人心情舒畅的浓厚学园气氛，使大家在一种被他们称为"创业精神"的激励下工作，重视彼此间的密切交流和观念共享。下级服从上级固然自不待言，不过上峰也并不妄自尊大、苛求礼数。就连着装规定也相当宽松——不一定要身穿白大褂、头戴窄檐帽之类代表化学家职业的标准化服装，普通套装乃至只穿衬衫均无不可。1896 年阿图尔·艾亨格伦出任处长后，也没有做什么改变。艾亨格伦除了是位出色的化学家，也是天生的核心人物。他很明白一个道理，就是要想出成果，就得为每个人提供智力空间。他的作风是给大家分配了任务后，便不再紧紧盯着，直到有人自认有了可以拿出手的成果给他看、或者有人希望得到鼓励帮助主动去找他。他的最卓越的才能，表现在分配各种任务上。

海因里希·德雷泽可算得上是阿司匹林"三剑客"中的一名硬角色。在他身上，德国教授的那种走火入魔的表现十分鲜明。他同公司的其他科研人员一样不修边幅，而且有一副令人联想起超重的德国腊肠犬的可爱外表。他有时会拖着这副沉重的身躯来实验室工作，弄得长凳不胜负担地吱吱乱响。然而，抛去这副可爱的外表，此人其实很难相与。他有时很能挑刺儿找毛病，下结论往往不够实际又颇为主观。正因为如此，许多同事都从心底里讨厌他，将他归入孤家寡人一类。不过，从业务能力方面来说，同事们又不得不佩服他有超人的决断能力，药理处在他的领导下，工作进行得有条不紊、有声有色。成立药理处的宗旨，是确保公司的所有上市新药都不存在严重副作用。在这一点上，德雷泽把关是极其认真的。他建立起一整套严格的临床检验和动物实验体制 —— 他本人也是世界上最早进行动物实验的先驱人物之一，确立了精确可靠的细菌学和毒物学检测过程，药研处人员对自己研究成果的评价往往未免主观，而他都坚持尽自己的最大可能——给予最不讲情面的审视。这样，他同与自己同级的药研处处长、颇有人缘的阿图尔·艾亨格伦，自然难免时起冲突。

在开发阿司匹林的过程中，霍夫曼、艾亨格伦和德雷泽各自都起了什么作用，这是个颇有争议的问题。其中涉及到如下的三个中心内容：是谁最先萌生了研发这种药物的设想，这一工作有多强的独创性，以及研制出来以后又都经历了哪些事件。

拜耳公司倒是提供了一种说法，而且相当流行。如果此种说法可信，有关阿司匹林的设想和具体的研究工作，都源自费利克斯·霍夫曼一人。按照这一说法，霍夫曼的初衷，是想为自己的父亲减轻长年严重风湿症的痛苦。他父亲服用过水杨酸钠，但这种东西给胃部造成极大不适，因此一直希望搞药物的儿子弄成一种不那么伤胃的风湿药。霍夫曼就是抱着这一目的研究的，结果竟得出了一种完全独创的结果。海因里希·德雷泽对这一结果进行了若干检验后，宣布结果令人满意，阿司匹林就此问世。

这种说法既简洁又动听，只可惜没有多少真货。①它是事过境迁数年后才开始流传的（读者从后文中可以弄明白这一点），其中政治需要和商业动机捉刀的痕迹简直明显之至。从种种现有的证据考证，真正的（也远为值得注意的）经过是这样的：

1897 年，也就是阿图尔·艾亨格伦当上药研处处长（并且可能也将杜伊斯贝格给公司成员定下的规章牢记于心）之后不久，就决定要找到一种有水杨酸的治疗功效、却没有其不良副作用的药物来。他以实验室负责人的身份，将这一项目分配给了费利克斯·霍夫曼。

这样的项目，自然是胸怀大志的药物化学家乐于承担的。自二十多年前，麦克拉根、施特里科和其他一些人进行了临床应用实验后，柳苷、水杨酸和水杨酸钠——特别是最后一种，已经成了治疗风湿热和关节炎的常用药物。不过，它们都很伤胃，有时还会引发诸如耳鸣等其他不良反应。显然，如果能减轻种种不良反应、同时又保住它们的医疗功效，结果自然会价高一等。

应当说明一点，就是做出开展这一研制项目的决定，本身并没有值得大书特书之处。拜耳公司的化学家，从来就在不断地进行着此类研究和实验，涉及到的种类往往同时就会有上百种之多。新实验室的良好条件与安排，往往使人忘记了这里进行的工作都有很大的危险——以今天的标准衡量确实如此。这些化学家们了解上百种化学大类物质的基本组分，又掌握了根据本人观察到的、以及科学文献及医学刊物中所介绍的这些基本组分对人体所会产生的作用（有些是真实存在的，但也有些是附会的），便在此基础上对各种物质加加减减、挪挪换换。有时候，他们会摸索到一些有利线索，有时候却会

①　霍夫曼的父亲为风湿病所苦这一部分大概确有其事，阿司匹林问世使他得了济也应当是真的，其余的怕就未必如是了。——作者原注

失败，而且失败的时候居多。这么多实验杂陈并讲，往往就很难保证系统化地进行。因此艾亨格伦手下的人马，往往会拿到个任务并忙碌起来，但其实并不明白就里。他们也许会在完成任务后将成果一交了事，往往要等到有机会——要么是机会使然，要么是灵光一闪——进行回顾时，才会发现有用的结果。自从非那西丁和索佛那问世后，固然也有几种以同样方式出现的药物成功上市了，如杀菌剂百里酚碘和安眠药索玛妥思等，但遭到否定的却有上百种。

因此，当费利克斯·霍夫曼接到这项任务后，很可能也同本处所有接到新项目的同事们一样，先跑到资料室里翻阅一通资料，于是乎很可能一下子查到《化学与制药学纪事》期刊 1853 年的一期上，刊有法国蒙彼利埃大学化学教授夏尔·热拉尔发表的合成乙酰水杨酸、并以此降低水杨酸伤胃作用的起步性尝试。霍夫曼还可能在晚一段时间的同一刊物上，查阅到了其他一些科学家的类似努力，特别是看到了卡尔·约翰·克劳特于 1869 年取得的相当成功的结果——海登化工公司也已经利用这一成果生产乙酰水杨酸了，只不过没有给他们的这一产品起什么商业名称。

这些文献对霍夫曼的工作究竟起了什么作用，如今也只好猜测了，不过很可能并不曾带来太大帮助。有这样一件确凿的事实为证，就是他开始重复这些实验，进行方式仍是通常的加加减减、挪挪换换。他将这样的方式写进了实验室的工作记录。他在 1897 年 8 月 10 日的工作记录上是这样写的：

将水杨酸（100.0 份）同乙酸酐（150.0 份）在回流方式下加热三个小时后，相当一部分水杨酸就会乙酰化。以蒸馏方式去除乙酸后，便可得到一种针状物质，结晶后可与苯分离。它会在 136 度的温度下熔解（文献上给出的原始数据为 118 度）。我得到的乙酰化产物同文献中所说的不同，与三氯化铁不起反应，因此自然不是水杨酸。根据它的物理性质，如有酸味、没有腐蚀性等判断，乙酰水杨酸与水杨酸是有显著不同的。我正是根据这些性质，决定研究一下它是否会有什么用途。

这段叙述对非科学家读者来说怕是复杂了些，如果用大白话说来，就是他发现了一种生成乙酰水杨酸的方法，可以去掉水杨酸中会造成"烧心"的酸性。其实，他就是重复了热拉尔当年的过程，只是做得更为有效罢了。

到这里为止，一切都很顺利。新东西出来了，下一步就是交给海因里希·德雷泽的药理处定夺了。过了几周后，对乙酰水杨酸制备过程的审查开始了，阿图尔·艾亨格伦也在场观看，对生产过程的顺畅很觉满意。他觉得显然应当进入下一步审查内容，即开始临床实验。不过德雷泽却不这样看。他宣称水杨酸会造成心脏衰弱（有些医生也因为有的风湿病患者大剂量服用后出现心搏加快的症状而误信了这一说法），乙酰水杨酸也会有同样的缺陷。鉴于这一问题，他表示不予通过。乙酰水杨酸被打入了冷宫。

阿图尔·艾亨格伦大为光火。一个本应成为有史以来最成功的药物，看来就要被丢进垃圾箱了。不过，德雷泽还是表现出他那不得人缘的一贯态度，根本不予理会。不管心里是如何想的，他此时的行动，看来都集中到了霍夫曼的另一项成果上。据德雷泽认为，它在医学上和商业上都重要得多。这一成果就是海洛因。

学名为二乙酰吗啡的海洛因也同乙酰水杨酸一样，并不是由霍夫曼最先发现的新物质。它的发现者是英国化学家查尔斯·罗姆利·奥尔德·赖特。1874 年，赖特在伦敦的圣母医院用从鸦片中提取出的吗啡进行实验，在此过程中，他从处于沸腾态的吗啡中得到了一种白色结晶。他用它在自己养的几只狗身上做了实验，想知道会引起什么反应。但据说结果十分糟糕，失望之下便一扔了之，虽然也写出了实验报告，但发表之后便无人理会了。德雷泽是经常浏览科研文献的。一次在翻阅旧资料时，偶然看到了这一结果。长期以来，鸦片的衍生物吗啡一直被用于止痛，近年来又成了肺结核等呼吸系统疾病患者的对症药物，因此被许多医生施用。鸦片的另外一种衍生物可待因有止咳作用，因此也是常用药。不过，这两种东西都有一个明显的大缺点，就是极易成瘾。因此，如果有谁能搞出有类似药效但又不会成瘾的新药来，那可就真是一镐头刨出了大金娃娃呢。德雷泽想到，既然通过乙酰化反应——乙酰水杨酸就是使水杨酸通过这一反应生成的，一些物质的毒性会有所减小，那么，赖特得到的二乙酰吗啡，说不定就会是人们翘首以待的那种不会成瘾的新药呢！德雷泽通常并不直接给药研处的科学家指派任务，但这次他却破了自己的例，指示费利克斯·霍夫曼重复赖特的工作。结果是霍夫曼成功地合成了二乙酰吗啡，时间只在他合成乙酰水杨酸的两个星期之后。（这给霍夫曼带来了两周内接连得到医学史上两大成果的特殊名气，一大成果是最有用的药物，一大成果是最害人的瘾品。）

实验越深入进行，德雷泽就越觉得有把握，认为二乙酰吗啡将会带来极大的商机。在用青蛙和兔子做实验后，他又在自己身上进行了尝试，然后又在离公司很近的拜耳染料厂找到了几个志愿受试者。所有的实验都是成功的——岂止是成功而已，那几名志愿者试了这个东西后，一时都产生了一种"力拔山兮气盖世"的英雄气概。这自然给这种东西的命名带来了灵感，于是它的商品名便与"英雄"——hero——挂上了钩，"海洛因"——heroin——便这样上场了。在又经过进一步的临床实验后，德雷泽在 1898 年告诉参加"德国博物学家与内科医生总会"代表大会的代表们说，这种新药抑制咳嗽的效力是可待因的十倍，而不良作用只有后者的十分之一。它将作为完全不会成瘾的安全家庭常备药物出现，既有吗啡的许多效力，又没有它的成瘾性。公司计划将它作为治疗新生儿啼闹、受凉、流行性感冒、关节疼痛和其他病痛的药物向医生推介，还打算用它制成日常的提神饮料（就像后来20世纪初的可口可乐一样）。

既要完成对这种神奇新药的检验，又要筹备它的投产，事情枝枝蔓蔓，致使人们没有余力去注意霍夫曼的另一个成果——乙酰水杨酸了。就连卡尔·杜伊斯贝格也被这场兴奋卷了进去。这样一来，阿图尔·艾亨格伦就过问起了这件事。

艾亨格伦自己服下了一些乙酰水杨酸，并没有觉得心脏有任何明显不适，就给费利克斯·戈尔德曼送去一些，请他谨慎地安排一些实验。戈尔德曼是公司驻柏林代表，在当地有不少医生朋友。他遵嘱从事，将这些药分送给一些医院和诊所的医生，包括几名牙医在内。不出数周，医生们就反馈回上佳的评语。乙酰水杨酸不仅没有水杨酸的种种不良的副作用，看来还表现出另外一种重要的性质，就是有广泛的止痛效力。一个人因牙痛去看牙医，医生给他服了一些乙酰水杨酸，结果病人从椅子上一跃而起，大声宣布说："牙不疼了嘿！"

艾亨格伦很觉鼓舞，便向实验室的全体工作人员发了一份简报。德雷泽无疑认为这是在拆他的台，便在这份简报的空白处批文说："这无非是柏林人的惯用手法——夸夸其谈。该产品没有价值。"不过，卡尔·杜伊斯贝格看了这份报告很重视，立即通知再全面进行一轮实验（这次连金鱼都用上了）。结果仍然均为上佳。经过严格的评估，德雷泽同意了这一不容置辩的结论。这样，乙酰水杨酸便开始向正式投产迈进。

1899年1月23日，拜耳公司向高层管理人员发出一份备忘录，提到了一个往往会引起烦难的问题，就是给此新产品起个商品名称。通常在遇到此类问题时，一般总会提出几个方案，让有关人员依次发表意见。由于水杨酸可以从绣线菊中提取出来（卡尔·雅克布·洛维格在许多年前已经做到了这一点），而绣线菊的拉丁文名称中有 spiraea 这个词，因此提名方案中有一项建议，就是将这个词在药名中体现出来，而且让它占据核心位置。字母 a 是"乙酰化"（acetylation）一词的打头字母，因此不妨将它放在名字的最前面，至于结尾，可以加上个后缀 in，一来读着比较顺口，二来它也是当时不少药的收束词尾。这样一来，合到一起就成了 aspirin 即阿司匹林。但如此称呼它也有问题，就是新名称在发音上与英文 aspiration —— 望眼欲穿 —— 十分相近，而这样的联想显然不那么得当。还有一个方案是称之为 euspirin。当这份备忘录传到阿图尔·艾亨格伦手里时，他表示的看法是："euspirin 的词头 eu 往往只用在能够改变气味或者味道的场合，因此我赞成用 aspirin 这个名称。"卡尔·杜伊斯贝格、费利克斯·霍夫曼和海因里希·德雷泽都只签了名而未发表见解。

这份备忘录就是这一常青灵药的"受洗证书"。

又过了一段时间 —— 不过仍在同一年，德雷泽作为药理处负责人在开始促销前完成了评价这一新药物的检验报告，报告中大力赞扬了它的明显药效。这份题为"阿司匹林（乙酰水杨酸）的药理事实"的报告，是使这一新药物引起人们注意的第一步。平心而论，德雷泽的这份科学报告写得很出色，被公认为堪称经典，对新药的化学构成、检验过程和药力药效都作了出色的介绍。阿司匹林之所以能在正式问世后的初期阶段引起医生和药剂师的注意，当推这篇报告功劳最著，对后来的成功也功不可没。但糟糕的是，德雷泽在报告中对艾亨格伦和霍夫曼的贡献竟然只字未提。这种表现，只能解释为发泄他对自己曾加以否定、但后来又不得不参与并改口赞扬的满心不情愿。

　　如果德雷泽在写报告时心里有气，后来可就轮到他快活了。霍夫曼和艾亨格伦只能指望在取得专利权的项目上得到专利使用费。然而，德国的专利法针对的是新过程，并不是新产品。而阿司匹林是否能申请到专利权，过了一段时间就清楚了——它既不是新产品，其制备也不涉及新过程。而德雷泽早有安排，凡经他检验通过的药品，都可在销售收入得到提成。因此，阿司匹林后来使他发了财，而另外两个有关的人物却分文未得。

　　阿司匹林于 1899 年 7 月投产。这是一个划时代的事件，是一系列历时若干世纪的研究、机遇和业界努力的高潮。然而，就这一灵药而言，整个故事到这里只不过才刚刚开始。

第二部

5

专利重要，病人重要，但销售最重要！

阿司匹林在平静中上场，并非挟声光携雷电呼啸而来，最多只有一阵耳语相伴。

1899 年夏末，一些邮寄小包送到了数百名医生和药剂师的手中，还送达了不少家医院，其中有德国各地的，也有欧洲其他一些国家的。随包裹附寄的说明信里解释说，这是拜耳公司从公司所在地埃尔伯费尔德寄出的。包内是一种治疗严重风湿热和炎症的药物，不但药效显著，而且基本上没有水杨酸和水杨酸钠的伤胃作用，这就是说，没有当时其他同类常用药物所会有的种种副作用。此外，这种新药物还可望于将来用于止痛。说明信希望收到这一药物的医生、药剂师和医院全面试用它，并针对此药的疗效发表意见和知会发现的有关情况。

阿司匹林就是这样登场的。除了这一邮寄行动之外，就只有海因里希·德雷泽的那份出色的药理报告，一两次科学会议，以及医学刊物上登出的几则短讯 —— 报道的不单单是阿司匹林，同时也有拜耳公司的其他新药，即海洛因、索佛那和非那西丁。以阿司匹林这样的重大产品而论，它在市场上的亮相实在低调之至。

然而，不出十几年，阿司匹林就成了全世界应用最广泛的药物，成了横扫所有竞争对手的超级明星药品，还给医学界与商业界之间的紧张关系带来了全面变化。在阿司匹林名动天下的过程中，既混杂着专利权之争和制售"秘方药"的事件，也贯穿着医德标准和广告规范的争议，还涉及到买卖假药、业界恶斗、间谍活动，以及各国间的利益冲突等。这一药物的各生产厂家，就是在此种环境下谋求发展，并拼命发掘其商业潜力，以获得最大经济收益的。阿司匹林实在是太成功了，结果竟然在几十年内，从一种并不十分起眼的区区祛病药物，发展壮大成为重要的战略物资，被一些野心家和大公司争夺着。一种无非据信副作用很小的药物，竟然以浓墨重彩书写了历史。

也许，阿司匹林上阵伊始的经历，就已经预示出它将面临惊涛骇浪。它虽然水波不兴地进入市场，但没过多久就被注意上了。第一个看好阿司匹林的医生名叫卡尔·维特豪尔。还在它正式上市之前，维特豪尔就用他收到的邮寄样品进行了临床实验。他后来告诉人们说，他本来对这种东西是持怀疑态度的——市场上每天都有新药推出，但效力真能如制药厂商所宣传的却寥寥无几。不过，这一次他可真是开眼了。他给哈尔市狄康奈斯医院的 50 名病人服用了这种药，结果正如他写进医学报告的那样，"止痛、消炎和退烧的效果无一例失败"。另一位曾参加过先前实验的尤利乌斯·沃尔格穆特医生，也敏锐地注意到了这一新药的止痛效果更胜水杨酸一筹。在维特豪尔和沃尔格穆特之后发表的报告，也都有同样的评价。随着拜耳公司奉赠的小药包不断表现出效力，整个医学界便渐渐知道，阿司匹林可不是什么可有可无之物。更多的医生听从他人的提议试用了它，结果是给它以更多的褒奖。不出三年，正面赞扬阿司匹林的科学论文便出现了约 160 篇，这在新药领域实属罕见——即便拿到今天来也是如此。有些人成了阿司匹林的"粉丝"，结果竟然将它抬举得超过了其发明者原本认定的程度。据这些人说，它不单单能抗风湿，对其他许多病症也有显著疗效，如头疼、牙痛、神经痛、偏头痛、伤风、流感、"酒精不适症"、扁桃腺炎、关节炎……对枯草热和糖尿病也似乎有效。自然，夸得越神，医生开这种药就越起劲，市场销路也就越旺。很快地，拜耳公司就面临着来自德国、欧洲其他国家甚至整个世界的巨大商机。但问题是，该如何最好地控制、维持和利用这样的机会呢？

拜耳公司在决定生产这种药物时，最先采取的行动之一，就是以公司拥有乙酰水杨酸的知识产权为理由争取专利权。不过在这方面存在一个问题。一开始时，德国的专利机构倒是收下了这一申请，使拜耳公司高兴了一阵。然而几星期过后，专利机构的态度又来了个180度大回转。它通知公司说，德国的有关法律只承认新过程而不涉及产品自身。有关的专利审查员认为，乙酰水杨酸已在若干年前被他人发现——即便夏尔·热拉尔不算数，发现权也肯定属于科尔贝和克劳特等人。有鉴于此，拜耳公司的"发现"不能被接受为新过程的成果。专利申请就此驳回。德国专利法规的里里外外，卡尔·杜伊斯贝格和公司董事会都是烂熟于心的，因此这一结果，他们并不感到意外。对在德国以外的地方，他们对申请专利一度倒还抱有希望。然而，他们很快就看到，多数国家也都抱有同样的看法，即乙酰水杨酸并不是拜耳公司通过新过程制备的，单凭它作为一种上市的新产品——阿司匹林，并不足以获得专利权。结果只有两个国家可能批准这一申请。还好，这两个国家恰恰有着最大的市场潜力。它们就是英国和美国。

拜耳公司向英国申请的专利是在1898年12月22日登记入档的——此时，阿司匹林这个名称尚未出现，登记人是亨利·爱德华·纽顿，所申请受保护专利权的内容为"由德国埃尔伯费尔德的弗里德利希·拜耳老号染料公司这一外国企业责成申请审理的产品'乙酰水杨酸'的制备"。这里提到的纽顿自然只是个挂名人物，让他的姓名出现在专利文件上，完全是因为他持有英国国籍而已。在该专利的具体内容一栏中，记载着这样的文字："本登记人的国外委托者（拜耳公司）发现，加热水杨酸和乙酸酐，会得到一种物质，其性质与克劳特所描述的完全不同……"这项申请得到批准，获得专利号27088。

向美国申请的专利也同样获得批准，登记入档日期为1900年2月27日，申请书上有这样的字句："申请人哲学博士、化学家费利克斯·霍夫曼，纽约埃尔伯费尔德染料公司的让与人，对乙酰化水杨酸的制取过程有了新的有效改进方法，特此申请……"

这两份专利申请的批复文都认可拜耳公司有着与克劳特所发现的并不相同的制备过程，这在后来惹出了无穷无尽的麻烦，在美国的专利证书上提到了霍夫曼，后来也成了问题迭起的根源。不过眼前看来倒是诸事顺遂。阿司匹林显然已成为非常受欢迎的新药，英国和美国是世界上两个最大的市场，拜耳公司正是在这两大市场上取得了生产和销售这种药的垄断权（尽管是有时效限制的）。"阿司匹林"的名称是簇簇新的，自然在什么地方都可以用作商标品牌。非那西丁的例子使卡尔·杜伊斯贝格认识到，如果商标起得成功，效果会胜过取得专利权。如果能让某个商标名称，在消费者头脑里扎下根，使之同某种作用或者品质画上等号，这些人就会成为忠实的回头客，置竞争对手提供的有效的或者富有吸引力的其他品牌于不顾，哪怕实质完全相同而只是商标不一样。问题是如何能画上这个等号。

这正是拜耳公司面临的最大挑战。解决了这个问题，公司就会财源茂盛，阿司匹林就会行销四海。其实，这一时势早已被别的能人造成过了，一言以蔽之就是七个字："粉红色的百合花"①。

---

① 这是一首滑稽流行小调中轮唱部分的第一句，后面还有"夸赞"假药制贩者莉迪娅·平卡姆（其实是"夸赞"药水中掺入的酒精）的句子。参阅本书序言部分。——译者

"博士驱虫李子糖"、"巴德维威而钢壮阳含片"、"达比益气水"、"特灵回春膏"……此类会为 18 世纪时牛津郡的爱德华·斯通牧师在市场闲逛时在药摊上见识到的名目，150 年后仍在旺售。虽说医药科学在此期间有了诸多发展，可愿意买野药的老实头还是不少。事实上，作为技术进步产物出现的报纸和铁路，也使野药贩子的舞台变得空前广阔起来。中产阶级倒是不再守旧，渐渐远离了这类劳什子，也因之影响到不少追随者，不过，假药制贩业还是控制着许多穷人和实在人的心智和腰包。野药一向是以所谓"秘方药"的面目出现的，这一称法形成于爱德华·斯通时代的英国，意思是对药的成分秘而不宣。这样，人们也就难以发现他们买来的"药"，其实是不管用的"西贝"货。当然，这一称法还多少能形成一种骗人的伪装。

《纽约时报》1887 年 5 月 3 日的这一则广告，就是一个典型的例子：

莉迪娅·平卡姆的草药合剂

百试百验

根治所有妇科痼疾、顽症及失调

解除痛苦、调经理血、带青年女子顺利进入妙龄，助韶华已逝女子重回妇道。加强腰背器官功能，减轻长年在家中、店内和厂里站立的劳作辛苦。

白带异常、妇科炎症、子宫溃疡、宫位不正，此合剂均有疗效。对此，各地皆有女士乐于出面证实。正规医生也常推介本合剂。

所有药品均可从代售点购得，每瓶 1 美元。

平卡姆太太将邮赠《健康指南》。邮购地址：马萨诸塞州，林恩镇实验室。邮资自付。

马萨诸塞州林恩镇有位女子名莉迪娅·平卡姆，从 1873 年前后开始向美国的小乡小镇推销她的草药合剂。这一生意很成功，她很快就发了家，成了美国最早的女百万富翁之一。只可惜她的包治百病的神药对自己竟然无效，她得了中风，未能尽享天年，于 1883 年命赴黄泉。然而，这并未影响到她的合伙人继续成功经营这一合剂。尽管她入冥界已有多年，以她的名义推出的广告仍然照做不误，让人们觉得她还活着，卖出的每瓶合剂上依然贴着她容光焕发的画像。更妙的是，给她写信来讨教保健诀窍的女人们，还会收到手写的回信，并署有她的签名。看来，人们简直喝不够她的秘方药水 —— 或者不如说，信不尽她宣传的种种神话。而像这样的神话，当时可真是多得很 —— "名医赖特之印度草药丸"啦，"斯蒂尔氏正宗再造丹"啦，都得到了神乎其神的介绍。不过，莉迪娅的这种药水能够畅销还有另外一个原因，就是其最起作用的成分是酒精，而这种东西在当时是不公之于众的。过了许多年后，人们还在"粉百合"这首歌里怀念莉迪娅·平卡姆，吟唱"粉红色的百合花，救苦救难活菩萨……"其实糟糕得很，花钱向她买药水，往往只得到宿醉后的头痛。

这种"秘方药"，并不只是给买主带来头痛。到了 19 世纪末时，种种"秘方药"已经发展成为令医药界十分头痛的存在。此时的药剂师，都已经是受过科学训练的专业人员，相信自己是行家里手，业界也形成了行业法规；过去曾有过卖假药给懵懂人的药剂师，现在此等人物已经越来越不见容于同行。医生们也比以往更加明智，药物服用后有没有实效，是骗不住他们的。过去开个药方是无所谓的事，"秘方药"虽未必管用，可正经八百开出来的药也不一定就强到哪里去，这样的话，病人自己找辙治病也就显不出有何不妥。然而，随着由正式渠道提供的科学医疗手段在水平上的不断提高，"秘方药"的无效和危险就日益得到了认识，对行医和制药也就形成了更严格的标准。医药界从业人员应如何对待江湖野药，就开始成为热烈争论的内容。在广告特别活跃、由是造成巨大行销量的美国，情况更特别如此。美国医学会和美国药学会最终明确表态认为，拥有专利权、保密权和商标权，并不表明处方的自然合法性。公众需要知道给他们开出的药是否可以信赖。如果值得信赖，才可以让大家服用，否则就不应当向人们推介。大约就在同一时期，欧洲各国也有了类似的规定。

不过，从化工界脱胎而出的制药业，基本上并不直接同公众打交道，因此一开始时并没有受到这一类指导原则的影响。由化工厂制备出的产品，只是作为原料卖给药剂师，再由后者加工成最终成药提供给病人。药剂师知道如何对药中的各种成分进行科学分析化验，也就能够尽可能保证最终成品的服用安全和有效。这样一来，医务界便逐渐形成了一种定规，就是医生只开药方，药品要靠药剂师制备，并在制备过程中查验药方对病人是否安全。根据这一过程交到病人手中的药得到了一个名目，叫做"规范药"，基本上等同于今天的处方药：药品完全由药剂师提供，而药方则只能来自医生。这就和连从杂货店都能买到的"秘方药"截然不同了。

但是，德国出现的有能力制备成品药物的化工企业，在已然形成的稳定关系中打进了楔子。它们倒是仍然将自己划归处方体系，理由是自己的产品只面向医务人员贩售。然而，经营的目的是为了赢利，既然它们手里掌握着一套行销的工具 —— 商标、专利和广告，这套工具在原来生产常规化工产品时又都行之有效，现在自然也满心希望继续用下去。只是这种大张旗鼓的商业套路，在医药界看来与卖野药的手法未免过于相似，因此一旦药剂师有所抱怨，医生们必定会起而支持。

正是因为认识到这种高度敏感的形势，拜耳公司才决定低调营销阿司匹林。它需要让医生乐于开具这味药，需要让药剂师乐于供给这味药。如果大吹大擂、弄得过于喧嚣，也就是说，商业化味道太浓了，就有可能失去医药界的支持。

然而，拜耳公司很快就认识到，自己手里正掌握着一座大金矿，这样的宝藏是值得全力开发的。而全力开发，就意味着将医药界肯于接受的限度压低到极限，并将经商的十八般武艺一一使将出来。形势很清楚，美国是个特别重要的地方，一则那里是拜耳公司已经通过专利对乙酰水杨酸实现了垄断的仅有的两个国家之一，二则那里有着巨大的市场潜力，这就决定了公司会从这个国家取得最大的经济收益。专利权总会有到期的一天，到那时，对头们就会纷纷出手。因此在这一天到来之前，拜耳公司必须要使阿司匹林这一品牌牢牢在美国人心里扎下根来，让他们每当需要乙酰水杨酸时，念头就会自动跳到拜耳公司的阿司匹林这一产品上去。糟糕的是，当前美国的医药系统，对业界内大嗡大轰做广告的行为是相当反感的。拜耳公司该如何是好呢？

这个欲进阻力重重、不进又不甘心的形势，真让卡尔·杜伊斯贝格夜不能寐。不过，他也知道，不管对这个问题将来能想出什么对策，都得等到阿司匹林在美国面临的其他种种问题得到解决之后才有可能实施。拜耳公司可能在将来取得的重大成功，要靠保护和扩大自身在美国的竞争优势来实现，否则就会在还没能来得及全力施为前被竞争对手干掉。

拜耳公司在美国的业务是通过自己的一家子公司进行的。该子公司名埃尔伯费尔德染料公司，成立于 19 世纪 60 年代末，经营染料等化工原料的销售，给总公司一直创造着不错的利润。不过，转而经销医药可就困难多了。虽说在此之前，它曾成功地在美国为拜耳公司的第一样重要药物非那西丁申请到了第一份专利权，但由于要付很高的进口关税，使这种药成为走私贩子的重大目标。他们从欧洲以较低的价格买进，然后通过加拿大和墨西哥边境进入美国，在黑市上贩售获利。杜伊斯贝格也曾多次严令公司派驻美国的负责人加强防范，如雇用更多的推销员、侦破非法进口者并上告法庭等，但流失的收入仍十分巨大。杜伊斯贝格也非常清楚，一旦非那西丁的专利到期（1906 年），美国本土的制造厂商就有权合法制造它并以便宜的价格出售，这对拜耳公司的前景是十分不利的。

他决定不让阿司匹林重蹈覆辙。为此，他于 1903 年乘船来到美国，探求可能的出路。如果拜耳公司将药品生产从德国移到美国，关税一项就可得以蠲免，购药者就可以少付花费，走私贩子和将来的合法对手就失掉了竞争优势。然而，这样做的结果，杜伊斯贝格的控制力量必然会有所削弱，而他却是个喜欢大权独揽的人物；将生产部分地移到美国，无异于裂土分茅，在他是很不情愿的（后来的事实也证明了他的担心不无道理）。然而，为了保护他的新灵药，该做的事情还是不得不做。

好在拜耳公司已经积累了一些在美国从事生产的经验。它在这个国家开设的子公司拥有一家小工厂的不少股份。这家工厂名叫哈德逊河苯胺染料颜料厂，厂址在纽约州东部的伦斯勒。该县交通方便，附近的阿尔巴尼市又有不少德裔移民，能够提供合适的劳动力资源。杜伊斯贝格看到，如果拜耳公司将工厂整个儿买下来，并投资增建新厂房、添加新设备，用以制备药品，将伦斯勒建成阿司匹林在美国的新家，问题不就解决了吗。就这样，建厂的钱筹措到了，新厂建起来了，而且不但是这个国家当时规模最大的，水平也是当时最先进的。

这个问题得到解决后，杜伊斯贝格一班人就能集中精力对付那个欲进阻力重重、不进又不甘心的棘手形势——如何尽最大可能从阿司匹林的美国专利权中获利、同时又不招致美国医药界掀起反对商业行为的狂潮。不过，正当他们开始拟定出一个开发市场的大胆新战略时，出乎意料的情况出现了，这一次是在英国。

1905 年 5 月 2 日上午 11 时左右。在英国最高法院镶着橡木护壁的气派法庭里，皇室法律顾问乔治·莫尔顿站起身来准备发言。这将是医学立法史上一次对有关知识产权保护条款的最激烈的争辩。他的身旁和身后坐着一大批支持者，都是像他一样在法庭上头戴假发的法律界大腕，也都像他一样任原告的代表律师。原告正是拜耳公司。在法庭的另一侧就座的，是另外一群同样神气的人物。他们是被告一方的法律团队，而被告是海登化工公司。每个律师面前都有一大摞系着红缎带的文件。在法庭后面的座位上，坐着一批来自欧洲各地的新兴制药化学领域的顶尖专家，焦急地等待法庭要求他们作证的传唤。审理此案的是大法官法院①经验最丰富的乔伊斯法官。他一个人坐在法庭前端的高背靠椅上，俯身扫了一眼原告一方的首席律师，示意他可以发言了。

"法官阁下，"莫尔顿开始了，"本案谨就对专利号 27088 专利权的侵权行为请求仲裁……"

原告和被告两造都是德国化工企业的翘楚，如今却跑到英国来打一场恶官司，乍一看不好理解，其实这是因为涉及到的金额实在巨大之故。当时，一项得到英国认可的专利权非常有价值，它不但保护其专利权持有者在英国本土不会遭遇竞争，在大英帝国所属的其他

---

① 英国三大高等法院之一，另外两处是王座法院和家事法院。——译者

地区也会得到同一待遇，而这些地区很多很大，就连东半球的印度和西半球的加拿大也都包括其中。事实上，在有些自治领，作为宗主国的英国难免鞭长莫及，但影响总是有的，因此，想要打进这些地方做生意的外国公司，如能申请到这种东西，自是再好不过。持有一项英国的专利权，就等于得到了一纸质量认证文书，自然象征着巨大的市场开发潜力。

这场官司事关拜耳公司在 1898 年申请到的乙酰水杨酸的英国专利。拜耳公司认为，海登化工公司有明显的侵权行为，由此给拜耳公司造成了损害。律师的指控，用的固然只是不带感情色彩的法律词语，但拜耳公司的怒火却是显而易见的——它认为被告是暴发户，是不择手段的宵小之徒，在完全清楚乙酰水杨酸是拜耳公司的发现、并已经获得英国的专利权、因之受到英国政府全力保护的情况下，仍在英国行销这种药物。这一纯属胆大妄为的无理行径，理应立即受到制裁。

当然，这场官司其实只是甚久甚深的敌对情绪的一次爆发。对此，许多化工界的专家都十分清楚。事实上，如果说这里涉及到什么暴发户，那其实恰恰是拜耳公司自己。海登化工公司已经沿着这条路走了许久了——具体说来是从 1859 年开始的。那一年上，马尔堡大学的赫尔曼·科尔贝教授，通过苯酚钠和二氧化碳的反应合成了水杨酸。他的学生弗里德利希·冯·海登实现了这一过程的商业实用化，并成立了海登化工公司制备水杨酸。这使该公司成为欧洲水杨酸类物质的生产大户。1901 年，乙酰水杨酸也由海登化工公司制取成功，只是没有给它另起商品名称，而它，就是拜耳公司现在制售的阿司匹林。拜耳公司在德国本土没有采取任何法律行动，是因为乙酰水杨酸在那里不受专利法保护，只是当海登化工公司将这种药物出口到英国后，拜耳公司的律师才扑了过来。他们在英国买了两磅海登化工公司生产的乙酰水杨酸，检验了一通，宣称它同拜耳公司的阿司匹林成分完全相同，于是便打起了这场官司。

海登化工公司做出的反应不但冷静，而且出乎人们意料地坦率。不错，它承认自己向英国出口了乙酰水杨酸；确实，这种东西的化学构成与拜耳公司的阿司匹林完全相同。问题在于，拜耳公司是以虚假的理由申请到了英国的专利权的。它诡称做出了新发现，而事实却是，乙酰水杨酸在大约 50 年前便已被夏尔·热拉尔率先发现。随后，热拉尔所沿用的制备过程又经过多人改进——涉及人数很多，无须一一提及，这里只以科尔贝教授和卡尔·约翰·克劳特为代表。换言之，拜耳公司的专利是用谎言骗来的，根本就没有得到批准的资格，因此绝对谈不上海登化工公司是否侵权。

海登化工公司的辩护理由十分充分，将拜耳公司一下子推到危险的边缘。如果再有失当，前几年来一直最热销的药品就会向所有的厂商门户洞开。此时的拜耳公司已经没了退路，只有重拳出击。它的想法是，不管怎么说，专利权已然在握，想来不至于被收回。其他人固然制得了乙酰水杨酸，但都没能得到纯品，最后只有费利克斯·霍夫曼成功了。这是明摆着的事实，不是吗？

于是这才有了这两队收费不菲的律师，有了高高叠起的文件，有了济济一群出庭作证的显要人物，还有广有常识并注意学习的乔伊斯大法官——这位大法官出庭时，还特意带着一本化学基本教程以资参考呢。

大法官先生的确需要这本参考书。在开庭的八天中，他的耳朵里灌满了事实、数字、化学式、援引先例、德国科学刊物上的大块文章、以专家身份出庭的化学教授、药学专家和医学博士们冗长而又往往其说不一的证词。他面色凝重地端坐在那里，一直注意地倾听，只是偶尔打断一下进程，或是提个问题，或是澄清某个说法，或是刷刷地翻一气那本化学教科书，以找到某个定义。

法律诉讼往往会最终扣到一个问题上。这场官司也是如此。在拜耳公司获得的专利书的批复栏上，写明了专利所涉及的产品"与克劳特所描述的完全不同……"究竟是不是这样呢？该说的话，来自德国的两造当事人和他们各自的英国律师代表都说过了，下面要轮到大法官先生表态了。他会说些什么呢？他对科学懂不懂行呢？他是倾向于接受对原告一方有利的詹姆斯·杜瓦勋爵和阿道夫·利布曼博士的证词呢，还是更相信对被告一方有利的弗兰克兰、阿姆斯特朗和罗森海姆等人的陈述呢？他最后会做出何等判决呢？从大法官先生的表情上可是什么也看不出。5月11日，乔伊斯大法官在听取了最后一轮陈述后，表示需要一段思考时间，因此暂时休庭。被一大堆实验技术行话弄得头昏脑涨的出席者一一离开法庭，两队律师又信誓旦旦地与各自的委托人咬了一阵耳朵，便到自己的工作间去拿丰厚的劳务费了。不管将来法官做出什么判决，有一件事是绝对不会错的，这就是阿司匹林将会成为律师的摇钱树。

7月8日，这些人又都回到法庭上。乔伊斯大法官要宣判了。他先是扼要地归纳了这一诉讼的全过程，表明他在出庭的诸多科学家的帮助下，成了制药化学领域的明白人。接下来，他冷静地说出了一席话、一席能令拜耳公司一行人恨无地缝可钻的犀利言辞。

这位大法官说，拜耳公司的这一专利文件很值得注意，因为类似的内容，是参与此诉讼的经验丰富的律师们都不曾接触过的。它是"错误的和起误导作用的……形成于事故、错误，或者是以别有用心的意图构筑起来的，目的只是为了最大可能地造成混乱"。接着，他又不留情面地评论道：

　　　既然在这一专利书上所标注的日期之前，该乙酰水杨酸便已被他人制出并作为成果得以发表，然后另有机灵人物，只是根据上述成果再弄了一弄，得出了某种不同——说成更好一些也未尝不可——的结果，即提高了一下纯度，而这种可能性也早被克劳特指了出来。然而，单单凭借这一点，便宣称自己有所发明、申请到了有效的专利，然后就将乙酰水杨酸作为新东西投入生产。这不但是大大的奇闻，在我看来还是可悲的坏事。我认为，它并不是什么新东西。我判定此项专利不再有效。

大法官的最后结论是："该申请的具体内容中并没有超出常识范围的发明或者发现的成分……"这样，他宣判"这一非常特殊的案例"的原告败诉。紧接着，海登化工公司所聘的律师便提出由拜耳公司支付所有诉讼费用的诉求。法庭表示同意。原告一方都枯坐着一动不动。不难猜想，这些人一定都在转着同一个念头：谁去将这一结果向卡尔·杜伊斯贝格呈报呢？

乔伊斯大法官的判决有如一股强大的冲击波。从更广泛的意义上说，他针对拜耳公司在专利申请上含糊用词的一番评论，反映出时下对德国化工界保守行业秘密做法的不断增长的担心。欧洲和美国的民营企业家已经开始抱怨说，"外国人"正在将专利申请过程到处滥用。

这里也要为像拜耳公司这样的企业说句公道话。它们只是套用了自己在德国惯用的做法。德国的专利体系中存在的漏洞，使得不论什么产品，但凡能够找到稍有不同的制备方法，就有自己生产制造的权利。这种在发明的后面做手脚、以使他人难以制备的手段，是所有的德国公司早已司空见惯的，照搬到英国和美国去使用自是不足为奇。不过，这就使德国公司很难交到朋友了。拜耳公司在英国的阿司匹林专利权被吊销，引来了评论家们这样一句评语："凡动刀的，必死在刀下……"①换句话说，拜耳公司搬起石头砸了自己的脚。

这一判决间接地促成了英国对专利法的修改。后来在第一次世界大战期间出任首相的大卫·劳合·乔治在就任商业大臣之始，便开始制定必要的法规。两年之后，他在新专利法出台时的讲话，便清楚地反映出乔伊斯法官对他的影响：

> 外国的大型企业有一手会严重伤害英国工业的杀手锏。它们会从方方面面申请专利。以化学为例，它们会穷尽所有可能地给出各种排列组合来。其实，公司自己并没有真正试验过——不在德国干，也不想在别处干。它们只是将含糊不清、模棱两可的词语写入专利申请中，使之与以后在这个国家里可能实现的发明沾上边。

这样的看法，已经在英国制造业形成一段时间了。商业大臣这样一说，恰恰与他们合上了拍。不过，更为重要的，是这番话很可能正反映出当时趋于恶化的国际关系。上层社会中越有人怀疑外国在耍此类阴谋诡计，民众的情绪也就越偏激。德国人认为自己的国家被故意拦挡在外，难以居于政治和工业的前列；英国和法国则是担心强大的德国会威胁到自己的安全。在此期间（1903年）问世的罗伯特·厄斯金·蔡尔德斯的小说《沙滩之谜》②、英国送下水的大型战

---

① 《圣经·新约》中的一句箴言（《马太福音》，第26章，第52节）。——译者
② 罗伯特·厄斯金·蔡尔德斯（Robert Erskine Childers，1870—1922），爱尔兰作家，民族主义者。他写的《沙滩之谜》是一部典型的"阴谋论"小说，内容是两个英国人在驾驶游艇沿德国北海岸度假打猎时，无意间发现一个神秘的企业，在历经艰险后终于发现这是一个庞大的海运集团，正在做兵员运送的演练，准备一旦有事时"万船齐发"，一举跨过北海登陆英国。——译者

列舰"大无畏号"①，以及人们对外国武力入侵的担心，都是这个时代的表现。欧洲的黄色新闻界②纷纷释放怀疑空气，政客们也推波助澜。在这种不理智的气候下，德国在化工领域的先进，就带上了一种超出商业范围的意味。这还不算，它还更被视为具有战略意义的问题。与专利有关的技术由谁持有，本来只是律师和工商界人士注意的事情，然而，当时局不妙的惨淡时期来临时，过去有关德国一家化工公司生产的一种新药所引起的争议，就会被翻腾出来重新认识。这时候，乔伊斯大法官当年的判决，也会被赋予原来根本不曾有人设想到的深意。

当然，就短时间而论，法庭的判决对拜耳公司是有严重影响的。在英国，拜耳公司的局面，如今只能靠阿司匹林这一商标的名气维持。其他公司都能通过进出口——当时英国自己还不能生产——将乙酰水杨酸弄到英国，因此，商标品牌就成了使拜耳公司的乙酰水杨酸同对手们的同一产品有所区别的唯一标志。这样一来，全力对品牌进行宣传，尽管会增加与英国医药界的冲突，也会同样招致美国同一势力的巨大反感，却是势在必行的了。

英国法庭的宣判，使拜耳公司在德国也搞合成药物的对手长了不少精神。海登化工公司并不是唯一能够生产乙酰水杨酸的企业。此外，对于拜耳公司的阿司匹林要比其他公司生产的乙酰水杨酸价格贵

① 英国于1906年下水的战舰，有着空前的火力配备。它是针对着德国海上力量的不断强大而建造的，又反过来引发了德、日等国加强军备的竞赛。——译者
② 黄色新闻，或黄色新闻学，是新闻报道和媒体编辑的一种取向。得名源于19—20世纪之交纽约漫画专栏《霍根小巷》中的主人公"黄孩子"。这里的"黄色"，并不等于色情。而且最初的黄色新闻并不涉及色情，而是以耸人听闻为主要特征。后来的黄色新闻也不仅限于色情一隅。在理论上，凡以煽情新闻为基础，在操作层面上注重犯罪、丑闻、流言蜚语、灾异和性传闻等内容的报道，并采取种种手段以达到迅速吸引读者眼球目的的传媒内容，都可归入这一类。——译者

出许多，德国的药剂师们也已抱怨了许久。一些人对不同厂家生产的乙酰水杨酸进行了纯度测试，发现其中最好的若干家，其实同阿司匹林几乎一样高，但都没有另起商标。如今，巨大的英国市场业已向竞争打开了大门，对美好商业前景的憧憬，激起了拜耳公司的对手纷纷来抢分一杯羹。对这些厂商们说，产品本是同一种，连英国也已承认了这一事实，何苦要花冤枉钱呢？于是乎，拜耳公司应对这一挑战的方式，也还只能是更起劲地向市场推销阿司匹林这一品牌。

在美国，这一判决更是给阿司匹林的前途蒙上了阴影。美国的法律机构通常总是效仿英国的同类判决先例的。这一次也是如此。而且就在英国开始审理专利侵权案之前，拜耳公司也在美国芝加哥提起了类似的侵权诉讼。当卡尔·杜伊斯贝格和拜耳公司董事会一起商讨公司因在英国败诉所受到的影响时，悬在他们心头的头等大事，却是美国这场诉讼的前景。

问题正是拜耳公司自己在美国的成功酿成的。为了不招惹美国医学会，拜耳公司只是遵循着通过医生打开阿司匹林市场这一保守方针行事，并没有采取任何可能促成病人要求直接购药的行动。然而，就是这样的方针，执行起来也大大出了格。代表拜耳公司的推销员跑遍美国，到处去敲医生的门，塞给他们一包又一包的赠品药和一叠又一叠赞许阿司匹林的重头文章。他们还在《美国医学会杂志》上刊登了广告，虽然行文相当谨慎，但这份杂志却是美国医学界的看家刊物。这一套做法取得了效果。到了 1906 年时，阿司匹林在美国的销量已经占到了公司全部产品在美国总销量的 25%。这使拜耳公司有了这样的表示：

> 阿司匹林自上市以来，已在本年代成为受到普遍欢迎的药品，而且受欢迎的程度是其他药品无法企及的。可以毫不夸张地

说，在我们生产的所有药物中，它是目前应用最广泛的，得到的评价也最高。

然而，正如不久前非那西丁的遭遇一样，阿司匹林的巨大成功，又使走私贩子麇集而来。他们开始从国外——此时，拜耳公司为了降低成本而在伦斯勒新建的哈德逊河苯胺染料颜料厂尚未投产——以较低价格买来乙酰水杨酸，走海路运到美国出售。更糟糕的是，地下活动的假药贩子也开始自制起不纯的乙酰水杨酸来，而且往往就假冒阿司匹林贩售，致使一些不够谨慎（没有自己进行化学分析）的药剂师误以为是正牌药买了进来。比这更令人担心的是有些冒牌的阿司匹林还直接卖给了公众。

这就促使拜耳公司做出决定，拿一个最严重的专利侵权者开刀。他们锁定的侵权者是芝加哥的一个医药批发商爱德华·屈姆斯台德。公司的打算，是最终将这个走私贩子的生意搞垮，还争取使他破产，以做到杀一儆百，令侵权者和制假者意识到，谁想动一动拜耳公司的垄断地位，谁就会倒大霉。拜耳公司在美国的阿司匹林专利有法律系统撑腰，同这两种人算起账来就会容易得多。

当然，屈姆斯台德的辩护律师也必然会如海登化工公司在英国那样，声称当初的专利是无效的，因此被告方不应受其约束。不过拜耳公司也相信，对方不过是芝加哥的一名走私贩子，所以，不论他提出什么理由，总还是有办法对付的——至少在英国败诉的消息传到美国之前能够如此。

美国会追随英国前例的重大可能，使拜耳公司处于不宜对簿公堂的地位；然而放弃诉讼，潜在前景也同样难以设想。看来只有一条出路，就是尽量拖宕已经开始的诉讼过程。拜耳公司一方的律师越能将审理过程拖长，专利就仍能在诉讼期间保持有效，公司就能继续享有从阿司匹林中得到好处的喘息时间。这也正是原告律师们在随后的五年中所做的。屈姆斯台德一方每每要求有个结果，但每次都被对方弄成拖而不决。尽管到了最后，当此案终于在 1909 年宣判时，主审法官却出乎所有人意料地宣布了对拜耳公司有利的结论——这本是拜耳公司在整个案件的进行过程中一直不敢奢望的。不过即便如此，它也知道专利权是有时效的。阿司匹林在美国的专利权将于 1917 年 2 月 27 日到期。在公司的意识里，这个日子正在一天天临近。

自从阿司匹林这个拜耳公司的"能干小宝贝"问世之时起，卡尔·杜伊斯贝格等公司上层就关注着一个重要问题：如何想法使这种药的商标名称抢在成分相同（并且更便宜）的药品可以随处买到之前，尽可能地深入美国人心。问题的答案显然也同在欧洲那里一样：集中火力，向医生和药剂师猛攻，集中全力，卖、狠卖、拼命卖！可是，此时要在美国掀起新的一轮推销高潮，时机可真是再糟不过。美国医药界的敌意正涌向新的高峰。问题还是由"秘方药"引发的。

如果说，19 世纪时"秘方药"在美国得以风行，报刊应负部分责任的话（这是很难推诿的，它们登出的假药广告难道还少吗？），进入 20 世纪后，该行业倒是开始补救了。一些锐意改革的报刊，开始向自身的问题开起火来。特别值得一提的，是一份名为《柯里尔周刊》①的杂志在 1905 年的表现。该刊物的编辑诺曼·哈普古德经常遇到有人前来，要求刊登诸如"'野牛泉含锂瓶装水'系经教宗所聘之专职医生推荐、治疗从痛风到胃弱等诸多病症均有神效"之类广告，对它们毫无道德心的吹嘘撒谎反感日甚，因而决定向这种行为开

---

① 周刊是当时的出版情况。目前这家杂志仍在发行，但出版周期已改为双周。——译者

战。他发现一名小报记者塞缪尔·霍普金斯·亚当斯很有闯劲，在发掘和报道纽约的凶杀案件上也干出了些名气，便找他来合作。事实证明找这个人的确找对头了。

1905 年 4 月，他俩一起拟定了行动战略。哈普古德负责"铺路搭桥"，以一系列文章先行，制造舆论，指明"秘方药"买卖的危害，亚当斯则去"掏大粪"。接下来，接连几个月，《柯里尔周刊》不停地未雨绸缪，亚当斯则在国内东跑西颠，买来各类"秘方药"，找人进行科学分析，约见政府机关的化学家和医学专家，查找广告中为药效当"托儿"敲边鼓的"见证人"，总之，是到处找烦添堵。自然，他的这些举动不会不招来"秘方药"制售人的注意，致使他得多次设法甩掉私人侦探的盯梢，还至少受过一次恫吓。但他坚持住了，1905 年 10 月 7 日，亚当斯写成的系列文章开始刊出，总题目叫做"美国大骗局"。它的开篇词描绘出如下的前景：

> 今年，轻信的美国人花在"秘方药"上的钱将会达到 7500 万美元左右。这个数字说明，将会有大量的酒精被灌进喉咙，将会有惊人可观的鸦片和其他毒品进入人体，还将会有形形色色作用猛烈的有害物质戕害大众——有的会抑制心搏，有的会严重刺激肝脏。这些危险成分远远超过了其他组成，真是不折不扣的欺骗造假。这样说它们，是因为其制造者，乃是一帮门道精纯的牛皮客。如果所有的报纸、杂志和医学出版物都拒绝登这些人的东西，不出五年，"秘方药"就会像"南海泡沫"①一样臭不可闻，

①　18 世纪初使大批投资者破产的一次投机狂热。"南海"是指一家名为"南海公司"的英国商号，以高股息的许诺吸引来大量股民，并以由英王乔治一世亲任董事长的手法增加可信度，一度使其股票价格狂涨九倍，但随后暴跌，导致大量投资者破产。——译者

整个国家也就会不仅国富民强，还会减少许多酒鬼和瘾君子。

一连十个星期，《柯里尔周刊》期期都刊有亚当斯深入揭露"秘方药"世界的重磅文章。这些文章揭露了这个行业的虚假宣传、造假手段和惊人利润。"美国大骗局"连载将这一行业的所有伎俩花招都戳穿无遗，堪称新闻界的力作。自然，它引起了公众的广泛注意。不过，它起到的更重要的作用，是引起了一位制假贩假者的克星的注意。这个人就是哈维·威利。

1884年出生在印第安纳州南部一个小农场主家庭的威利是条硬汉子。南北战争期间他一度从军参战，嗣后又取得了医学博士学位。然而，他并不打算行医看病，而是更希望从事营养保健工作。在一段短短的学术生涯后，他当上了公务员，担任印第安纳州的化学总长。就是在这个岗位上，他萌生了对食品分析的浓厚兴趣，也恨上了所有在食物上造假的人与事。1883年，他怀着这两种激情来到首都华盛顿，领导起美国农业部化学司的工作来。

哈维·威利是个肩宽背厚的大块头，一头硬刷刷的头发，自有一种风格粗犷的交际魅力。他是出色的组织者和改革家，又是首都最早的开车族——据传还是在美国首都最早出车祸将车弄毁的人物。就职后，他开始着手分析研究全国商业食品的纯正状态。他带领的这个不大的部门，调查了数千种不同的食品，并率先揭示出，化学物质被用来添味、改色、赋形的做法几乎遍及所有食品，而且到了花样翻新、层出不穷的地步。他翻腾出越来越多的污泥浊水，也越来越努力地向美国国会游说，要求它采取行动。新闻界更是将政府对他所不断提交的报告、以及这些报告所造成的公众要求的反应，看做西奥多·罗斯福总统组建成的新政府是否励精图治的试金石。没过多久，哈维·威利就注意上了"秘方药"领域，并大声疾呼使医药业也同样纯正起来。他发出的整顿食品和药品两大领域的呼吁，自然不受有关工业界内强大政治游说团体的欢迎，然而威利丝毫不为所动，仍然疾呼不止。在他当选为美国医学会药学与化学理事会的委员后，便利用通过该理事会搭建的社会关系，加紧促成食品与药品的立法。亚当斯在写他那篇报告时，曾向威利寻求帮助，而报告的发表，也给后者提供了进攻的炮弹。就在《柯里尔周刊》刊登了"美国大骗局"的最后一节文字后没过几天，新的炮弹又出现了，这就是厄普顿·辛克莱在他的长篇小说《屠场》①中，所详细描写的芝加哥肉类加工厂令人作呕的脏乱状况。脏污的肉食再加上害人的假药，让哈维·威利更加起劲地出入华盛顿的大小政治团体进行宣传鼓动。西奥多·罗斯福总统终于关注起这个问题来，并要求国会有所作为。1906年6月，《纯正食品与药品法案》在国会通过，并经总统签字成为法律。

在这部法律中的药品部分中，并没有写进有关广告的规定（这是个明显的大漏洞，由此导致后来更多的麻烦事），但对药品的标签和说明材料做出了规定。按照这一法律，凡是出售的药品，都必须在容器上准确给出药品的诸种成分。这一内容还是第一次写进法律条文。这一来，什么"安神糖浆"啦、"风湿神药"啦，它们的制造者统统都得告诉人们，这里面到底有没有可卡因、鸦片，或者别的什么可能有害的东西。

新法律颁布后的转年，哈维·威利便率先根据这一法律，向一家制售"养脑祛痛精"的商家提出指控。这是一种用于止痛的药物，可从药店直接买到，用不着医生处方，当时销路很好。这种东

---

① 厄普顿·辛克莱（Upton Sinclair，1878—1968），美国作家，普利策奖获得者。他一生写了九十多部作品，《屠场》是他的成名作，发表于1906年，书中介绍的相当真实的肉类加工厂的状况，引起了社会的广泛注意和政府的积极反应。——译者

西里面含有退热冰和安替比林 —— 都是不久前德国合成制药业研制成功的，此时早已过了专利有效期，因此同掌握在拜耳公司手里、只能凭医生处方获得的阿司匹林不一样，是可以随意购买的。这就被秘方药客利用，制成各种没有准头的合剂贩售。这两种药都有很强的副作用，特别是退热冰，会导致部分服用者的肝脏和肾脏严重受损。"养脑祛痛精"的制售人在他们售出的这种药的外包装上没有标明这两种成分，因此根据新法律属于违法行为。威利就是根据这一条行事的。法庭对该违法者的处罚并不重，只勒令交纳 700 美元，但这一宣判本身却不啻一声炸雷。它告诉人们，不按规矩乱来的制药卖药行为，不管来源合不合法，统统都该收场了。

所有这些 —— 媒体披露、立法作为、总统关注、司法介入 —— 对美国医药界和各大合成药品企业间的关系产生了巨大影响。首先，它们使美国医学会和其他若干机构一段时间以来一直发出的一则警告得到了突显。自从一些德国制药公司做出姿态，表示愿意继续在美国以"规范"方式经营业务，即只将产品销给医生和药剂师后，胆大妄为的"秘方药"厂商便利用这一点，打着"规范药"的旗号继续贩卖自己的私货。不少医生无法识别这些产品，还有一些"西贝"货伪装成正宗的"规范药"，混进了医学出版物的广告栏目，进而被医生开进了处方。如今，在人们普遍被传媒晓以"秘方药"的危害的基础上，美国医学界和药学界的领导机构认为时机已经成熟，该是行动的时候了。《纯正食品与药品法案》的成果之一，就是限制了没有商标的"野药"，使之不得进入具有法律效力的官方权威文献《美国药典》，从而堵死了"秘方药"混入处方的一条途径。自从有了这一法案后，凡是有正规化学名称的药物，只要能够做到，一律须以明文标示。此外，广告内容除了生产厂家名称和药品名称外，其他内容都被视为冗赘。对此，即便是合成药品的生产厂家也得遵守，这对那些好写一大堆烦人吹嘘的假药也是一大打击。

拜耳公司不久前刚受到在英国失去阿司匹林专利的重创，如今又在为可能失去美国的专利而惴惴不安，"美国大骗局"引起的轩然大波又给它新添了一大揪心事。拜耳公司与"秘方药"没有任何关系，因此对自己被同"卖野药的"放在一起示众大为不快。面对美国举国对商标宣传的敌意，公司该如何行销自己这一已然闯出了牌子的"规范药"呢？"阿司匹林"这个品牌对它自身的前途至关紧要，甚至对公众安全也大有关系，因此必须有所行动。这个药如今名气极响，因此造假行为也十分猖獗（在 1909 年的全部销售量中，非法生产的竟占了将近一半）。在以往只以"规范药"方式行销阿司匹林时，拜耳公司只向批发商提供产品，而产品都是粉末状的，批发商接手后，再压制成没有标志的药片。这样一来，只有药剂师和医生知道阿司匹林是拜耳公司生产的，公众却不知情，也看不出自己买来的东西究竟是正牌药还是"西贝"货。拜耳公司决定应当让人们知道，只有它生产的阿司匹林才有效力。解决方案是由公司自己制成药片，而且要让制成的药片上都有"拜耳"的字样。拜耳公司所生产的阿司匹林、即拜耳阿司匹林的认证标记、著名的"拜耳十字"——公司名称的德文 BAYER 横写一次、再竖写一次，在中间字母"Y"处相交，构成一个十字形——就这样诞生了。然而，就连这一做法，也被美国医学会视为露骨的商业行为痛加挞伐。

接下来还有一个问题。只有正规化学名称才有被《美国药典》接受的资格。如果不能名列该药典，医生就不得写入处方；但如果以乙酰水杨酸这一正规名称进入药典，拜耳公司就无法以它实现垄断，药剂师们就有权换成其他厂商的同一产品。拜耳公司的解决方法，是使用它的未必更有意义但却较长的学名——邻位乙酰氧基苯甲酸，目的就是故意将名称复杂化、以使医生或者难以记住、或者记不清它就是乙酰水杨酸。这样，他们就会继续一贯的做法，还是在处方上写"阿司匹林"。不过自有明眼人看穿了这一把戏，比如，很有影响的杂志《药剂师通报》就将拜耳公司的这一做法形容为"以抢先法律一步的方式躲开浪头"，并尽自己所能提请医生注意这个花样。

最后的、但并非不重要的问题，就是专利权到期的日子正一天天临近。拜耳公司一直以在芝加哥的法庭上拖延时日的手法保住自己的专利权，还利用这一效果敲山震虎，状告它能发现的所有侵权者，然而虎视眈眈者仍挥之不去。美国本国的化学工业已经表示，一旦这种物品的专利权到期，自己就会立即生产它。要保住独领风骚的局面，真是太艰难了。

就算拜耳公司是家美国公司、卡尔·杜伊斯贝格也是美国企业家，他们面临的问题也绝对小不了。然而拜耳公司却不是美国企业而是德国企业，杜伊斯贝格也不是美国人而是德国人。1914 年 8 月，德国进入了战争状态。

6

化学家的战争

敬启者：

我高兴地看到了上星期出版的贵刊物上介绍"好利康"的广告。我发现，这个"好利康"和阿司匹林其实是完全一样的。

是时候了。大家都来选用"好利康"！让钱进入英国的口袋，而不是花来购买阿司匹林、结果让德国将钱赚走。这场战争将旷日持久，钱包是否充盈将决定战争的胜负。

您忠诚的朋友，

爱德华·特里维斯
英国皇家外科学会会员

这是一封发表在《柳叶刀》期刊 1914 年 10 月号上的信。此时，第一次世界大战刚开始不久。信中的强烈民族偏激情绪是毫不含糊的。作者的这种情绪在大战结束时是不是依然不减当年，我们不得而知，不过多半会未必如是。恐怕这位特里维斯医生和他的亲人，是不大可能丝毫没有受到一连四年的巨大伤亡和艰难困苦的影响的。但在战事初起之际，信中流露出来的，正是英国人向报界投书时的典型态度。事实上，在那个秋季里，所有参战欧洲国家的报刊杂志，莫不沉浸在同一种激昂的气氛里。人们在打仗，而在打仗的时候，谁都不应当买敌国的东西；即使能够买到也不作兴买。要买就该买国货。

第一次世界大战是阿司匹林命运的重大转折点。当西线战场上战事不再吃紧、被炮火犁过的地上又绽放出鲜红的罂粟花时，拜耳公司控制了十五年的"大金娃娃"也走上了下坡路。而到了整个大战磕磕绊绊地结束时，一些国家已经准备要将阿司匹林据为己有了。它们声言说，这一药品太重要、也是太大的财源，不能无可无不可地交还给战败的德国。再者说，它们也都学会自己制备了。

英国是第一个自己动手制造这种药物的国家。战争刚一爆发，英国与德国之间的贸易便告中断，而且从 1914 年 8 月起，德国在英国的资产便被一概冻结或没收。英国境内的德国公民和移民，无论是没能回国的，还是不愿回国的，一律受到不愉快的甄别，有的遭到拘留，有的被要求表态。当然，在欧洲的所有交战国内，都发生了类似的对待外国侨民和资产的事情。这些国家的政府声言，这样做绝不单单是贸易考虑。为了保卫国家利益，必须对有战略重要意义的物资进行严格控制，以不使落入敌手。这正是那位特里维斯医生发表的观点——这场战争将旷日持久，钱包是否充盈将决定战争的胜负。

英国在交战中有一个明显的优势，就是强大的海上力量。虽说德国人也用自己的新武器——潜艇、鱼雷、辎重袭扰艇、磁性水雷（还可以加上战列舰，但只是模样威武，性能却并不出色）对这一海上霸权提出了挑战，但英国的皇家海军与陆军不同，在与德国海上军事力量的对比中仍远远胜出，因而成功地控制住了海洋——而作为陆军的英法联军，却在佛兰德低地的烂泥地上苦苦支撑并频频落败。英国自从大战伊始，便采取了拦截封堵敌人海上船舰的战略。一百年前英国与拿破仑的大队开仗时，就使用过同一策略，这一次更是从第一支英国陆军队伍乘船渡过海峡在大陆参战时起便开始使用，而且不但针对敌对的同盟国，还施之于同德国进行贸易的中立国家，为此不惜引起后者的抗议。

不幸的是，禁运战略是一柄双刃剑，也使得英国无法得到只有德国才能提供的物资。英国固然能够从各个盟国那里得到所需的燃料、食品、纺织品和弹药等补充供应，但仍有其他不少物资难以弄到。比如说，德国生产的大量化工产品，如今便属无望弄到之列。国内厂商倒是逐渐开始填补空缺，但有些一时很难补上。医药就属于这一类，这就造成了若干重要药品的短缺。

阿司匹林就是此类短缺药品中的一种。1905 年的那场官司，使拜耳公司的乙酰水杨酸不再受到专利保护，嗣后，英国就有人开始进口，也有人尝试自己制备。不过，尽管竞争厂商的产品很快就在英国市场上出现，但大多数非拜耳公司制造的乙酰水杨酸还是来自德国的海登化工公司和赫斯特公司等企业。这还不说，拜耳公司还通过自己在英国开设的子公司——英伦拜耳有限公司保住了阿司匹林的品牌所有权，并花了不少力气扩大这一品牌的影响力。英国人也和世界其他地方的人一样，一步步地接受了它、并最终视之为不可或缺之物。当伦敦和曼彻斯特的医生给病人开具乙酰水杨酸时，在处方单子上总是习惯成自然地写成"阿司匹林"，弄得病人都认为阿司匹林就是药的本名——这就是说，拜耳公司的用意见了成效。在这种形势下，其他乙酰水杨酸的厂家就很难攻入拜耳公司在市场上已经筑成的堡垒。既然无望打开销路，厂商们也就无意生产了。当拜耳公司和其他德国公司中断了这种药品的对外出口后，英国本国的制药业并没能迅速补上这个空当。当时英国生产这种药的最好品牌，是宝威公司的"克萨克萨"牌，此外还有其他几种——特里维斯医生提到的"好利康"就是其一。不过在 1914 年前，所有这些药的销路相对都很有限。

英国面临的这一供应短缺问题，更因化工生产能力和技术力量的不足而十分突显。大战开始后，英国本国的化学工业和制药工业都转到了直接面向战争的生产上。尽管英国皇家药学会内部形成了一种认识，就是实现乙酰水杨酸的实验室制备固然不很困难，但在实际上，进行工业化生产却要复杂得多。况且制取乙酰水杨酸的原料水杨酸也十分短缺。合成这一物质的关键成分之一是苯酚，而这种化工原料却是制造高效炸药所必不可少的。由于战争，大多数国内来源有限的物资都被军工部门牢牢把持着，其他工业一概不得染指。只要这个原料来源问题找不到出路，英国军队越增加军火生产，制备乙酰水杨酸便越难成为现实。

对这一问题，英国政府是有充分认识的，但战争刚刚开始，类似的问题何止成千累万，因此直到1915年2月5日才轮到处理的机会。当月晚些时候出版的《柳叶刀》杂志上是这样说的：

[阿司匹林商标]

商业部已针对阿司匹林的商标问题下发公文，很快将使阿司匹林成为公共财产。众所周知，该商标是拜耳公司推出乙酰水杨酸时所采用的商业化名称，也是这一化学物质被广泛知悉的叫法。从现在起，无论由谁行销乙酰水杨酸，都可以称之为阿司匹林。希望此规定不会导致该药品质量的下降……目前国内有若干家生产乙酰水杨酸的企业，经检查得知，这些产品大多数的化学品质都与原先的阿司匹林同一。

这一消息引来了英国各商业报刊的一片爱国欢腾，一如1905年乔伊斯大法官宣判拜耳公司的乙酰水杨酸专利权无效时的情景。有一家杂志得意地认为："阿司匹林的消费大军，很快就会得到英国自己的产品了，这就等于攻下了敌人的又一处要塞。"然而，以同意凡是乙酰水杨酸都可以叫阿司匹林的手法来吸引生产者是一回事，实现足量的高品质生产又是另一回事。也不知道《柳叶刀》杂志中所提到的达标的乙酰水杨酸生产厂家到底都是谁个，反正在整个英国，看着利润前景怦然心动的肯定不少，但有技术有资源实现合格生产的，事实上未必找得出几家来。因此，不幸的现状是，大多数英国造的乙酰水杨酸新药，化学状况其实都同正牌阿司匹林很不一致，成分严重不纯，吞咽时很不舒服。一位英国军医从法国写信向当年的一个同事抱怨说，他在军队里分发的"阿司匹林"，"像是碎粉笔渣子，非常难以下咽。能否止痛我不敢肯定，能够催吐却是无疑的。大兵们死活都不肯吃"。

差尽管差，军队里毕竟还得到了一些。而有一份名为《求医问药》的杂志，1915 年 3 月时还津津乐道地大谈英国马上就会有自己的阿司匹林，两个月后却在抱怨没人能够兑现了："除了听说英国一家最大的医院得到了第一批货、计 56 磅水杨酸钠外，就再没能听说别的成果。真可谓雷声大雨点小。"再说，水杨酸钠也并不是真正的阿司匹林，只能算是它的一个穷亲戚，药效可差得远着呢。

虽说战争开始后，拜耳公司在英国的子公司就同德国在英国的其他产业一样被关停了，英国的这些问题最终还是被拜耳公司的董事会知悉。整个大战期间，海峡两岸的工商业界仍然很注意保持联系，以了解与自己利益攸关的问题。不过，得知英国方面无法生产出阿司匹林，固然使卡尔·杜伊斯贝格和他那一批人的爱国心雀跃一时，但其长期前景又足以使他们重新陷入郁闷。从理论上说，任何英国人如今都能生产和销售阿司匹林了；战事拖得越久，这个国家里有人最终生产出品质堪与拜耳公司匹敌的商业产品的可能性就越大。一旦这种可能变成现实，拜耳公司再想独领风骚就会是做白日梦了——德国人如能打赢这场大战自然又另当别论。

然而，对拜耳公司一度在英国及其各自治领享有的尊荣垄断地位给出最重一击的，却并不来自英国，而是地处世界另一端的一个坐落于某条商业街上的小药房。

乔治·理查德·尼古拉斯快手快脚地将工作服上的火点扑灭。接下来，这位年轻的药剂师又向四周打量了一番，看看还有什么该做的事情。房间里烟气很重。他身边有张工作台，上面有一只小锡罐，里面的乙醚还在腾腾燃烧着。他知道得赶快扑灭这道火焰，但又拿不准该怎么办才好。情急之下，他只想出了一个辙，就是将锡罐拨落到地上，然后坐了上去。火灭了，一股棉布烧焦的难闻气味传到了他的鼻端。又是哪里出了岔子呢？他第几百次地思索着。总应当有什么方法，可以使制备阿司匹林不致如此艰难吧？

尼古拉斯已经一连好多个星期如此这般了。他的这间配料室里充满了刺鼻的烟气，还两次差点儿将房子炸毁。接连的实验将他累垮了，体重掉了一大截，还一度不能视物。不过，此公有着能够成事的性格。他决心在地处澳大利亚墨尔本安静郊区的这片小店里，把绞尽了欧洲最出色脑汁的药物搞出来。

大战爆发之前，澳大利亚也像世界上的其他地方一样，向德国的拜耳公司购买阿司匹林。自从澳大利亚亦步亦趋地追随英国宣布参战后，阿司匹林就断了来源。既然连英国自己也出现了乙酰水杨酸短缺，作为大英帝国自治领的澳大利亚，自然很难指望在短期内从英国得到补给——而且不单单是阿司匹林，其他急需的化学物资也是如此。需要什么得自己解决。因此，战争爆发后不久，澳大利亚的总检察长比利·休斯便宣布吊销德国的所有化工专利权和商标权，并同意转让给本国任何能够提供合乎质量要求的产品的生产者。他的这番话夹在欧洲传来的桩桩件件重大新闻中，没能引起多少人注意，但是31岁的乔治·理查德·尼古拉斯听到了，并且上了心。

他虽然持有药剂师的证书，但在所工作的这家名叫"路口药房"的药店里，天天干的只是给顾客配配药而已。要将药店的配药室改建成合用的实验室，并不是件容易事。他当年还是学生时，倒是学过一些混合、蒸馏化学药品之类的知识，但那也是好几年前的事了。

当然，阿司匹林的制备从理论上说相当简单。将水杨酸的干粉同乙酸酐混合到一起加热，得到一种蒸气，再使蒸气回凝为液体。液体干燥后，就应当有乙酰水杨酸的白色结晶留下。对混合、加热和冷却这三步的控制越得当，得到的结果就越纯净。关键就是要尽可能彻底地去除掺杂其中的游离水杨酸——造成胃部严重不适、也一直困扰着制药者的成分。

尼古拉斯的最初一系列实验都以彻底失败告终。他买不起回流冷凝器这一设备，而它对冷却至关重要的蒸气是特别重要的，因此只好因陋就简，用药房里的现有装备拼拼凑凑，还向妻子挪借来若干锅碗瓢盆之类厨房器具。在经历了不少次实验、尝试了不同的混合方式和加热时间，也体验了若干次爆炸之后，他终于得到了一些勉强可称之为乙酰水杨酸的结果——说是乙酰水杨酸，其实只是一种绵软并含有水分的粉色物质，同战前拜耳公司出售的白色阿司匹林晶体有云泥之别。

就在这时来了救星——一个名叫哈里·伍尔夫·舍米什的人物。舍米什是位业余发明家，时不时地会涉足工业化学领域。一天，他到"路口药房"买点东西，在同尼古拉斯闲聊时知道了他的努力，便自告奋勇前来帮忙。两个人一起干可就快多了。后来他们灵机一动，想到将粉色的蒸馏生成物溶解在乙醚里后再行结晶的方法。他们折腾了好一阵，这一方法才得以付诸实施，不过，在又努力了数周后，充当蒸发皿装盛最终结果的平底培养皿底部，终于出现了一些纯白色的结晶体。他们满意地告诉人们说，阿司匹林业已制备成功。

下一步就是将自己的这一成果知会澳大利亚政府。原来这一步并不容易。他们给首都的信寄了一封又一封，却都得不到回复。大战正在进行中，政府忙得厉害——再说，这个乔治·理查德·尼古拉斯又只是个平头百姓。不过，这件事最终还是引起了总检察长比利·休斯的注意。他指派了一名在政府任职的分析专家验证了两个人的合成结果，自己也亲临了几次检验现场。分析结果发表在 1915 年 9 月 17 日《墨尔本论坛报》的第一版上，与一则该报即将刊出澳大利亚在加利波利之战①中伤亡名单的公告并列。意识到这一战役在澳大利亚民众心目中的分量之重，这位爱国的政治家认为很有必要同时宣布一项给予敌国的打击：

澳大利亚自制的阿司匹林获得生产许可

休斯总检察长宣布："纯度高于德国货"

协约国的一大胜利

澳大利亚总检察长休斯今日宣布，经过本人亲自到场的审查，他满意地得悉，澳大利亚自产的一份阿司匹林样品，质量比德国产品更为纯净，这就是说，具备了进入市场的资格，因此向制备者哈里·伍尔夫·舍米什和乔治·理查德·尼古拉斯颁发了在澳大利亚联邦各地生产和营销阿司匹林的许可证。

据休斯总检察长表示，"据该许可证规定，所拟生产的药品，应严格符合《英国药典》的各项标准。总检察长还要求生产环境和销售价格均须得到他本人的认可。"

---

① 加利波利为土耳其地名。第一次世界大战期间（1915 年），这里发生过一场耗时八个月的战争，澳大利亚军队伤亡惨重，故极为牵动本国民心。附带一提，这一战役在欧洲史学界通常称为"达达尼尔之战"。——译者

本周二安排的一次检测是由联邦政府的分析专家执行的，总检察长也亲临现场。检测对象中包括德国拜耳公司的产品和舍米什与尼古拉斯制备的样品。

"在所检测的诸份样品中，"总检察长先生宣称，"只有舍米什和尼古拉斯两位先生提供的达到了完全纯净的规格。有鉴于此，澳大利亚的医药界深信，本国制备的这一物质不含游离水杨酸，而且在所有方面符合《英国药典》的规定要求。"澳大利亚公众可以放心地知道，他们很快就会得到绝对纯净与绝对可靠的产品。希望各界同胞和本国产业从中得到激励与鼓舞。

总检察长先生还补充说，他希望各界民众注意，目前并没有人提出允许进口由德国生产的阿司匹林的提议，不过，在澳大利亚各地的药房里，还存有相当数量的这一药品，因此公众应当了解一个事实，就是这些存药全部没能符合《英国药典》的标准——这是指它们都含有游离态的水杨酸。因此，无论是出于爱国公心，还是基于安全私益，都以尽量不购买为宜。

舍米什和尼古拉斯两位先生表示，他们属意于将澳大利亚自己生产的这一种药品注册为"阿司匹林"行销。

爱国心的驱策，使比利·休斯对拜耳公司的阿司匹林发表了不公正的评论。抛开这一点不论，一般公众从这一报道中得到的印象，是澳大利亚有一家高水平的制药企业，已经成功地用自己的产品打败了敌人。不过，有一点事实却在这一报道中只字未提，就是这两位制药人制备出药品的地方，只是路边一家药店配药用的小平房。这正是他们面对的下一项挑战。他们已经从自己的简陋实验室中制备出了乙酰水杨酸——其实，不知有多少人也都做到了这一步；他们的结果还得到了本国一名高官的正式认可——这就等于他在指示爱国公民们认购这一澳大利亚新药，这的确是两大成功。下一步可是要真刀真枪地把合乎上市要求的成药制备出来，而且还得以可观的速度进行。

尼古拉斯和舍米什可是既没有多少资金，更缺少生产设备。形势很明显，单靠自己的力量，肯定是走不了多远的。因此，他们开始向外面寻求援手。第一批援军来自俩人各自的家庭。乔治·理查德·尼古拉斯找来了哥哥阿尔弗雷德·尼古拉斯。阿尔弗雷德原是墨尔本的进口商，大战严重影响了他的业务，便同意与弟弟合伙，还拉来了原来的合伙人威尔海姆·布罗迪。哈里·伍尔夫·舍米什找来的合伙人是自己的老爹。他们还给自己的企业起了个名字，叫"尼古拉斯阿司匹林公司"。

从家里拉来的队伍，其实不大能解决问题。这几名业主没有一个是富翁，因此，这个刚呱呱坠地的小产业，总是处于资金周转不灵的境地。尽管如此艰难，他们还是设法说动了原料供应厂家，延长了付款期限，还借来了一台老式的手摇药片压制机。接着，他们又将阿尔弗雷德原来用作办公室的地下室打扫干净，用来包装药片，他们的内助也被请出来干活，又雇用了几名女工。就这样时走时停地，生产渐渐上了正轨。

开始的几个月异常艰难。1915 年 10 月和 11 月两个月里，他们卖出的阿司匹林只与成本相当。更为糟糕的是，销路刚有所打开时，一个经营英国货物的进口商，在有机会弄到一批来自英国的乙酰水杨酸时放出空气说 —— 说不定就是想拆这个新竞争对手的台 —— 舍米什和尼古拉斯是拜耳公司的澳大利亚幌子，话里话外还透出意思来，说比利·休斯是收受贿赂签发的许可证。这当然是一派胡言，但在当时反德情绪达到了歇斯底里地步的形势下，这样造谣的确是高明而又可怕的一招。再加上舍米什这个姓和威尔海姆·布罗迪中的威尔海姆这个名都带有德国味道，听起来就更是有根有梢的了。尽管阿尔弗雷德·尼古拉斯进行了反击，愤怒地告诉人们说，他的家世一直上溯多少代都生活在英国西南部矿区，希望政府查验他家中每个人的出生证明，但这场风波看来对舍米什父子和布罗迪的压力太大了，他们都将自己的股份卖给了尼古拉斯兄弟，一任他们两人自己去对付了。

接下来，由于来自英国的乙酰水杨酸断了档①，形势一度又趋于稳定，尼古拉斯兄弟的阿司匹林销路又重新上升。到了1916年底，他们的阿司匹林每个月能卖到1300澳镑，而且看来还有更好的前景。然而，1917年初时，澳大利亚的一名反德立场十分鲜明的议员W.H.凯利再一次以有关拜耳公司的传闻，在澳大利亚议会掀起了一场轩然大波，这样一来，政府就不能置之不理了。结果是贸易部不得不给尼古拉斯兄弟下了一道命令，不准他们再将自己的产品称作阿司匹林。

这两兄弟只得再给自己的产品想个新品牌，而且还得尽快，以迅速平息不利的传闻。1917年5月21日，他们在《澳洲药学杂志》上刊登广告，宣布将阿司匹林改名为阿斯普洛：

阿司匹林必须改名吗？

尼古拉斯阿司匹林公司业主的重要声明

"阿司匹林的销路十分畅旺，你们改换名称肯定是个错误。"——这是从澳大利亚各地给我们的信件中传达的强烈反响。无论对业界，还是对我们自身，这都是十分重要的事情，因

① 1916年12月，一艘开往澳大利亚的大型货轮在法国附近的海岸上被鱼雷击毁。——作者原注

此我们希望充分解释一下。

鉴于"德国商标"一说已经引起举国关注，我们作为澳大利亚阿司匹林的生产者，觉得有必要改变自己产品的名称。

第一步是将公司名称从"尼古拉斯阿司匹林公司"登记改为"尼古拉斯阿斯普洛公司"。这一步已经完成。再就是我们的产品名称，从此也从"阿司匹林"更名为"阿斯普洛"。澳大利亚的药剂师们务请放心，阿司匹林在更名为阿斯普洛后，仍接受澳大利亚联邦政府监督，以保证药品纯度不变。这就是说，除了药品的名称外，其他方面均无变化……

几年之后，尼古拉斯兄弟解释说，阿斯普洛这一新药名脱胎于他们自己的姓氏 Nicholas 的最后两个字母 as 和"产品"（product）一词的前三个字母。不过这未必是实情。更可能的理由，是这两兄弟觉得，阿斯普洛——Aspro——是在阿司匹林这一名称（Aspirin）不能再用的形势下，在形与声上都最接近后者又能被批准通过的词语。不过，这样改名也不是没有风险的。在产品上市还不足两年时改变品牌名称，很可能会导致销路一蹶不振。如果公众不认可这个新牌子呢？该怎样向市场介绍一种从不曾有人听说过的品牌呢？就在这时，不时会来自冥冥中左右命运的播弄，又送来了掌握他们所需技能的人物：赫尔曼·戴维斯。

此公是在 1917 年的一个秋风秋雨的黄昏时分闯进这两兄弟的世界的。当时，阿尔弗雷德正坐在办公室里，审核着近日来的又一轮不景气的销售数字，这时，一个头发乱蓬蓬又湿漉漉的脑袋从门外探了进来。

"哥们儿您好哇！生意怎么样？"

赫尔曼·戴维斯曾经开过一家服装厂（主要业务是用剩余的军

用布匹再染色后缝制廉价服装），后来倒闭了，便给当地一家印刷厂打工，四处奔走承揽订货，就这样闯进了尼古拉斯的办公室。他是个大块头新西兰人，不修边幅、口若悬河、魅力十足。此刻，他站在办公室的旧地毯上，浑身往下滴着水，拉开了谈话的阵势，而且作为一名能说会道的推销员，居然引得阿尔弗雷德开了口。这番本事可煞是了得。阿尔弗雷德同他弟弟性格不同；弟弟热情奔放，哥哥可性格内向，而且脾气不好，事情不顺利时更是火爆。不过，戴维斯很有历练，对付不愿意搭理他的人颇有几手。短短一番交谈后，他就套出了有关阿斯普洛的全部底细。

据戴维斯后来追忆，他就是在这时萌生了一个想法。他意识到，眼前可是遇到了好机会——千载难逢、绝对不能放过的大好机会。当乔治·理查德·尼古拉斯也走过来后，戴维斯便侃侃而谈了。他在房间里跨着大步来回来去地走，掏出一个又一个主意。他告诉这两兄弟说，这宗买卖可是座大金矿。不过，公司推销产品很不得法。他们如今需要的是有想象力、有闯劲和有新点子的人。如果找对了人，阿斯普洛能给他们带来百万家产。而他本人正能做到这一点。

尼古拉斯兄弟被他说得怦然心动，第二天便同戴维斯签了合同，答应支付他每周 4 澳镑的固定工资，再加提成全部销售收入1%。这一决策大概是这两兄弟平生所做过的最好的一项了，他们也真如戴维斯保证的那样开始富了起来。

对于拜耳公司来说，澳洲发生的事情固然糟糕，但目前还不大顾得上。公司目前的注意中心是在远离澳洲的美国。大战开始时，德国与美国尚处于和平状态，而拜耳公司在美国申请到的阿司匹林专利也还有三年的有效期。利用这段时间争取在美国这个世界最大的市场建立自己产品的牢固地位，实在是重中之重。拜耳公司不可能不优先考虑这个问题。

至于美国这一方，战争的最直接影响，是与欧洲贸易往来的中断。英国下定决心做到两点，一是不让德国及其他同盟国成员国得到重要军事物资，二是破坏这几个国家的经济。一些国际公约本主张在战争期间，非交战国的海上贸易可以继续进行。英国也是此类条约的签约国之一。按照这一原则，德国和美国在未交战期间的贸易是合法的，不应受到阻挠。然而，英国很快就看出，这场战争将旷日持久，于是便一反初衷。一方面，英国仍然要与美国这个巨大的中立国家进行贸易，另一方面，它又力图不让各同盟国同美国做生意。就这样，英国皇家海军的海上封锁便扩大到了大西洋上。

这一举动不但令德国和奥地利异常愤怒（其实，它们如果有这个实力，无疑也会同样行事），也惹恼了美国。美国总统伍德罗·威尔逊认为，保持美国不介入任何一方，最符合美国人的最大利益。大多数美国人在大战初期也持这一观点。中立使美国能够担起不偏不倚的调停人角色。而美国这个新世界在拯救欧洲那个旧世界的同时，还能同外国做生意——想同谁做，就同谁做。再说，以1914年时为例，美国同各同盟国的贸易达到了1.69亿美元——这可不是什么可做可不做的小生意哟。

不过实际事实是，到了1915年时，英国的皇家海军已经控制住了大西洋，不但向驶往美国的德国商船实施攻击，还拦截美国开往德国的商船进行搜查，将有些船只强行遣返，又宣布一些货物为禁运物资并予以扣留。这引起了美国国务院的强烈抗议，两国间的关系也一度陷入不明朗的局面。倘若不是英国和法国同美国的贸易额增加，在一定程度上多少弥补了缺口，英美之间的危机恐怕还会进一步加剧呢。多亏了这一贸易额的增加，使美国的怒火有所缓和，这实在是协约国的大幸。不过，即便如此，两国间的紧张局势还是持续了不少月份。

然而，美国与德国之间的贸易受阻，还导致了其他后果。最重要的一个，就是美国无法再依靠进口满足自己所需的多种物资了。在这些物资中，化工产品、特别是煤焦油产品是名列前茅的。在第一次世界大战之前，美国的合成化学工业同德国相比简直是有如童稚，无论是常识技能，还是基础设施，都无法望德国的项背。德国的大型化工企业也一心一意要保持这一差距。就以煤焦油产品为例，美国能够制备出来的就没有几种。除了拜耳公司已在伦斯勒建厂生产乙酰水杨酸，海登化工公司和弗里斯兄弟公司也在美国开了较小的工厂制备某几种水杨酸盐外，就再找不出别的什么来了。如果跳出煤焦油产品的范围，从其他方面、比如在从染料产品到制药业等诸多化学过程中十分有用的中间体，生产厂家就更是寥若晨星了。

在美国的德国同情者，便利用这一短缺制造亲德空气。1916 年 7 月，德国潜艇"德意志号"戏剧性地在美国巴尔的摩的近海水域浮上水面，带来了 300 吨浓缩染料（相当于 1300 吨普通染料），也给这些德国同情者带来了充分的策动理由。德国军方的这一出色的行动胜了英国人一筹，引起了美国人的注意，也给亲德报刊提供了讥讽英国皇家海军封锁战略失败的炮弹。不过，这种表演式的军事冒险——过了四个月，"德意志号"再次来到美国，又带来一批药品和化工原料——固然有登上报纸头条的宣传效果，对解决美国的巨大物资需求却不啻杯水车薪。

在向美国输送药品的德国制药界中，以拜耳公司的处境最为不妙。

一开始时，拜耳公司在美国的业务基本上并未受到欧洲局势的太大影响。考虑到美国未必会长久保持中立，又考虑到拜耳公司的商业活动很有可能受到反德情绪的冲击，卡尔·杜伊斯贝格在战争开始前，便拟定了一项深思熟虑的重整计划。根据这一计划，拜耳公司将其在美国的资产和所有产品（包括阿司匹林在内）的商标权，统统转让给了它的美国子公司美利坚拜耳有限公司，所有的专利权则给了专门另外成立的一家新公司——化工合成专利公司。杜伊斯贝格认为，如果冲突爆发，这两步行动会对公司资产的德国本源有所遮掩，从而容易继续经营。实际上，尽管进行了这样的转让，一切都还掌握在拜耳公司雇用的德国人手中，企业的日常经营更是几乎没有任何变化。拜耳公司最关心的，仍然是阿司匹林在美国即将到期的专利权、美国医学会的限制性规章给公司造成的障碍，以及寻求防止制假和走私阿司匹林的途径。

然而，战事的影响，渐渐开始向人们未曾预想到的方向发展。英国的海上封锁，使得拜耳公司在美国的这两家子公司同德国总部的联系越来越困难。因此，卡尔·杜伊斯贝格不得不有所"放松缰绳"，而这在几年前还是无法想象的。这种对中央集权的削弱，是有可能导致破坏性极大的后果的。拜耳公司就遇到了这种削弱的直接损害。这就是人称"苯酚大密谋"的轰动事件。

大战开始后，苯酚在英国就成了紧俏物资。它既是制备水杨酸的关键原料，又可用来制造苦味酸。苦味酸又称三硝基酚，是黄色炸药中的一种。因此被英国政府列为重要战略物资，实行了严格管制。非但德国的苯酚不能跨越大西洋运抵美国，就连英国自己生产的也不准向美国提供。随着美国库存的苯酚告罄——本国生产厂家还不能提供足够的产品，它的价格便扶摇直上，致使水杨酸的制造厂商无法向拜耳公司在伦斯勒的工厂供货，而所有的美制阿司匹林都是在这里生产出来的。到了 1915 年 4 月时，形势已经严重到公司濒临停产的地步。这时，社会上出现了阿司匹林即将断档的传闻，假药贩子便乘虚而入，由是更是雪上加霜。多年以来，拜耳公司一直对美国的药剂师连哄带压，让他们只进正宗的拜耳货，这时可就糟糕了。形势十分紧迫，却又无法向卡尔·杜伊斯贝格请示，情急之下，美利坚拜耳有限公司的头头们寻找起别的门路来。这个门路来自胡戈·施魏策尔。

施魏策尔在德国的弗赖堡大学攻读煤焦油化学专业，获得博士学位后于 1889 年移民美国。没过多久，他就成为美利坚拜耳有限公司的雇员，又在数年后被擢升为其制药部的负责人。卡尔·杜伊斯贝格决定在伦斯勒办厂，施魏策尔起了军师的作用。这个人并不特别喜爱美国，只是看出取得美国国籍会给他带来种种方便，于是便归化为美国公民，也因此利用上了这些方便。他的地位一路升迁，从最初的普通白领，出谷迁乔为高级顾问，拿到了丰厚的薪酬，还成为德国移民界的头面人物。杜伊斯贝格对他印象极佳，故而曾在化工合成专利公司于大战爆发前成立时，希望由他出任总裁一职。①

大战开始后，施魏策尔便公开站在了支持德国的立场上。一开始时，多数美国公众对这场战争并不很关心，而在关心的人中，亲德派又略占上风。施魏策尔竭力要保住这种势头。他在公众集会上发表反英的长篇大论；创建了一个名为"德语出版协会"的机构，分发德国名著；还动过将《纽约晚间邮报》盘下来用做宣传据点的念头。1915 年 5 月，德国潜艇发射鱼雷，击沉了英国豪华邮轮"露西

---

① 1906 年 10 月，苯胺紫染料的发明人珀金访问美国。施魏策尔被推举在美国化学界的欢迎宴会上发表重要讲话，他当时在美国化学界的地位由此可见一斑。珀金时年 68 岁，黄金时代早已过去，但在人们的鼓动下从英国跨越大西洋来到美国的访问期间，仍受到崇拜者们竭尽全力表示的欢迎之情。接风盛宴在纽约著名的达尔马尼柯饭庄举行，许多赴宴者都认识到，制药革命正是珀金 50 年前所做重大发现的直接结果。胡戈·施魏策尔在他的讲话中，最贴切地表述了这一观点："如今要认识到当年的这一想法有何等重要的划时代意义是很困难的。但这个想法千真万确是天才的灵光一闪。"——作者原注

塔尼亚号",使千余人丧生大海,其中也有不少美国人。(正是这一事件开始扭转舆论,使美国公众转到反德立场上,连带着也叫停了美国国务院对英国封锁海上交通的严重不满。)施魏策尔仍极力为这一行动辩解,竟说凡是乘坐英国船只的人是"自己活腻了"。

他的若干最大胆的拥德讲演和文章,内容都是赞扬德国强大化学工业的。他在一本宣传小册子中发表了如下的典型观点:

> 无与伦比的德意志效率,在化学领域表现得最为突出。在这场战争中,德国化学家所做的贡献,并不少于、甚至还超过了战略家、陆军和海军。这样说并不是夸张,而且在战前便有人这样预见过。因此有理由认为,当前的这场杀戮,其实进行的就是"化学家的战争"。

其实,在他这种引人注目的公开表现之下,还隐藏着其他秘密行径:间谍活动。还在战争爆发前,施魏策尔便接受了德国特工机构的训练,被登记为963192637号特工。他的主要任务,是充当德国驻美大使馆和一名最重要的谍报人员之间的接头人。

当时驻美的德国大使是约翰·海因里希·冯·伯恩斯托夫伯爵,他不仅肩负着尽可能使美国保持中立的使命,还从事着一方面阻止美国向德国的敌对国家出口军火、一方面又为自己的国家谋求军事物资的任务。帮助他执行这一任务的主要助手是参赞海因里希·阿尔贝特。他是德国内政部官员,在使馆中的级别仅次于大使。伯恩斯托夫大使和阿尔贝特参赞都处在美国政府的监视下(可能还受到英国特工人员的监视),因此只能通过中间人与自己的谍报人员和同情者联络。胡戈·施魏策尔就代表他们同瓦尔特·舍勒接头。这个舍勒是名化学家,在新泽西化学公司工作,有着渊深的专业学识,是战争初期德国在美国的最重要的工业谍报员。据传，舍勒是 1913 年发明芥子气这一化学毒气的成员之一，并通过施魏策尔将制备方法秘密传给了德国（而且就是在拜耳公司在莱沃库森的工厂制备的）。他还根据施魏策尔带给他的指示制造了燃烧弹，供破坏停泊在纽约港的英国船只之用。他们两人还策划出一种方法，可将美国的石油伪装得像是化肥，以成功地混出海关运抵德国。

美利坚拜耳有限公司看中了施魏策尔的这类门道，因此登门求救。施魏策尔通过慎重考虑和不事声张的调查，果然不负所望，很快想出了一个点子。

苯酚的短缺，不只单单影响着拜耳公司一家。著名发明家托马斯·爱迪生也为此事伤过脑筋。他最著名、也最受民众欢迎的发明是留声机，而留声机的唱片就是以苯酚为原料压制的。在试图从现货市场上买到这种东西而没能成功后，他便决定还是求助于他自己的发明才能自行制取。他研究出了一种方法，可以由苯合成苯酚。1915 年 6 月，报纸上刊登了爱迪生打算自己在新泽西建厂自制唱片原料的消息。预计产量为每天 12 吨，他自己要用 9 吨，因此有 3 吨的剩余。这多出来的部分，爱迪生打算通过一家名为"美国油品供应公司"的代理机构卖掉，而目下该代理正在招揽主顾。

"美国油品供应公司"在开始征求买主的第二天便宣布，经爱迪生本人同意，这些苯酚都将卖给一个名为"化学物资互济会"的机构。卖方一直不曾听说过这个机构，因此要求对方预付 10 万英镑的保证金。对方按要求支付了。交易的全部金额数没有对外公布，不过想必为数甚巨。此事引起了包括若干军工产品出口商在内的其他有求购意向者的广泛猜测，大家都想知道是谁躲在这个"互济会"的幕后，但都没能打听出来。

事实上，这正是胡戈·施魏策尔搞的名堂。他一听到爱迪生打算自己制备苯酚的消息，便立即同海登化工公司美国分公司的总经理乔治·西蒙会面。同这个向拜耳公司提供水杨酸的最大供货者商定了一条计策，就是施魏策尔出钱（实际上是海因里希·阿尔贝特从德国大使馆拨出的情报特别资金），西蒙打着子虚乌有的"化学物资互济会"的牌子，不显山不露水地买下爱迪生的苯酚；其中的一部分用来生产水杨酸，以供拜耳公司伦斯勒工厂生产阿司匹林之需，其余的再以成本价格回卖给施魏策尔以作他用。

几个星期过后，施魏策尔在纽约的时髦交际场所阿斯托大饭店开了一席豪华的私人宴会，主宾是海因里希·阿尔贝特。宾主在宴会上尽欢而散。在香槟觥筹交错、雪茄烟气蒙蒙的后面，施魏策尔成功地导演了一出大戏。乔治·西蒙的水杨酸生产得到了恢复，拜耳阿司匹林生产线也再次开动。施魏策尔掌握了美国为数有限的苯酚来源中的一处，同时也就有了一棵摇钱树。这还不算，所有这些苯酚都是用德国政府的秘密活动经费购买的。德国大使馆也很愿意出这笔钱，因为这意味着协约国一方最终将少生产450万磅火药。

不过，他们没能快活多久。就在当年的7月24日，海因里希·阿尔贝特搭乘一列开往纽约市中心曼哈顿的火车旅行，下车时将一个公文包忘在了车上。当他发觉后急煎煎地赶回来时，车厢里有人告诉他，刚才有个年轻人将包拎走了。更糟糕的是，那个年轻人原来是美国特工机构的一名特工，盯阿尔贝特的梢已经好几个星期了，而包里满满的都是秘密文件，有美国方面尚未掌握的德国同情者的名单，有记录破坏活动的密码文件。近期购买苯酚的文件也在其中。

由于文件的内容并不十分详尽，美国政府没能获得进行抓捕的充分证据。于是他们采取了另外一种做法，就是将这些文件的内容透露给报界。8月15日，《纽约世界报》在头版位置上大大鼓噪出一篇报道，指名道姓地披露了海因里希·阿尔贝特、胡戈·施魏策尔和约翰·海因里希·冯·伯恩斯托夫伯爵颠覆美国的种种行径。该报道说，多年来，这三个人一直在以阴谋方式进行破坏和宣传，损害着英裔美国人的利益。谋求——报纸上的原话是"窃取"——苯酚等至关重要的美国化学物资即为其一。

一连好多天，阿尔贝特、冯·伯恩斯托夫和施魏策尔都受到报纸猛轰。要求他们作答的呼声十分响亮。他们也尽量设法摆脱掉这些"关注"。施魏策尔试图告诉人们，他弄来的苯酚是为了给医院提供消毒剂，阿尔贝特和冯·伯恩斯托夫则躲在大使馆内躲避风暴。风头最终总算熬过去了，然而麻烦却木已成舟。随后，尴尬不堪的爱迪生将多余的苯酚都卖给了美国军方——但拜耳公司这时已经存储了足够的库存。胡戈·施魏策尔的公信力则大大下降。尽管他仍然致力于亲德宣传，但自己也清楚，如今他已经成为显著目标，一举一动都受到监视，因此很难再发挥谍报人员的作用。一年半后，他得肺炎死去。纽约警方在搜检他的住处时，发现了密码本、煽动反英情绪的讲稿，还有种种制备阿司匹林方法的摘记。

这宗丑闻大大损害了拜耳公司的名声。它那远离德国政治机器的作秀，如今是没有什么人相信的了。它的一举一动，也都处在美国当局怀疑目光的注视下。它原来或许还给美国政府留下了些许好印象，不过如今肯定已荡然无存；它最宝贵的资产阿司匹林的长期命运，看来也不会再往高处走了。阿司匹林正在从拜耳公司的手里滑脱，只是公司的头脑们还不曾意识到而已。

如果说，拜耳公司还没能清楚地看出这一朕兆的话，那是因为它正在将全部精力用来榨取阿司匹林专利权到期前的最后油水。时效只剩下一年了，美国的各家化工企业都在摩拳擦掌地等着跳上阿司匹林利润的彩车呢。在这种形势下，拜耳公司决定绕开从中作梗的美国医药界，采取新的营销战略——直接向民众出售阿司匹林。这一药品作为"规范药"的日子已经屈指可数了。

1916年6月，广告界的专业刊物《油墨》告诉它的读者说，拜耳公司正在报纸上小心翼翼地发动一场广告战，以使美国公众熟悉"阿司匹林"这一品牌——

> 这则广告并不催促读者从速选购某样商品。它也不将这种东西吹嘘为包治百病的神药。它还不介绍这种药的服用方式。它的刊出只有一个目的，就是推介这种药物的品牌。

当这则广告几个星期后出现在报纸上时，读者看到的内容真是再简单不过——广告上方只有一个短短的专有名词：拜耳，中间是拜耳公司制造的装盛阿司匹林的药盒的照片，下面还有简短的两句话："阿司匹林药片。每盒包装和每片药上都有'拜耳十字'标识，以确保不是赝品，也没有被调包。"

不过，这一做作的低姿态广告，仍然惹得美国医学会对拜耳公司大为光火，并迅速做出强烈回应。它在自己的刊物上提醒医生们说，17年来，拜耳公司一直是乙酰水杨酸在美国的唯一合法销售者，由是造成了公众"不得不因我国专利机构批准该公司的专利所授予它的垄断地位而支付高额索价"。言下之意是，一旦该专利到期，医生们就应改用其他品牌。

今天看来，这一则口气温和的广告竟会引起如许震怒，似乎很难理解。事实上，以当时的尺度衡量，拜耳公司的这一做法是公然无视职业准则，直视美国医学会长期反对"秘方药"的努力为无物。一旦将禁锢在瓶子里的魔鬼放出来一个，又将何以阻止其他制药同业群起效尤？再者说，又有什么办法能够使公众真能够将合法药品与假药或冒牌药区别开来呢？美国医学会立即采取了行动，将拜耳公司的阿司匹林从官方推荐的药物名单中剔除出去。

不过，此时的拜耳公司似乎已经不太在意医药界的态度了。他们一只眼紧盯着日历上一天天临近的专利失效日期，一只眼观察着阿司匹林的销售额。看来，虽然美国医学会采取了行动，阿司匹林的销售量还是一路看好。公司知道，它必须在仍旧持有专卖权的有限时期内，利用这一药品的好名声拼命捞进。1917 年 1 月，拜耳公司又推出了新的广告，这次是针对当时存在的最大威胁——竞争对手会在下个月专利到期后将自己的产品也冠以"阿司匹林"的商标。这一次，拜耳公司在美国医学会的看家刊物《美国医学会杂志》上，以整整一页篇幅刊登这样一则广告：

"阿司匹林"

此系商标名

阿司匹林是在美国专利局登记注册的商标名称，与乙酰水杨酸的专利是完全不同的两回事，并不会随着后者的到期连同失效。"阿司匹林"这一商标仍然是本公司的专属资产，因此，只有拜耳公司生产的乙酰水杨酸才能使用这一商标名称上市。

任何无视本公司商标权的行为都将受到坚决起诉。

又过了不久，拜耳公司再次有了新的行动，这一次是想让制药业知道，拜耳公司的火药味增强了。这次行动是向波士顿的联合医药公司发起攻击，指责后者有侵权行为，并以此警告其他企业应引以为戒。

不过，拜耳公司的这一警告与当时的形势不大合拍。多年来，它在美国的对手们无不对前者的利润垂涎三尺。在从 1914 年开始的三年来，美国人共服用了总重量达一千吨的阿司匹林，零售金额共达

2500 万美元。以当时的物价衡量，这是很大的一笔数目。而这笔数目中又有相当大的一部分，会流入可能即将同美国开战的德国，这使许多美国人极为不满，因为在他们眼里，这个国家的化学工业所力保的对合成化学物资的垄断，是为更高的邪恶目的服务的。一些美国人开办的企业，如陶氏化学公司、孟山都农业化学公司等，都已建立起乙酰水杨酸生产线，一俟专利期满便投入生产，而且也决定将自己的产品仍以所有顾客已然习惯了的原名——阿司匹林——相称。

形势正倒向对这些公司有利的方面。在此之前，德国错误地估计了局势，认为协约国方面正在失去交战的信心（依据是协约国一面的俄国发生了革命并随之退出第一次世界大战），因此开始肆无忌惮地利用潜艇在大西洋四处开展攻击，以增强对英国和法国的施压效果。这一来惹了祸，有几艘美国船只也被击沉。德国人还干了另外一件蠢事，就是参与了鼓动墨西哥向美国开仗之举。当这些消息在美国传开后，美国朝野的观念大为改变。这一来，拜耳公司的两家美国子公司的头头脑脑们真地意识到，他们保不定哪一天就会成为经营敌对国企业的敌侨。于是乎，一场乱哄哄的成立空壳公司的忙乱开始了，为的是将德国资产伪装成美国产业。这场乱剧直到 1917 年 4 月 6日美国对德宣战的一天还没有收尾。不过对于拜耳公司来说已经为时太晚了。复仇的利剑化身为敌国侨民资产监管署（缩称 APC）的亚历山大·米切尔·帕尔默斩将下来。

敌国侨民资产监管署是美国根据《与敌国贸易法》[①]设立的政府机构，负责接管所有敌国产业，并托管到战事结束。亚历山大·米切尔·帕尔默是该署的第一任署长。此公系宾夕法尼亚州人，国会议

---

① 《与敌国贸易法》（Trading with the Enemy Act，缩称 TWEA）为美国在 1917 年通过的法律，旨在限制与对美国采取敌对行动的国家的贸易往来。该法律授权美国总统在战争时期实施限制和监督美国与敌国的所有贸易活动。——译者

员出身，为人傲岸不群并极有主见。接管德国在美国的大约价值 9.5
亿美元的巨大资产（相当一部分都已被李代桃僵地转移到了幌子企业
名下）的责任，就落到了他的肩上。他组建起一支精干的调查大
队，帮助他顺藤摸瓜，将这团乱麻理出眉目，队长是原纽约助理地
方检察官弗朗西斯·加文。这个监管署，就是今天美国联邦调查局的
前身。

开始工作的亚历山大·米切尔·帕尔默和弗朗西斯·加文，对
不久前拜耳公司与恶名昭著的胡戈·施魏策尔一起搞的勾当仍记忆犹
新，因此自然将拜耳公司列为目标。对德国有强烈反感的加文开始仔
细了解这家公司的复杂结构，帕尔默也公开表示将接管拜耳公司包括
专利权和商标权在内的所有资产，并任命美国人为董事会成员，负责
在战争期间管理这家公司。公司里还给德国人留下了不多几个高层位
置，而这几个人最担心的问题，就是将来美国会不会将公司发还。

在大战爆发前的漫长年代里，拜耳公司从中等规模的染料和煤
焦油生产厂家，发展成为德国最大的化工企业之一。靠着阿司匹林赚
来的利润，公司不断投重资开发新的和越来越复杂的产品，为德国和
全世界难以计数的化工厂所用。它的最活跃的部门是药研部，从事着
多种消毒剂和杀菌剂、巴比妥类药物（一种新型的镇静剂和催眠
剂）、几类心脏病药物和麻风病药物，还有多种其他药物的研发。有
些药流行了短短一阵，随即便被对手更有效的药物淘汰了。也有的长
期保持着成功地位，如著名的治疗梅毒的药物肿凡纳明①（这种药在
第一次世界大战期间，拯救了许多染上性病的大兵的生命 —— 当
然，它并无力同时挽回这些年轻军人的名声），因此创造了巨大的利

① 又叫阿斯凡纳明、撒尔佛散、六〇六（因为是研发阶段排名编号为 606 的待测试样品
而得名）等。——译者

润。但是，拜耳公司的所有药物中，没有一种能够抵得上阿司匹林。可以说，阿司匹林不但独占鳌头，而且鹤立鸡群。这样的药物，当然是拜耳公司每一名药研人员梦寐以求的目标。不过，实验室里老资格的研究人员也会谆谆告诫说，哪怕是最成功的药品，也会在命运、风气和医药知识不断进步的共同涤荡下成为明日黄花。他们会举出海洛因为例子说：这种药物曾被它在拜耳公司的保护神海因里希·德雷泽捧到天上，说它治起咳嗽来既安全又有特效，然而到了后来，它的成瘾性却明白无误地表现了出来。1913 年，美国整个东海岸地区与海洛因有关的求诊人数激增，酿成了轩然大波，压力之下，拜耳公司不得不做出终止海洛因生产的决定；不出五年，它在世界多数地区被宣布为禁用毒品。①

卡尔·杜伊斯贝格经历了所有这一切，既有好的，也有坏的。他总表现得像是一位事无巨细悉心照拂孩子的家长。当情况不顺利时，他会尽一切力量使公司在风雨飘摇中立于不败之地。他一生中最能经历起时间考验的成就，是从无到有地在莱沃库森建起的大型化工厂。这座工厂建在莱茵河畔，占地 25 英亩，第一次世界大战爆发前不久才正式落成，被认为拥有当时全世界最先进的生产能力。原料就从河岸的码头上卸下，成品自有铁路运走，大城市科隆离这里不远。厂内的道路呈棋盘状，各个车间彼此连通，效率高、成本低，而且很有气派，是厂家们无比歆羡的样板。拜耳公司在这里雇用了几

---

① 在海洛因开始流行的早期，纽约市有一些瘾君子靠拾拣废旧金属换取海洛因，并因争抢发生械斗，因此得到了"破烂儿王"的诨名。即便在被宣布为非法之后，它也仍然是多数美国人吸毒的首选。在黑手党于 20 世纪 30 年代把持了制贩毒品的行当后，海洛因的流通量更是激增。海因里希·德雷泽在 1914 年离开了拜耳公司，但将得自海洛因和阿司匹林提成的部分收入投资到公司在杜塞尔多夫新建的药研所项目上。十年后，他死于脑出血，有传言说，他去世的前几年染上了吸海洛因的习惯，自己也成了瘾君子。——作者原注

千名工人，他们不论在厂房里，还是在工厂外，都时时会感觉到杜伊斯贝格那主宰一切的影响。这里的工厂落成后，公司的总部便从埃尔伯费尔德迁来，还在新址上盖起了一座新古典主义风格的会堂，供总部的核心部门使用。杜伊斯贝格也将家搬了过来，住进了气派有如宫殿、被喷泉和花园环绕的豪宅。宅邸后面则是公司的命脉——生产各种染料、化学品和药品的厂房。

这里的种种气派和考究，主要用意并不在于满足卡尔·杜伊斯贝格的虚荣心。这位名人是要用它们说明，拜耳公司是一支不可小觑的力量，是 20 世纪的工业巨人。不过，他在表现出广阔眼界的同时，也仍是一位现实主义者。他清楚地知道，自己的公司虽然已经发展到了可观的规模，却还只是巨人队伍中的一个，而所有的巨人彼此都在激烈争斗。他知道这种全方位的凶狠竞争是有害的、浪费的，也是昂贵的，因此想要遏制一下。

还是在 1903 年赴美访问时，他就从美国人办工业的方式中学到了不少东西，对卡特尔的经营方式，比如说，对约翰·洛克菲勒的"标准石油公司"能将各个本来激烈竞争的对手摆平，同意在价格和进货方面达成一致的做法印象特别深刻。他回到德国后，便也试着说服化学界势力相近的同行，让他们相信美国人的做法是应当效仿的。不过，他并没能完全成功。在他劝说的各竞争对手中，有些人固执己见，不相信他提出的大目标。尽管如此，他还是在 1904 年同两个最大的对头坐到了一起，结果是三方——拜耳公司、巴登苯胺及苏打股份公司（简称巴斯夫公司）和苯胺染料股份公司（爱克发公司①的前身）同意形成一个松散的联合体系，这就是"三方同

---

① 爱克发公司原为德国企业，长期经营电影胶片、摄影胶卷和 X 光底片的生产，第二次世界大战后分属东、西两个德国，目前已经形成全欧洲性的跨国企业，总部在比利时，产品也有所转向，但仍以摄像材料和器材为主。——译者

盟"。在当时最大的德国化工企业中，另有赫斯特公司和卡塞拉公司两家自行形成了联合。希望将所有大化工企业纳入同一个体系的杜伊斯贝格认为这样的局面并不美好，不过他相信，经营的规律最终必将会使大家彼此靠近，因此也不急于求成。这两个卡特尔的运作都很成功，各自把牢一定的国内与国际市场，彼此间尽量避免恶性竞争。

第一次世界大战给杜伊斯贝格带来了他正在寻求的机遇。诚然，在英国实行海上封锁后，德国各家大化工企业在世界合成化学品市场上长期享受的垄断优势已风光不再，然而，出口市场的萎缩却被帝国战争机器的订单补足。德国军队对弹药的需求同敌人的一样巨大，但协约国一方能从外面得到供给，德国却没有这个条件。于是，生产弹药的责任，便落到了拜耳公司和其他一些企业的肩上。原来从事化肥生产的厂家，此时都转而制造起烈性炸药来。战前研究医药和染料之类物质的科学家，也纷纷转行搞起了毒气。最早的化学毒气是1915 年 4 月用在伊珀尔①的战场上的。这正如胡戈·施魏策尔在他的一份宣传小册子里所说的那样，这场战争是"化学家的战争"。②

自然，这些大化学企业越联手向德意志帝国的军队提供军火物资，彼此间必然也越趋于相互靠近。杜伊斯贝格劝告大家，如果趁此机会形成一种确定的关系，就会减轻战后的相互敌意，使各方面的共同繁荣发展更有保证。他说得有理有据，结果是 1916 年 1 月，上述两个德国化工联合体并成一个松散的卡特尔。在这个卡特尔中，所有成员都仍然同以往一样实行自主管理，并保留各自的独立资格（拜

---

① 伊珀尔为比利时西佛兰德省都市。德国在第一次世界大战时首次在该城市附近的战场上，向协约国联军施放化学毒气（芥子气），开了化学战的先河。—— 译者
② 杜伊斯贝格至少积极参与过一种化学毒气的研制，甚至还亲身体验过这种名叫"光气"的毒气的效果。1915 年 3 月 3 日，他写信告诉同盟国军司令部负责与德国化学界打交道的联络副官麦克斯·鲍尔少校说："我来告诉它让人如何难受：一连八天，我都卧床不起。其实，这种东西，我只是吸进了几口……"—— 作者原注

耳公司还叫拜耳公司，赫斯特公司也还是赫斯特公司，等等），但各方都同意在研制和销售领域相互通气，利润按共同商定的比例分配指标。这样做对各方的好处，得再经过几年时间，通过适当的企业合并才能充分体现出来。但即便只是目前的这种粗浅的联合，形成的也是世界上最大的工业集团——德意志煤焦油染料工业利益集团，不过，人们很快就给它起了个简称：法本公司①，而且这个名字后来也恶名远扬。卡尔·杜伊斯贝格当选为这一庞然大物的主席。

说来颇有些内外不一的是，杜伊斯贝格的这一长期理想开始实现之时，也正是他失去自己化学王国中最重要的一块领土之际。阿司匹林是拜耳公司最宝贵的财富。自它问世时起，就受到杜伊斯贝格无微不至的呵护，而它也因成为世界上名气最响、利润最大的药品而千百倍地给出了回报。然而，就在杜伊斯贝格取得了业界联合的胜利时，却开始失去对阿司匹林的控制。他从心底里热爱德国。大战初始之时，他倒还不很担忧，但战事越久，他就越为阿司匹林落入敌手的局面痛心疾首。这是再自然不过的事情。英国市场上的败北固然使他咬牙切齿，但当时大战并未爆发，挽回败局的可能性看来还多得是。后来，从澳大利亚也传来了不好的消息，他起初认为这对全局的影响并不足道，但过了一段时间便可明显看出，这实际上是从侧面给拜耳公司狠狠捅了一刀。然而，最让杜伊斯贝格揪心的，是美国那里的形势。他如今可以说是处在对那里的公司管理人无从控制的地位，那里的子公司在丑闻的泥潭里滚来滚去，又在美国医学会的苛责下苦苦挣扎，他却只能眼巴巴地远远干看。他愿意恪守"规范药"原则——至少宁可与医生站在同一侧，只要能够做到有利润进账即

---

① 这一缩称中的 IG，是德文"利益集团"（Interessen-Gemeinschaft）的缩写，Farben 是德文的"色彩、染料、颜料"一词的复数，"法本"是其音译。这里沿用了中国当年对该联合企业的译法。——译者

可，并不情愿走极端。为此，他一直不赞成子公司在美国那里所做的广告。然而，美国专利权转眼就会过期的紧迫形势，将那里的管理人员逼得铤而走险起来。如果杜伊斯贝格能够直接控制的话，很可能不致走到这一步。此外，还有更糟糕的打击在等着他，这就是美国于1917年4月参战后，接管了拜耳公司在美国的所有资产。远在德国莱沃库森总部的卡尔·杜伊斯贝格无法影响美国的局势，心里的焦虑自不待言。

也许，他一度还曾认为有可能出现转机，困难还有可能得到解决，形势还有可能顺利起来——因为德国并未认输。虽说食物和燃料已经严重影响到平民百姓，但德国军队依然在战场作战。战局向有利于德国的方向扭转的希望还是有的，而且寄托在不止一处。德国潜艇近期对协约国辎重船的袭击就很成功。再者，曾是协约国成员的俄国陷入严重内乱，已经宣布退出大战。①

如果他当真抱过这样的幻想，也无非只是昙花一现。随着1918年夏德国发动的最后一次进攻随着众多德国士兵死在马恩河的泥水中而告全盘失败②，德国人深知战败的最终结局已无法避免。当年秋

---

① 如果杜伊斯贝格能够得知他的阿司匹林在沙俄帝国的崩溃中所起的作用，不知会有何感想？最后一个沙皇的儿子、王储阿列克塞患有血友病，血液流入他的关节，引发严重的炎症和剧痛。在对症治疗时，沙皇的御医很可能会给王储服用当时应用最广的止疼药阿司匹林。当时的医学界并不知道，阿司匹林会使血友病患者的内出血加剧。出于对儿子生命的担忧，沙皇皇后亚历山德拉病急乱投医，找来了农民出身的教士、会搞"通灵术"的格里高利·叶菲莫维奇·拉斯普京。此人说动皇后，放弃所有医学手段，由他用自创的"信仰疗法"一手治疗。由于停用了阿司匹林，阿列克塞的病情有所好转，拉斯普京对皇族的影响力因之大增。他的日益受宠和利用这一优势胡作非为，据信在使俄国人反对沙皇的转向中起到了重要作用，这便给十月革命制造了机会。——作者原注
② 这是指第二次马恩河战役（1918年7月15日—8月5日），这是第一次世界大战期间，德国在西线战场上发动的最后一役，在协约国联军的反击下大败，伤亡极为惨重。1914年，这一带也发生过一次战役，也是以德国的败北告终，史称第一次马恩河战役。——译者

天，在协约国联军发动的全面进攻下，德国陆军开始瓦解。此时，柏林的工人也发动了罢工。海军中又发生了哗变。德皇威廉二世不得不宣布逊位。面对国家内部发生动乱的局势，又有哪个德国企业家——就算是天字第一号的企业家，能够对国外的事件发挥影响呢？根本不可能。

11 月 11 日，德国宣布投降。一个月之后，协约国联军的一支新西兰部队开进莱沃库森，将杜伊斯贝格一家人赶入他自己宅邸的地下室。①在美国，敌国侨民资产监管署署长亚历山大·米切尔·帕尔默决定将拜耳公司的美国资产全部拍卖，谁出价最高就卖给谁。结果，一家名为施德龄产品公司的企业以略高于 530 万美元的叫价买到手中。这可叫杜伊斯贝格气坏了，因为这家公司当年是靠卖假药起家的！

接下来发生的，是一段既令人扼腕也使人鼓舞的历史：拜耳公司最响当当的产品，就要面临它最严重的挑战，去应对历史上夺去最多生命的传染病了。

---

① 大战刚刚结束时，杜伊斯贝格有可能一度逃离莱沃库森，以避开协约国军占领初期的混乱风头。《纽约时报》12 月 24 日有一篇报道说："有传闻说，拜耳公司的卡尔·杜伊斯贝格博士已经逃到瑞士。据信，他是德国企业界与鲁登道夫将军（Erich Luden-dorff，1865—1937）之间的联系人，也是最积极鼓吹泛日耳曼主义的人物之一。"这段话的后一部分并没有完全说错——在整个大战期间，他的确与军方高层人物有频繁往来。比如，1916 年 9 月 9 日，杜伊斯贝格便在德国最高指挥部的专列火车上会见了兴登堡元帅和鲁登道夫将军，讨论了火药的生产计划。又过了一个星期，他又向这两人献计，建议征调比利时劳工补充德国工业之需。当战败在 1918 年 8 月已成为定局时，鲁登道夫将军甚至敦请杜伊斯贝格率领一班人马去劝说德皇威廉二世（Wilhelm II von Deutschland，1859—1941）退位，但杜伊斯贝格不肯这样做。不过，如果他当真于 1918 年 11 月逃离了莱沃库森的话，很快也又回来了，为的是保证拜耳公司的继续运营。——作者原注

7

文明险些灭绝……

锡福德是英国南部丘陵地区的一个沿海小镇。在镇北郊区徐徐起伏的田野与排布整齐的民宅交界之处，坐落着一处墓园。粗粗看去，它并没有任何特别之处，建在一面小山坡上，占地不大，只有几英亩，被一道石块砌就的高墙围起。这里的多数墓葬都相当简朴，也都受到了很好的照拂，墓碑上以英国人沿用了多个世纪的方式镌刻着简短的铭文，纪念着在这里安眠的亲朋。

不过，这里还有另外一类墓葬。它们十几个、数十个为一组地排在一起。死者们的墓碑更简单，只是一些不大的白色石板 —— 在法国索姆省生活过的人都会熟悉这种墓葬形式。石板上面的文字非常简短：姓名、军衔、兵役号，再加一个军徽符号或者一个国籍图符：一些是英国的，一些是加勒比海国家的，不过多数刻有枫叶标记，表明是些加拿大人。

不过有一点比较特殊，就是墓穴中这些长眠者的冥期：1918 年11 月 15 日、1918 年 12 月 12 日、1919 年 2 月 22 日，等等，多数人都逝于第一次世界大战停战协定签订之后的数天、数周甚至数月。显然，这些军人是在为国效力期间殉职的，否则也不会长眠于此。可是他们又并非是殒命沙场的。

那么，他们又都是如何亡故的呢？这些来自渥太华、蒙特利尔、萨斯喀彻温等加拿大不同省市的年轻人，为什么会长眠于英国苏塞克斯郡沿海小镇锡福德的这个公墓呢？

在这些人的墓前伫立片刻，你仿佛会听到往昔的一首歌谣。那是这些士兵的扎着小辫子的妹妹们在遥远的异国家乡里跳绳时唱的——

> 好友正当年，
> 有名叫流咸；
> 一天多了心，
> 流咸变流感。①

发生在 1918—1919 年间的大流感，如今已经被人们遗忘了。这场不啻《启示录》②中所述内容的可怕事件，实际上包括两轮大爆发，不分城乡、遑论远近地剪刈生命，造成的死亡人数至少五倍于整个第一次世界大战期间。流感有许多种，最严重的一种根本无药可医，唯一的防线是人体自身免疫系统的抵抗力。如果染上了，要做的只能是尽量让自己暖和些，也不妨吃上几片手头备有的这个或者那个药，然后就祈求上帝保佑吧。在你家里的小药箱中，有一种能够降低热度、减轻肌肉和关节疼痛，有助于你天生的自我保护系统恢复功能的东西，它就是阿司匹林。这种药并不能治愈流感——它绝对没有这种本领，不过毕竟有助阵的功效，而且的确帮助了数百万人同流感病毒作战，也无疑在许多人的康复中立了功。在经历了 20 年的对簿公堂、专利较量和广告厮杀之后，阿司匹林进入了成年期。

年轻的美国人艾伯特·吉彻尔为什么决定从军，史料中并无记

---

① 原文为一段文字游戏，用了与"流感"谐音的词编成童谣。这里是意译的。——译者
② 《圣经·新约全书》的一篇，主要是对未来的预警，包括对世界在接二连三的大灾难中趋向毁灭的末日情景的叙述。——译者

载。也许是听信了征兵站那些招兵员向他们看中的年轻人描绘的荣耀前程，也许只是尽《征调兵役法》①规定的义务应征入伍。什么原因且不去深究，他很可能同大多数战争时代刚穿上新军装的年轻人一样，满腔为祖国而战的激情，自认为命里注定会荣立战功，不会缺臂丢腿，更不可能命殒沙场。当然，当他发现部队里只是安排他当炊事兵后，原先那些当英雄挂勋章的秘密梦想，恐怕就大大暗淡了下来。不过，至少这种安排短期内看来倒也不赖：当时是1917年末、1918年初的冬天，他所在的连队驻扎在美国堪萨斯州赖利堡的中转军营，外面刮着刺骨寒风，可连队厨房里面却暖暖和和的，又有种种吃食，比在外面摸爬滚打的士兵要舒服多了。不过虽然只是当了火头军，二等兵艾伯特·吉彻尔倒还是出了名——尽管不是他原来憧憬的那一种。

1918年3月11日清晨，起床号还未吹响，吉彻尔就打着寒战醒了过来。外面的操练场上，冬天时分此地不断刮起的沙尘暴依然在呼啸，大风卷着细沙，从门窗的缝隙里钻进室内。火炉已经熄灭，他无论如何也暖和不起来。再过一小会儿，他就应该起床、穿上迷彩军装，进入厨房准备早餐了，可他身上着实疼得厉害，简直动弹不得。最后，他好歹总算从床上爬了起来，穿好衣服，艰难地走到外面，在凛冽的寒风中一路咳嗽着来到厨房。在厨房里，火已经生好了，炊事班正在准备早餐。他强撑着和大家一起干，但只勉强磕了几个鸡蛋，军事长便看出有些不对头，于是命令他先在炉旁烤火，等到医院开门时再去看病。

又过了一个小时，吉彻尔到了医院。这时，他觉得越发难受

_____

① 《征调兵役法》是美国国会于1917年通过的法律，规定美国男子满18岁后必须登记领取征兵证，总统有权从登记人员中选征新兵，无原因不应召者为违法，而且不得雇人代替（这在以前的法律中是允许的）。——译者

了：浑身发烧，咽喉疼痛，头疼得像要裂开似的。值班的医士从军多年，为人严厉，对前来看病的这个二等兵有些怀疑，觉得这小子有可能是装病偷懒。不过稍做检查后，这种怀疑便消失了。他给吉彻尔服了两片拜耳阿司匹林，又将他送进专门为传染病人开设的病房。吉彻尔刚被送走，又有一名病人来到医院。新病人是第一营直属运输加强排的下士李·德雷克。他的症状同吉彻尔一模一样。接着又来了中士阿道夫·胡尔比，发烧到了 104 华氏度。在他后面又有人来……还有人来……医士觉得不对头了，赶快叫人来帮忙。等到正式军医来到时，等候看病的军人已经排起了长龙，一直排到了操练场上。当这一天结束时，卧床病人已经达到了 100 名。这个星期过去后，这一数字更跳到了 500 人。所有病人的病情都一模一样。

就这样，二等兵吉彻尔以领先几分钟的优势，成为进入 1918 — 1919 年大流感史册的第一人。他是一名幸存者。然而，当这场传染病的大潮终于平静下来时，已经有 5000 多万人死于非命。

流感病毒是如何潜入美国军营的，目前还没有定论。这一次的病毒传染性极强，但在刚刚有人患病时，医生们并没有特别重视。流感嘛，无非就是每年冬天都会闹上一场的东西。这一次的新病毒变异种，大概也像其他的一样折腾不了许久吧。虽说在这次流感中，赖利堡军营死了 48 名军人，但也未被看成是值得特别注意的大事件。这些人死去的日子分散在若干个星期里，而整个军营里得病者有数千名之多，多数人只是卧床三至四天后就好了起来，因此死亡率也不是特别高。美国陆军将多人患病这一事实记录在册，是因为这是军队，而军队就有事无巨细一律形成文字的习惯。在那个时候，并没有什么人认真想到去研究一下病毒的来龙去脉。当然，到了后来，科学家还是竭力想将所有的事实拼接为一个整体（今天也仍有人在做这件事情），由是提出了几种不同的假说。有人认为这一次流感源自中国，本是早些时在那里流行的一种不很可怕的流感病毒发生了变异，又被移民带到了美国。还有的理论认为致害的病毒本来只会导致猪瘟，也是由于发生了变异，并在猪的身上潜伏了多年，然后跳出来戕害人类。

这里最值得注意的，一是这次流感在最初数周内所表现出的传染性，二是美国在1918年初所处的特别利于该疾病传播的环境。当时，这个国家已经全面进入战时状态，原来在和平时期所保持的为数不多的军队，已经在对德宣战后的几个月间得到迅速扩充，上万名入伍新兵和退入预备役的老兵大量涌进军营，一面进行基本军事训练，一面准备开赴海外。只在赖利堡这一处军营里，就拥挤着2.6万名官兵。一旦病毒钻进一处军营，传染到其他军营就只是时间早晚的问题了。汉考克斯、刘易斯、弗里蒙特、谢尔曼等军营，都报告有病情发生。就连地处加利福尼亚州的恶名昭彰的圣康坦监狱里，也有500名囚犯得上这种病躺倒在床。不过在这一阶段，疾病主要还是在集体场合、特别是在年轻男子集中住宿的地点传染。得病的人如果在三天之内大难不死，就会逐渐痊愈。卫生官员并未发现一般家庭中出现这种病人。

但是，自1918年3月起，美国军队开始大批开赴欧洲。当月就有8.4万名美国大兵离开本土。4月份更达到了11.8万。他们从美国带着病毒离开。在航行途中，第15骑兵师有36人发病，其中6人死亡——这一发病人中的死亡率在早期流行阶段算是高得惊人的了。虽然这与船上的医护条件较差不无关系，但无疑也预示着不妙的前景。

就这样，流行性感冒来到了欧洲。病毒进入这块被将近四年的战争折磨得羸弱不堪的土地，真有如火星落上干柴。美国大部队越过英吉利海峡后，便呈扇形铺开，进入战线上的各个预定位置。流感也最先拿这些地方开刀。接着，它又占领了法国和英国军队的战壕，随即便跃过中间无人区来到德国部队的阵地，造成对峙双方数以万计的病假减员。面对士气因流感肆虐严重下降的局面，一心要保证春季大攻势①战斗力的德国陆军将领埃里希·冯·鲁登道夫将军十分无奈。他在事后回忆说："每天都听到参谋长报告罹患流感官兵的数字，真是一种折磨。"其实，对手一方也何尝不是如此！英国陆军第29师就因为流感造成大量病号而推迟了预定的反攻行动。据英国皇家御林步兵第二旅的军事记录表明，这支部队曾不得不将纳莱米纳的一所废弃的学校改为临时医院。

这两支英国部队的情况并不是孤立的。实际上，在那一年暮春的欧洲，无论是哪个国家的军队，也无论是其中的哪一支队伍，都出现了小小的"流感别动队"，置身于潮湿阴冷的环境中、又往往累得筋疲力尽的军人，会不分官阶、不论兵衔地被流感病毒放倒，然后再传染给别人。大兵们得的这种病，也不可避免地会溢出壕堑闯进民宅。它先南下扫过法国，然后进入中立的西班牙，将首都马德里的居民放倒了三分之一，弄得政府机关关了门，受到战时管制的报纸没了政府的监管，便对这种病的可怕大肆渲染起来。各协约国的报纸因受命不得报道本国流感的传播情况，于是纷纷转载起西班牙各报刊登的有关文章。这样一来，这场流感后来就有了"西班牙流感"的诨名。这一称法很失公允，因为就在这时，流感病毒也向西横渡英吉利海峡进入英国（传染上了英王乔治五世，又弄得联合舰队②中的

---

① 第一次世界大战中德国最后一场大型主动进攻的军事行动，分成若干战役，时间在1918 年 4 月到 7 月间进行。原来打算在美国军队到达欧洲之前解决问题，但美国大部队实际上参加了大部分战役。由于这一战役是在鲁登道夫将军指挥下进行的，故史书上又称为"鲁登道夫行动"。——译者

② 英国一支舰队的名称，组建于 1914 年，由不列颠大西洋舰队和英国领海护卫舰队联合而成。第一次世界大战结束后便被解散。——译者

一万名官兵生了病，不得不将出海日期顺延三天）。在欧洲大陆上，从德国到波兰，再到沙俄不久前撤出的刚刚化冻的泥泞战场，也都是流感的肆虐之地。事实上，在那一年的春季，整个世界的大部分地区都遭到了流感的袭击，从欧洲传到中东，再进而冲入亚洲。只有非洲和南美洲免此浩劫。不可思议的是，加拿大的大部分地区竟然也得以幸免。

再往后，流感好像一下子无影无踪了，正如它从天而降一样突然。发烧的人体温下降了，身上的疼痛也消失了，咽喉也不难受了。所有的人都松了一口气。

其实，流感病毒并没有消失，只是在养精蓄锐，悄悄地在西线战场的壕堑里、军营里和医院里发生变异。病毒潜伏到军人的肺泡里，而这些军人正准备投入这场大战的收官一役；病毒还悄悄躲藏进护航舰和货轮舱内，而这些船只是用来将美国伤员送回国的。就这样，新病毒做好了向新牺牲品进行更致命攻击的准备。①流感的第二轮攻击就要开始了，而这一次的杀伤力更强。就这样，英国锡福德小镇的那处静谧的公墓，不久便成了那几十名加拿大士兵的安息地。

1918 年 8 月，一批美国海军官兵来到了波士顿的共荣码头，准备调防到新基地。在登上新舰艇执行护航任务之前，他们获准在这座城市上岸休息几天。于是，这些为能有机会在执行单调的护航任务之前有所调剂而兴高采烈的水兵们，便涌进了各处酒吧。没有什么人想到流感这回事。可就是在这几天里，他们一个接一个地生起病来。8 月 28 日，他们之中有 10 个人得了流感，转天又有 58 个人报了病假，随即便被送入波士顿地区的切尔西海军医院。只过了一个多星期

---

① 目前有一种别具一格的解释这第二轮传染波的理论，是新西兰科学家 G. M. 理查森于 1948 年提出的。他认为，1918 年 5 月和 6 月，交战双方都使用了化学毒气芥子气，这可能是促成第一轮时的流感病毒发生更凶险变异的原因。—— 作者原注

的时间，到了 9 月 7 日时，就有 119 名水兵被流感放倒在床。与此同时，波士顿市立医院也发现了第一例患流感的平民。9 月 8 日，开始有流感病人死亡。流行性感冒卷土重来了，而且变本加厉。

在匈牙利，这一波流感得名为"黑死长鞭"。德国军人将它称为"晴空霹雳"。瑞士人以"束手无策"来形容人们当时的心理。世界其他地方的人还是用了过去报纸的称法，说它是"西班牙流感"，或者干脆就称之为"魔掌"——而且不但在整个欧洲叫开了，还成了人们对以后流感大爆发的通用叫法。其实，不管人们怎么叫，这一新的病毒与以往任何一种都大不相同。如果你比较幸运，就会像上一轮那样，只发三天的烧就好了，但五个人里只有一个能轮上这个机会。摊上它固然也不舒服，而且是很不舒服，但总归还能痊愈。

而其余的大多数，面临的却是生死之搏。刚得上时很像是普通的感冒，但过了一段时间后不是好转，而是身上越来越疼，头越来越痛，浑身越来越冷。此外，病人的呼吸会步步艰难起来，寒战会打得无法抑制。到了发病的第五天时，病人的肺脏会严重损坏，积聚起大量有致死危险的病菌，肺炎的利剑便悬在了病人的头上。此时的唯一希望，就是人体抵抗力尚能一搏了。不过，即便病人胜利了，正常机能也仍需要几周时间才能渐渐恢复。

其他人连这点机会都得不到。仅在发病几小时后，病人的肺泡里就会出现液体，致使人体的氧气供应中断，接下来会开始咳血出痰，徒劳无益地拼命吸气，但脸色仍憋得青紫。随后，病人就陷入狂乱状态，接下来就完全失去知觉，最后则是死亡的来临，而且可以说是活活憋死、生生淹死的。从被传染到失去生命，最快的只消 24 小时。

马萨诸塞州迪文斯堡的许多官兵就受到了这样的折磨。这里离波士顿 30 英里，是一座军营，满满驻扎着五万名新兵。就在波士顿开始有人死于流感时，军营也被它攻占了。死神的大镰刀在这里像割草一样刈断官兵们的生命。

六十年后，格拉斯哥大学的 N. R. 格里斯特博士，在一口铁皮箱里发现了当年迪文斯堡的一名医生写的一封信，并将它投送给《英国医学杂志》。这封信上标明的日期为 1918 年 9 月 29 日，也就是那里流感开始爆发后的第三个星期，信末没有给出姓氏，只简单地署了个名字"罗伊"。在描述了军营中的正常生活已陷入停顿后，写信人这样道出医院里罹患流感官兵的情景：

入院两个小时后，他们的颧骨一带便出现红褐色斑点。再过几个小时，这些人的耳部就开始发青，并渐渐蔓延到整个面部。到了最后简直无法分辨病人是黑人还是白人。要不了几个小时，病人就会死去，而且是因为无法呼吸活活憋死的。这真是太可怕了。目睹一个、两个，乃至 20 个人失去生命，毕竟心灵还能够承受，但眼看着如此多的可怜人像苍蝇般地大批丧命，简直令人无法忍受。目前，我们这里每天都有大约 100 个人死去，而这个数字还在攀升⋯⋯

迪文斯堡的情况引起了警觉。政府派来了一支医疗专家小组前来调查。这些人在这个名叫罗伊的人写这封信之前的数天，冒着瓢泼大雨来到军营，目睹到这里悲惨万分的景象。上千名官兵坐在帐篷里，又是咳嗽又是发抖，更有排成长龙的病人胡乱穿着大衣、披着毛毯，湿漉漉地在医院门外待诊。设计接纳量为 2000 人的医院，里面却满满躺着 8000 名被肺炎折磨得奄奄一息的军人。就在专家医疗组到达的这天，军营里便死去了 63 人。据专家组成员之一、曾担任过美国医学会会长和陆军军医总长的维克托·沃恩上校，后来在回忆这段可怕的体验时说："如果能够做到的话，我真要将这些记忆统统撕成碎片、碾成齑粉……"另一位组员、洛克菲勒研究中心的鲁弗斯·科尔医生惊骇地体验到，他得迈过一具又一具已经僵硬的尸体，才能进入病理解剖室。

这一切使专家小组极度震骇，便给卫生与公众服务部发去电报，强烈建议派更多的医护人员前来支援。但是派来的帮助真是微乎其微。流感已经四下蔓延开来。单以这一军营所在的马萨诸塞州而言，就已有五万人受到传染。在整个美国，它从一处军营窜入另一处军营，从一座城市扑向另一座城市，传播之势有如烈火。到了9月底时，死于流感的人数已达1.2万人，严重发病的更有几十万之众。而灾难只不过才刚刚开始。它一只手牢牢扼住美国，另一只手则开始伸向整个世界，速度之高和威力之猛有如海啸。不出两周，全世界已经没有一处地方不笼罩在它的阴影之下。至此，从芝加哥到开普敦，从卡拉奇到坎特伯雷，每一座城镇、每一个乡村，凡是人来人往的地方，流感都在大打出手。

9月30日，加拿大报纸《纽芬兰晚间电讯报》发出一则报道说，位于该国最东端的圣约翰斯有三名海员因流感入院，转天又增加了两个病人。一个星期后开始有人死去。在苏格兰的最大城市格拉斯哥，流感在大街小巷穷追猛打，其势之凶猛不亚于1849年的霍乱大瘟疫。在非洲国家尼日利亚的首都拉各斯，10名外地来的水手在两周不到的时间内，使全城居民都患上了流感。在南美的布宜诺斯艾利斯，人满为患的医院关门拒绝接纳继续涌来的病人。乘船来到阿尔汉格尔斯克①增援与布尔什维克交战的白俄士兵的协约国部队，甫下运

① 欧洲北部通向北冰洋的重要港口城市，两次世界大战期间盟国物资进入沙俄和苏联的口岸，现属俄罗斯。——译者

输船便进了医院。美国步兵第一旅踏上陆地还不到六天，便有24人死于流感。单只阿尔汉格尔斯克一地，被病放倒者就达一万名之众。流感不停地横扫各个大陆，席卷每处海洋，径直冲进柏林、上海、东京、开普敦、奥斯陆等世界各大城市，传播速度之快令人瞠目——它在10月份传到了南非的罗德西亚，在那里工作的一名医生据此估算出，流感推进的速度竟达56千米/小时。不出一个星期，流感便接连袭击了爱尔兰小镇莱特肯尼的六幢相邻的工棚。此后，它又进犯了澳大利亚塔斯马尼亚岛上离岸边足有六英里的马祖克小岛，岛上只有灯塔看守人和他的妻子，而他们有三个月不曾与外界接触了，天晓得流感是如何找上这对夫妻的。

这次流感的传播速度之快和范围之广，除了战争造成的人员大量流动这一因素外，还有两个重要原因：一是遍布全球的大量商船的活动，二是人们对传染病流行期间执行隔离措施的作用认识不足（等到人们意识到这一点时，已经太迟太迟了）。

从这场传染病传入斐济和新西兰的过程来看，这后两个原因都表现得再清楚不过。1918年10月11日上午11：50，新西兰联合航运公司的远洋邮轮"尼亚加拉号"船长约翰·罗尔斯给本国的海事办公室发去电报。电文是这样说的：

> 请转告卫生部知悉，西班牙流感疫情在国外日益严重。本轮上目前患病船员已逾百人，其中25人需要紧急医疗救助和住院安排。

这艘排水量1.3万吨的邮轮是从加拿大城市温哥华始航的，船上的乘客和船员共有300人。航行的第三天，船员中的一名服务生便出现流感症状，成为发病的第一例。到了10月8日，船上的病人数就增加到 84 名。随船医生一开始时是按登革热病情处理的，这时见状紧张起来。第二天，"尼亚加拉号"在岛国斐济的苏瓦港作了短暂停留——此间竟然有几个人获准上岛，然后继续驶向新西兰，完成航行的最后一段。驶离苏瓦港不久，第一例死亡就在船上发生。

照理说，在这种情况下，"尼亚加拉号"在到达新西兰之前，就应当挂起疫情旗。这艘发生了严重传染病的船只，完全应当被隔离起来。但凡有些常识，肯定就应当这样处理。然而，它却在第二天停泊在奥克兰港，罗尔斯船长随即下船，船上的显要乘客也跟着踏上地面。新西兰总理威廉·弗格森·马西和财政部长约瑟夫·沃德爵士就是这批要人中的两位，他们出国参加英联邦战时协调内阁①拟定战后事宜大计已为时五个月，急着要赶回自己的办公室理事。新西兰卫生部的不作为是否与这两位大人物回国有关，人们不得而知。倒是港口的码头工会得知船上的情况，表示将抵制船只进港。然而，"尼亚加拉号"仍驶进奥克兰港，警方派人将病情特别严重的病人抬上救护车和警车送入医院，马西总理和沃德部长则登上一辆敞篷轿车，在奥克兰的大街上缓缓驶过，一路挥帽向欢迎的民众致意。流行性感冒就这样来到了新西兰。八个星期后，这里便有 8251 人死去。②"尼亚加拉号"在苏瓦的短短停靠也几乎同样糟糕，一下子造成了 8000 斐济人丧命。

流感所到之处，无不哀鸿遍野。人死心乱不说，还使医学界束手无策。

---

① 英联邦战时协调内阁是在英国首相大卫·劳合·乔治的倡议下，于 1917 年春成立的高级决策机构，旨在协调英国及其各自治领在第一次世界大战中的行动。——译者
② 这些人并非首批死于这次大流感的新西兰人。稍早几个星期，该国陆军第 40 旅在乘军队运输船"塔希提号"开赴英国普利茅斯港城时，在途经西非国家塞拉利昂首都弗里敦短暂停留时，便有人染病死去。——作者原注

英国的《泰晤士报》这样说道：

> 昨天，整个伦敦市有 1445 名警察和 130 名消防队员因流感不能上班。在截止到昨天早 7 时的 24 小时内，市区共有 44 人在街上突然发病，被救护车送入市内各家医院。在巴特西区，殡仪馆不得不拒收新业务——其中一家回绝了 20 份预订服务。

这场传染病简直就像《圣经》里所提到的大瘟疫①，就人类所经历的灾难而言，其规模和范围为"黑死病"大流行②以来之仅见。随着死亡人数的不断攀升，不知所措的卫生官员无法回答人们的质问：这种病究竟从何而来？有什么办法能阻止它的流传？它会严重到什么地步？

有些人将这场流感归咎于阿司匹林——考虑到这种药其实在一定程度上起了帮助抗病的作用，真有些令人啼笑皆非。就在流感病毒出现在波士顿后不久，便有谣传说，这种病毒是有意被掺入拜耳阿司匹林的，这样，阿司匹林就成了一种新的致命化学武器。病人吞下这种药，本来是想止止痛、退退烧的，结果却会染上流感。事实上，这一传染病也在德国开始蔓延，就像它在美国的肆虐一样，但在美国却似乎没有什么人注意到这一点。大战正进行到最后阶段，报纸上成天报道的，就是美国军队在凡尔登以北对齐格菲防线③展开的新一轮进攻之类的消息，反德宣传主宰了一切。当时还有一则谣传

---

① 参看本章前面《启示录》的译注（第 150 页、原书页码第 124 页）。——译者
② 指 1347—1351 年传遍整个欧洲的淋巴腺肿瘟疫，难以想象地造成 2500 万人死亡，相当于欧洲三分之一的人口。它通常被称为鼠疫，其实更准确地说是源起于以老鼠为寄主的跳蚤。——译者
③ 在两次世界大战中，德国人都修筑了名为齐格菲防线的工事阵地。第一次世界大战中的这一防线于 1916—1917 年期间修在法国北部，是兴登堡防线的一部分。——译者

说，就在美国新泽西州的汉考克军营，有一批医生和护士因充当德国间谍、借皮下注射之机给美国官兵注射流感病毒而被行刑队执行枪决。这是个头脑发热的年月，就连本应明理的政府官员也往这股歇斯底里的怒火里煽风添油。9月21日，美国商船征用局保健与环卫处的负责人菲利普·多恩上校向《费城问询报》记者表示说：

> 这种传染病非常可能是接受派遣任务的德国佬通过潜艇带上美国海岸的。大家知道，这种潜艇是能够将人送上陆地的。他们的特工人员要找个剧院或其他人多的场所将流感病菌释放出来，实在只是举手之劳。既然这帮"汉斯"们已经在欧洲散布开了这种疾病，也就未必会对我们美国人安什么善心。

拜耳公司美国子公司的新头脑们没有出面直接辟谣，只是在报纸上登出广告强调说，他们生产的阿司匹林都是百分之百的美国货。不过，这个谣言还是过了许久才平息下来。

可悲的是，面对这场突发灾难，卫生系统的官员们根本不知道如何应对。美国费城的情况正是一个例子。在这座城市方圆50英里的范围内，就有一个很大的海军造船厂和好几处中转军营。既是如此，面临流感病的传播形势，市政府本应充分认识到它会很快闯入当地，并给予密切关注。然而，市里的编制很小的卫生局根本没有做什么准备。9月11日，第一批流感病例在费城现身。但在10天之后，竟有20万人涌进市中心，观看市里组织的旨在宣传认购"自由公债"的游行。受到鼓励前去观看的民众，除了被告知在公共场合吐痰、咳嗽和打喷嚏的危险外，并没有采取任何具体的防范措施。这样的掉以轻心，结果付出了代价。不出一个月，费城就有1.1万人死去，另又有数万人染病。每所医院都挤满了病人，所有的医生和殡仪馆都忙得不可开交。太平间里的尸体堆了好几层，有的都腐烂了，却还得不到掩埋。到了后来，死人甚至得靠还活着的亲人们自己动手送入黄土。棺材也变得短缺不堪，以至有些死人就被丢弃在大街上。人们开始远远离开流感病人、甚至只是一些被怀疑住有这种病人的住宅。这令人回想起中世纪时流行鼠疫的城镇，当时也有人来到有人染病的住房门前，一面喊着"有死人就抬出来啰"，一面在大门上匆匆做上十字形示警标记。

尽管费城的情况特别严重，但整个美国的情况其实都大同小异。纽约市的卫生监察长罗亚尔·科普兰在9月底发表讲话说："这座城市不存在传染病危险。市民们无须惊慌。"可是只过了几个星期，纽约市里就出现了一天死掉851名流感患者的疫情（死亡总数最后超过3.3万人），结果是动员了蒸汽铲土机挖集体墓穴以事掩埋。旧金山市卫生委员会的头头也夸夸其谈地宣称说，流感根本连这座城市的门槛都踏不进来。但一个月后，这里也有逾2000人丧命。

自然，流感一旦当真袭来时，当局还是尽了一切可能应对的。美国公共卫生协会便发布了一系列建议，基本内容是尽量避免一切不必要的公众聚会。不少地方宣布不得举行群众集会，不得举办体育赛事；学校停课，军营封闭，股票市场、银行、店铺一律停业，火车、电车和公共汽车也都停驶；就连教会也得到指示，将布道次数减到最低。向欧洲西线战场调兵遣将的紧急计划也推迟了。一些城市还规定人们上街时必须戴口罩。伊利诺伊州的罗克福德市不但也有这一规定，还在口罩上赫然印上了骷髅头和交叉腿骨的形象。旧金山市在规定公告上还加进了这样一首顺口溜："出门戴口罩，人人须知道；防护上口鼻，流感难乘虚。"

其他一些国家也做出了类似规定。在英国——单只伦敦一处就有1.4万人在11月的第一周内死亡，对公共场合也有同样的约束规定。不过也有人持不同观点。《英国医学杂志》就发表了一篇评论，认为"任何人如果属于易感体质，又在城镇居住，患上流感就只是或早或晚的事，卫生当局无论采取什么措施都不会管用。学校越是停课，聚会越被禁止，民众生活越不正常，结果就越会导致失业人数增多和沮丧情绪加剧。"不过，实际情况是，差不多所有的英国人出门时都戴上了口罩，到处都可见到肩背喷雾器的消毒人员巡行，不断地向行人身上喷洒药水。

然而，传染流感的罪魁可不是喷几滴石炭酸就能消灭掉的，事实也已经证明，对病人进行严格隔离的方法并不能奏效。这种东西居然能够进入北极圈内的阿拉斯加，厕身于当地的废弃物中，进而将整个因纽特土著居民村扫荡干净，又能够不出几个星期就灭绝了岛国西萨摩亚五分之一的人口，因此一定有了不起的传输本领。对付这样的敌人，只是按照英国 11 月 3 日的《世界新闻报》上建议的那样，"每天一早一晚均用肥皂水清洁鼻腔，清晨和夜晚还要想法用力打喷嚏，随后做深呼吸。脖子上不要围围巾，经常性地快步走路，下班后步行回家，膳食中要有大量的粥"是不会有大用的。人们真正需要的是医学科学拿出些办法来。防治天花和炭疽的疫苗不是研究出来了吗？为什么就没有对付流行性感冒的疫苗呢？

道理很简单，成百上千的科学家已经着手研究这个问题了，但实际上却根本未曾弄明白自己的研究对象究竟是什么。正如 18 世纪的英国医生相信不流动的死水会使人得上寒热病、却没有想到在水面上飞舞的一群群叮人的按蚊才是祸首一样；研究流感的医生知道这种病是通过空气传播的，但是当时的显微镜放大倍数不够，观察不到导致发病的病毒（第一次看到这种小东西是在 1933 年）。[1]事实上，当

---

[1]　在像火柴头那样大的空间里，就能容纳 10 亿个流感病毒。——作者原注

时的科学界还没有设想到病毒的存在。那么，既然 20 世纪初期时的医学科学已经对细菌有了不少认识，还研制出了对付伤寒、天花和破伤风等疾病的疫苗，自然就会设想存在着某种流感细菌，并想利用这种细菌培养起有抗菌力的血清来。然而，所有的努力都未能成功。费城的一位 C. Y. 怀特医生倒是在 1918 年 10 月告诉人们说，他研制出了预防流感的疫苗。嗣后，他为卫生局制备了一万份，但注射使用后，全市的发病率并未出现明显下降。给英国和法国官兵接种疫苗的尝试也同样未能奏效。

与此同时，流感致死率在全世界范围都节节上升。仅以美国为例，只在 10 月间，死去的人数就达到了骇人的 19.5 万名。前陆军军医总长维克托·沃恩上校对流感的前景所下的结论是耸人听闻的，他认为："如果这一传染病以目前的传播率扩散，文明将在数周内从地球上消失。"

既然不存在有效的疫苗，医生们就只好倒退一下，重新求助于人们都能接受的老式医护方法了，这就是加强看护、不与他人接触、讲究卫生，再就是服用些多少会增强体力的药物。10 月里，美国军医总长鲁珀特·布卢在新闻发布会上谈了几点尽早识别流感症状的知识，然后又尽自己所知，介绍了流感患者应当注意的几件事：卧床休息、加强营养——都是为了增强体力，此外还有一点，就是服用阿司匹林。

人们此时已经将阿司匹林接受为有显著退烧功能的药物，只是对有关的药理并不清楚——即便到了今天也仍不甚了然。自从爱德华·斯通牧师在 1758 年发现了柳树皮这一阿司匹林的天然老祖宗有此功能以来，科学家们便想知道个中就里。阿司匹林并不是唯一能够退烧解热的药品，奎宁也有同样的功效，但后者并不具有阿司匹林的止痛和消炎本领。得了流感的人，早期出现的症状之一，就是发高烧，头痛欲裂和四肢疼痛——恰恰都是阿司匹林能够对症的。这就使它派上了极大的用场。虽说这种药对预防流感的传播不起任何作用，也不能直接应对由流感导致的诸如肺炎和胸膜炎等同样凶险的继发感染，但至少还能为病人争取一些时间，给人体抵抗力创造重新集结进行反击的机会。固然，这需要有足够长的时间。在这次大流感期间失去生命的上百万人，都是因为发病太猛太快，大量脏器同时受到凶狠的攻击，面对此种形势，就是服用再多的阿司匹林也不会管用。不过还有很多的人，病情持续时间较长，发病程度也不那么凶险，属于吉凶未卜一类，他们如果服用阿司匹林，还是多少有可能使命运的天平向有利的方向倾斜一下从而获救的，纵不济也能令病人觉得好过一些。这对增强病人活下去的意志会起什么作用，在科学上无法证明，但医生们基本上不会否认，当其他所有手段都已用过后，病人自己本能的求生意志，就可能起到决定生死的作用。阿司匹林恰恰能以自己减轻些许痛苦的能力，让病人增添一些求生的愿望。

当然，这一点一开始时并没有被人们认识到。由于人们得不到"明路"上的指点，便又回到了偏方的老路上，甚至还发明了若干新路数：蒜油精啦、樟脑丸啦、煤油拌白糖啦、桉叶油加桂皮粉啦，都很流行过一阵子。有人相信烟草有预防流感的作用，于是吸烟大受提倡，普及得甚至连英国的军火工厂里都有人喷云吐雾起来。荷兰城市兹沃勒里居然有一家连锁商店做出硬性规定，要求所有店员都必须吸烟。①许多比较相信科学的人，觉得呼吸道是传染的通道，于是采取了用消毒剂漱口的对策；不那么有科学头脑的人，就乞灵于"秘方药"。仅在一个月内，一种宣称能退烧的"塔尼亚克"

---

① 有趣的是，只有一名店员没有服从这一规定，但也只有他没患上流感。——作者原注

牌"秘方药"就在全美国卖出了 56612 瓶。骗子和卖野药的也都又有了用武之地。有人在路易斯安那州推销一种"圣石",说在日本的某座庙里受过祷祝,结果还真有人去"请";北卡罗来纳州又有一个人建议大家往鞋里洒些硫磺粉末,再围着踝骨绑上几片黄瓜。可以想见,本来就缺货的奎宁更是紧俏无比,其实,它对流感并无可观的疗效。拜耳公司的另一种早些时问世的药品非那西丁,因当年在对付 19 世纪末的一场较为不很凶险的传染病时创下了牌子,因此,尽管费城的一名 J. M. 安德斯医生认为它有导致肾炎的危险而极力反对,此时仍有很旺的销路。

一来二去,医学界到头来用的还是阿司匹林,因为在所有各种可行的办法中,毕竟以它看起来最为有效(或者是相对最为无害)。不过,在具体如何服用这一点上,医生们又各执己见。印度德里市一位享有很高声望的外科医生曼君达·拉奥就深信孟买的年轻同行们用量太大,结果必然会造成"心血不足"——医学上一种由来已久的观念,由是导致肺炎的发生。而在伦敦名医云集的哈雷街行医的爱德华·特纳医科专家则另有高见,他告诉病人要"吃足"阿司匹林——每小时 20 格令、连续服用 12 小时不得中断,嗣后改为每隔两个小时连续服用。(以这样的高剂量,病人出现肠胃大出血险症的可能性是很高的。)他的同胞、兰开夏郡的罗伯特·琼斯医生也同样胆气十足地宣称,阿司匹林很可能是大家都在企盼的能治流感的唯一药物,退一步说,它所含有的水杨酸成分,也有阻止这种病传染的效能。这种效能其实并不存在,但这一说法从侧面显示出阿司匹林地位的上升。当流感进犯澳大利亚时(仅在新南威尔士州一地就夺去了 6387 条人命),澳国政府在采取通常预防措施——公共场合必须戴口罩、取消公众集会、隔离患者——的同时,还采取了一项战时管制性的条例,对"规定必需品"的价格实行限价政策。尼古拉斯兄弟新投放市场的"纯澳产阿司匹林"即阿斯普洛便赫然榜首。①在新西兰的一个毛利族村落里，原住民们从当地的卫生官员 F. G. 韦恩那里领到了一些阿司匹林，由于对药效极为折服，于是以一种特殊的方式表示感激——当这位韦恩来村中探望时，村民们邀请他参加一个命名仪式，结果使他大吃一惊的是，这个毛利人的新生儿得名为阿司匹林·韦恩！阿司匹林的销路在所有地方都扶摇直上。在美国俄亥俄州的谢尔曼军营，一个名叫凯里·麦科德的少校，在填报药物请调紧急呈报单时，十万火急地要求调拨 10 万片阿司匹林。在巴黎，对阿司匹林的需要是如此紧迫，以致当局派来警察监督药剂师的分发。

然而，世界各地的流感患者和死者仍在不断增加。这种病不分贫富贵贱一视同仁。曾经染上流感且一度病情危急、但仍活了下来的名人有：海军部长助理富兰克林·德拉诺·罗斯福②，他是在"列维坦号"战舰上患病倒下的；电影明星玛丽·毕克馥，当时世界上最富有的女子，她是在洛杉矶的顶级富人区染病的；丹麦王后亚历山德琳娜，巴西总统文塞斯拉斯·布拉兹，土耳其国王兼宗教首领穆罕默德六世等。英国首相大卫·劳合·乔治染病后，在曼彻斯特一家旅馆躺了一个星期，发着烧，吞着阿司匹林；德意志帝国的最后一任总理、巴登亲王马克西米利安在德皇威廉二世宣布退位的前几天也倒下了，当时他还是王储身份。德皇本人在 10 月 1 日同帝国的将军们共进午餐时，还讨论过流感重创协约国军队而于己影响不大的可能性，接下来自己便卧床不起。美国总统伍德罗·威尔逊在巴黎和会前也得了很重的流感，有些历史学家认为，正是由于他病后长期虚弱，才未能保证《凡尔赛条约》的公平拟定。

---

① 这一颁令使尼古拉斯兄弟不久前聘用的广告能人赫尔曼·戴维斯大为得意。——作者原注

② 就是后来的美国第 32 任总统（1936—1945）。——译者

更有人连这些"幸运"都没能轮上。著名赞美诗《耶路撒冷》的作曲者休伯特·帕里爵士因患流感逝于苏塞克斯郡的拉辛顿；默片影星哈罗德·洛克伍德，南非联邦第一任总理路易斯·博塔将军，还有岛国汤加的王太后，也都因患此病辞世。印度的焦特布尔王公，著名诗剧《西哈诺·德·贝热拉克》的作者埃德蒙·罗斯唐，美国"巴纳姆百乐马戏团"名动一时的侏儒演员"拇指将军"，也都被流感带离人世。

与每一个罹患流感的名人相对应的，是成百上千个患病倒下的普通民众。单在印度一个国家，死去的人简直就达到了天文数字。由于统计并不准确，得到的死亡数目不尽相同，然而，最保守的估计数字也在 1600 万至 1800 万之间——两倍于第一次世界大战期间死于战场上的总人数。至于在非洲，除去南非联邦不算——这个国家有精确数字，为 14 万，大多数国家都没有统计数字，相信总数也在千万这一数量级上。非工业国家的医疗水平低下，就连阿司匹林这样的基本普通药品都未必供应得上，因此，出现很大的死亡数字还是能够理解的，不太值得大惊小怪。印度本来就没有多少受到良好训练的医生，大战期间又大多随军队去了国外战场。流感一来，情况就越发不堪了。在部分赤道非洲和东南亚地区，以前基本上就没听说过"流感"这个病，正因为如此，当地人都没有防御这种病的天然抵抗力。（所以仅在印度尼西亚一国，估计就死了 150 万人。）生活在加拿大北部的因纽特人也是如此，80% 得了流感的这些原住民都没能活下来。

在工业化国家，死于这次大流感的人口比例要低一些，然而也仍是足够可怕的。据估计，美国的死亡数字为 55 万（军人占了 4.3 万名），这使该国 1918 年的人均寿命下降了 12 年。英国有 22.8 万人丧命。德国的这个数字为 40 万。法国大约在 30 万上下（均不包括军事人员在内）。意大利死去的人数为 35 万，这个巨大的数字吓坏了独裁统治者墨索里尼，致使他通过自己把持的喉舌《意大利人民报》发出号召，提议将握手列为违法行为。①死亡数目就这样节节攀升。过了一段时间后，统计数字就已经不再有多大的意义了。这场传染病的规模和程度，可怕到了人心难以体验的地步。一些历史学家相信，非洲、中国、东南亚地区的大部和南美提供的数字都不可靠，而且都是偏低的。全世界死于这场流感总人数当在一亿上下。就算实际只死了这个数目的一半，也仍是可怕得不得了的。特别是还应当想到，当时还有许多人死于年老、霍乱、癌症、饥饿和其他种种原因呢！

第一次世界大战就是在这场灾难中结束的。旧金山市的庆祝游行有30多万民众参加——参加者还规规矩矩地戴着口罩，颇像是某种超现实主义的表演。不过，在世界其他许多地方于11月18日停战纪念日这一天进行隆重庆典活动时，却忘记了另外还有一个杀手正在虎视眈眈。这种为了忘却的忽视，最终是导致后代人不复记得这一旷世传染病灾难。

这种情况使研究这一事件的现代历史学家大惑不解。第一位认真探讨其中缘故的是英国历史学者阿尔弗雷德·克罗斯比。据他认为，这种流感灾难是与先于它发生的大战恐怖纠结在一起的，战争一旦结束，人们就再也不愿意想起。还有一种可能，就是当时的民众对这一传染病的全球性规模和行将产生的后果，并没有很现实的认识。许多国家在大战期间实施了新闻管制措施，疾病流行和人口的大批死亡，是被视为带有战略重要性的情报而受到严格控制的。在意大利等一些国家，官方甚至不赞同举行送葬仪式，担心敌人会根据对这一现象的追踪知道本国正处于危机之中。即使在大战结束后，这类习

---

① 一战时的墨索里尼还没有成为意大利的独裁统治者，但已经掌握了相当大的政治力量。《意大利人民报》就是他在1914年创建的。——译者

惯和限制也还会维系一段时间才会消失。

大战期间人员的大规模流动和剧烈的社会动荡，也使流感的真实图景受到了严重歪曲。在战争的最后一年里，美国有 150 万军人出国作战。德国、奥地利、法国、澳大利亚、英国、意大利、印度、比利时、匈牙利、保加利亚和土耳其等国家，也都有大量人员流动到远离本土成百上千里的异域 —— 有官兵，有工人，也有难民。在这种大型移动的过程中，人们的所见所闻未必一致，这使传染病也和战争一样，成了莫衷一是的一团乱麻。

长眠在英国苏塞克斯郡海岸锡福德墓地的那些年轻的加拿大士兵，就是这种大规模流动的后果。大战期间，这个小镇是两个大型中转军营的所在地，经由它们奔赴西线战场、或者从那里撤下的加拿大官兵先后共有上万人次之多。1918 年，流感就先后数次入袭这两处军营，只不过情况不比其他军营严重，死亡数字也不比其他军营更高就是了。在战争的最后阶段乃至战争结束后，流感仍在这里寻找牺牲品。一些在这里住进医院的官兵，就再也没能得到奔赴西线战场的机会。来自加拿大安大略省罗德尼镇的萨珀·麦卡勒姆就是这样的一位。他被征召前去加拿大工程兵第三预备旅报到，但却因流感夭折在锡福德。还有一些人是在战事结束后在这里等候回国退役的船只时染病死去的。这些人实在是太苦命了，他们熬过了伊珀尔化学毒气战的恐怖，没有在索姆河战役①丧命，凡尔登战役②也放过了他们，和平

---

① 第一次世界大战中最激烈、死亡人数最多的一场会战，发生在 1916 年 7 月 1 日到 11 月 18 日间位于法国北方的索姆河区域。英、法联军伤亡 79.4 万人，德军损失 53.8 万人。——译者

② 第一次世界大战中历时最长的一场战役，从 1916 年 2 月 21 日延续到 12 月 19 日，因主要交战地点在法国东北部的凡尔登而得名。德法两国投入 100 多个师的兵力，军队死亡超过 25 万人，50 多万人受伤。伤亡人数仅次于索姆河战役，被称为"凡尔登绞肉机"。——译者

已经来临，以英雄的身份凯旋回国的日子已然在望，却竟然毕命于英国的一个滨海小镇。当然，在他们的故国，同样也有人——数字为五万——死于流感的后期阶段。这正说明人们将大战和流感视为同样可怕的梦魇，竭力要忘诸脑后。

加拿大的这些人是西方世界的最后一大批牺牲者。1919年夏，流感又跑到世界另一头，藉澳大利亚放松隔离制度之机，死灰复燃了一阵，不过此时已经不大找得到好欺负的牺牲品了。这一场特殊的流行病已经失去了原有的锋芒。当它最终绝迹后，医学界终于能定下心来总结一下，结果是发现自身在这场大流感中犯了若干极为严重、不过也可以理解的错误，同时也上了重要的一课，比如，知道了一些基本做法的重要性，如隔离措施、保持卫生和精心护理等，从而使保障公共健康的原则得到了应有的注意。在1919—1920年的冬天，造成这次大流感的元凶病毒便销声匿迹了，而且以后再也没有露过面。不过，科学家们一直在担心，生怕它有朝一日会东山再起。[①]

与此同时，阿司匹林在这场浩劫中所起的作用，也留在了许多幸存者半抑制状态的记忆中。这场悲剧牢牢确立起阿司匹林的大好名声，而且使它立于罕有其匹的地位上。这种药固然没能扑灭流感，但人们毕竟认识到，它仍然发挥了重大作用，而且能够起到如此作用的药物是很少的。任何能在最黑暗的时期发挥如此作用的东西，都值得牢牢把握住决不松手。对阿司匹林的市场需求大增，制药商们也努力生产，结果是生产量和销售量在1918年到1920年期间翻了不止一番。许多从不曾用过它的人，如今也信赖起这种药来，而且一旦服用过一次，就成了忠诚的回头客。

---

① 2003年"非典"（SARS）的全球性爆发，又一次唤起了这种担心。所幸的是，这一疾病的传染性远非"大流感"那样严重。——作者原注

生产和销售阿司匹林的厂家和商家们，注意到了这一新出现的巨大市场。他们也没有忘记，进入和平时代的世界，也就是消费的世界。正常的秩序就要恢复了。就连传染病和世界大战这两个噩梦，也将渐渐被人们淡忘。彼此争斗的制药厂家都在摩拳擦掌、集结力量。"阿司匹林时代"就要来临了。

阿司匹林时代

面对 1918 年的冬天，德国人可着实高兴不起来。不过，他们还是发扬了坚忍精神力挺着。一些德国人看到四年的流血厮杀总算停止了，因此也和非战败国的人们一样，对战事的终于结束松了一口气。另外一些德国人则用 1918 年 11 月 11 日德国向协约国求和时、国家版图还同 1914 年 8 月大战开始时大体上一样来安慰自己：德国虽然战败，但并未被完全征服，而且基本上没有丧失国土；经济虽然受到重创，但基本结构仍能运作。这些人彼此相互打气说，形势本有可能不如现在、而且会远不如现在哩。

然而，周复一周，月复一月，战败的严酷现实不但无法回避，而且越逼越紧。德国在战场上付出了伤亡人数超过 170 万的巨大代价，但到头来却看不到有什么收获。战争时期实行的食品配给制，到了后期已经相当可怜，这时则愈发不堪。流感仍然在城镇肆虐，也继续打击着陆续撤回本土的士气低沉又满腹怨怼的官兵。原有的政治体制更是几近崩溃。曾与军人形成过暂时联盟迫使德皇逊位的社会民主党组成了新政府，又成功地让协约国接受了自己代表德国投降的地位。但总理弗里德利希·艾伯特手中几乎没有多少实权。1918 年冬，名为"斯巴达克团"①的激进组织在柏林发动暴乱，新政府还是

---

① 德国共产党的前身。——译者

靠着紧急由原军人拼凑成的一支军事力量——"自由军团"——才得以将这场动乱平息下来。在德国的其他地方，持亲苏立场的士兵和无政府主义者也仍然形成对新政府的威胁。与此同时，对占领着莱茵河西岸的德国领土的协约国军队的动向，德国人日益感到不安，担心外国驻军会以合法形式，成为和平条约中最终条款的内容。

对目前只能同全家人挤在自己豪宅中两间地下室里的卡尔·杜伊斯贝格来说，前景也是十分暗淡的。他生性并不是悲观主义者，然而，在1918年的这个冬天，他一向很强的自信心一定承受着巨大考验。他与拜耳公司的董事们一起，一面努力使生产平稳地恢复到原来和平时期的水平，一面尽量敷衍着驻扎在公司总部里的新西兰部队。不过，发生在工厂外面的政治动荡，使公司处在艰难之中。当1919年来临时，拜耳公司的产量降到了1914年时的60%左右。[①]不过，随着外国驻军的撤离和政治形势的改善，情况一点点好了起来。杜伊斯贝格下决定要让拜耳公司恢复元气，还要使法本公司这个联合企业再度发挥原来的作用。与此同时，他还面临着一个最重要的难题，就是公司的许多最重要的资产都被褫夺了，要收回来即便不是根本不可能，也会十分困难。在这些失去的资产中，堪称拜耳公司这顶王冠上最贵重宝石的，自然是与阿司匹林有关的部分。由于对流感有对症治疗的作用，这种药物如今更是身价倍增。与德国敌对过的国家，已经掌握了生产这种药品的能力，面对需求扩大的市场，它们说什么也要挣得一份利润。这一形势使得杜伊斯贝格恼怒非常。

美国的情况特别令杜伊斯贝格着恼。拜耳公司在这个国家的全部资产，都在一场很糟糕的公共拍卖会上盘了出去，而买进者在各方面的情况，又都是杜伊斯贝格格外不齿的。他固然一心要赚大钱，

---

① 只有阿司匹林的情况属于例外，不但没有下降，产量还翻了一番。——作者原注

但始终不渝地坚持以最先进的科学手段和最高的品质要求制备拜耳公司的所有药品。可现在呢，他的最重要的产品，在美国却将要由一家以制售"秘方药"而臭名远扬的施德龄产品公司生产了，更何况还要以"拜耳"这一品牌上市呢！

施德龄产品公司是西弗吉尼亚州惠灵市的一家企业，当年由两名小乡镇出身的药剂师创建；一个是威廉·韦斯，一个是阿瑟·迪博尔德，两人是总角之交，一起在俄亥俄州的坎顿镇长大。看到"秘方药"是个赚钱的行当，便在 1901 年凑钱，也合伙开了一家，起名叫纽雷近公司。这家"公司"只生产一种冒牌止痛剂，"药"名也叫纽雷近。他们推销自己产品的方式也同在这一带卖假药的前辈们一样，采取了比较悠闲的方式，就是赶着马拉敞篷车走马行销。他们虽然一开始只是小本经营，但确实经营有术，第一年就净赚了一万美元。他们将大部分盈余花在报纸上登广告，结果果然奏效，卖出了更多的纽雷近，利润也越发可观，能够买来更大的广告空间。他们的公司开始扩展，不断买下别人的"秘方药"生意。在他们盘下的新公司中，有一家是经营戒烟药的施德龄药房。对这些新增添的项目，他们也采取与纽雷近同样的销售—广告—销售经营方式，也同样取得成功。到了 1912 年时，他们的全部产业已价值 400 万美元，公司名称也换了，听起来更加响亮，叫做"施德龄产品公司"，并且在不断寻求新的拓展方向。

这两个人都明白，施德龄产品公司虽然蓬勃兴旺，但目前只算是中等产业。听到敌国侨民资产监管署拟在 1918 年 11 月拍卖拜耳公司资产的消息后，便知道遇上了升级为大公司的机会。他们参加了拍卖会，而且以略高于 530 万美元的叫价，将世界上最重要的化工公司美国部分的资产弄到了手，简直都有些出乎他们自己的意料。就这样，施德龄产品公司挫败了杜邦公司和普惠公司等强硬对手。530 万美元在当时是笔巨资，不过，他们得到的不但有拜耳公司在伦斯勒的巨大产业、拜耳公司在美国的染料业务及其推销力量，还拿下了64种在科学上最重要的产品的生产权。而更重要的，是连同也拿到了这些产品的商标。拜耳阿司匹林这一市场上最热门的药品也在其中。

韦斯和迪博尔德对染料不感兴趣，因此不久就将它们又卖了出去。对于其他部分，他们可是都打算大加利用的。他们创建了一家子公司，起名为温斯罗普化学公司，并将拿到的所有64种药品中的63种——其中有已经创出了牌子的肿凡纳明和非那西丁，统统交给这家新公司负责。这样做的目的，是尽量削弱这些产品的德国形象，以避开当时还很强劲的反德风头。没有交给温斯罗普化学公司的一种就是阿司匹林。拜耳阿司匹林这个名字实在是太响亮了，换了名字，它的强大形象就有可能受损；再说，韦斯和迪博尔德也相信，如果按照他们拟定好的促销计划行事，这个品牌中的德意志味道就会被迅速遮盖掉。施德龄产品公司原先在制售各种"秘方药"时，已经靠着做广告赚得盆满钵满。现在，他们又要在全世界最成功的药物上重施故技。公司总裁、负责日常经营的韦斯（迪博尔德主管财务）向董事会表示说，到目前为止，"这个地块才刚刚刨开一层表皮，往下还能挖好深好深呢"。

这句话的意思再清楚不过。他将动用一切手段大吹大擂地宣传阿司匹林，卖"秘方药"大行家的十八般武艺，这次要一样不漏地全部耍出来。这还不算，韦斯他们还拿出了更大胆的招数。这帮人觉得，他们的拜耳阿司匹林——其他药品也一样，不应当只在美国本国的市场上销售。既然拜耳公司的知识产权在所有的协约国成员国都已经无效了，施德龄产品公司为什么不到国外去施展一下呢？

从理论上说，这一识见并非站不住脚。然而却还有一个问题。说一千道一万，施德龄产品公司目前只有个制贩"秘方药"的底子，公司老板根本不懂得复杂的制药技术，这些人拿到手的伦斯勒厂现代化程度很高，令他们觉得高不可攀。原来在这里工作的德国管理人员，有的被驱逐，有的遭拘留，有的挨解雇，走得几乎一干二净。非但如此，这些人离开时，连一纸说明书也没有留下（这也是可以理解的）。专利证书上也没能提供线索。施德龄产品公司的头脑们目前不摸门道的处境，也同若干年前的那位乔伊斯大法官差不多。他当年就说过，文件资料的确是"错误的和起误导作用的……形成于事故、错误，或者是以别有用心的意图构筑起来的，目的只是为了最大可能地造成混乱"。在伦斯勒这里，倒是还留下了大量的产品，但总有用光的一天。施德龄产品公司必须设法让工厂运转起来，不然的话，花出的530万美元就会成为历史上打出的最大水漂。

当然，办法倒还有一个，只是不很美妙。这就是施德龄产品公司去向伦斯勒工厂原先的主管机构即拜耳公司求助。可是，施德龄产品公司挖的正是拜耳公司的墙脚，美国政府也在紧盯着拜耳公司之类"老外"公司死死不放，看来要走这条路未必容易。德国人很可能根本不会搭理这些美国佬呢。也是施德龄产品公司的运气好，公司里还有一个原来的拜耳公司高管没有走。此人是出口部经理恩斯特·默勒。大战期间，他一直低调处事，从来不事张扬，不像其他高级管理人员那样忘乎所以、趾高气扬。不知道通过什么途径，他将自己的原职务，原封不动地带到了施德龄产品公司。此时，他看出这不但是自己在新公司得到升迁的好机会，还可借此偿还一些老雇主的人情债。他自告奋勇，表示愿意充当中间人，并极力怂恿韦斯做他必须做的事情，就是到德国去，争取同拜耳公司达成协议。

如果卡尔·杜伊斯贝格知道韦斯等人来德国见他的目的，大概会对施德龄产品公司此时的处境感到一股恶毒的快意罢。不过，他此时心里正牵挂着别的事情。1919年4月，德国政府派出的代表团抵达凡尔赛，参加巴黎和会，协商与签署正式结束第一次世界大战的和平条约。整个德国都在关注着这次和会。许多德国人希望，各协约国家会恪守美国总统伍德罗·威尔逊于 1918 年 1 月发表的"十四点原则"[1]。这些原则涵盖了被征服领土的回归、波兰等国家的独立地位、撤除贸易壁垒等诸多方面的内容，同时又提出了实现"公正的和平"的总体构想。从文字上看，总体构想并不很严苛，致使有些德国人乐观地希望领回自己失掉的部分资产。代表团成员中有一名成员是来自巴登苯胺及苏打股份公司（即巴斯夫公司）的卡尔·博施[2]，代表刚成立不久的联合企业法本公司。德国政府找他加入该代表团，是希望更有把握地拿回上千项握在协约国手中的专利权、产品、工厂和商标。德国的与这些利益有关的人士都焦急地等待着，看博施能带些什么回来。杜伊斯贝格和拜耳公司的高层人员自然也是同一心情。

没过多久，德国人的幻想就破灭了。德国代表团受到的待遇，根本不是以平等地位来到凡尔赛开会的成员，而是前来按照命令签字接受的小厮。代表团甫到会议所在地，就接到了和平条约的第一稿草案——一份他们根本未参与起草的文件。草案中只字未提德国被协约国拿去的资产，"公正的和平"更是连影子都看不出。患过流感的威尔逊总统看来受了这场大病的长期影响，虽然也劝说各协约成员国应当给德国留些自尊心，但显然表现得有心无力。其他各战胜国都一心要叫手下败将吃尽苦头，不但要令它们赔偿自己的各种损失，更要使它们无法再成为威胁力量。法国是其中最积极的一个。

---

[1] 美国总统威尔逊于 1918 年 1 月 8 日在美国参众两院联席会议上发表的美国参加第一次世界大战的原因及指导方针的讲话，主要有 14 条内容，故称"十四点原则"。它们也是德国同意媾和的基础。但部分协约国、特别是法国不尽同意，认为对德国惩戒得太轻，不足以弥补法国在战争中遭受的损失。——译者

[2] 卡尔·博施（Carl Bosch，1874—1940），德国化学家，1931 年诺贝尔化学奖获得者。——译者

6 月 28 日，《凡尔赛条约》的正式文件定稿了。几个战败国都垂头丧气地签了字，无可奈何地接受了自作自受的苦果。德国失去了约 13% 的国土，国外的殖民地更是全部丢光。陆军人数裁减为 10 万，还不到原来的零头。陆军和海军的大多数装备悉数被褫夺。战胜国在莱茵兰地区①驻军，并规定这里成为永久性非军事区。法国则取得了对工业发达的萨尔地区②的控制权。而对德国打击最为严重的，是有关赔款的规定。德国被要求赔偿的金额高得难以置信，超过了德国的支付能力。

《凡尔赛条约》真是落在拜耳公司和法本公司头上的大灾大难。卡尔·博施回到德国后，满脸沮丧地告诉他们，作为赔偿的一部分，德国必须立即交出自己 50% 的化学产品、染料和药品现货。而更为糟糕的一条规定，是在今后五年里，协约国有权以大大低于市场价格的购价，买下当年所生产的这些物品的四分之一。德国被拿去的商标和产品无一归还，而且估计将来也不会被归还。卡尔·杜伊斯贝格看来只能接收这个难以设想的结果了 —— 除非有奇迹出现。在各个协约成员国那里，拜耳公司对阿司匹林遭人眼红的垄断更是一去再不复返。

在这种形势下，恩斯特·默勒想要将自己的新老雇主拉到一起对话，自然很不容易。他给拜耳公司发去了若干封信件，都只得到了"来函收讫"这一干巴巴的简短回复。情急之下，威廉·韦斯决定自己去一趟欧洲。在他的一再坚持之下，事情总算有了些转机。1919 年 9 月，杜伊斯贝格和韦斯在德国城市巴登－巴登的一家小旅

① 指德国西部莱茵河两岸的土地，与法国、比利时、荷兰等国有共同边界，是德国的工业中心之一。——译者
② 法德边界的一个地区，这里的鲁尔地区有丰富的煤、铁矿藏，因此历来是这两个国家的兵戎相见之处，历史上也曾多次交替属于法国和德国。——译者

馆里见了面。

这次晤面并不成功。杜伊斯贝格显然认为韦斯比投机商也强不到哪里去，是靠钻营弄到了本来属于德国的产业。就在他们晤面前的几个星期，拜耳公司才刚刚将自己库存的一半药品和其他物品交给了协约国。这个损失是太惨重了，杜伊斯贝格要利用与美国人的这次机会尽量捞回一点来、至不济也得将美国人经营阿司匹林业务的这一部分拿回来。而韦斯对这一点毫不松口。他深知自己买到的这一切是多么有价值，要他放弃真是白日做梦。他需要的是有人帮助自己在伦斯勒经营，但不会以牺牲阿司匹林这座金矿作为交换代价。

这样一来，会谈自然不会有切实结果。不过，这两个人倒是都认为，双方的洽谈毕竟是个开端，还决定考虑在南美洲合作的可能性，也给将来在其他地方建立进一步的联系创造了条件。然而，韦斯一回到纽约，憋着一肚子气的杜伊斯贝格一回到莱沃库森，这点可能性便消失了。反悔的是杜伊斯贝格。他认为解决阿司匹林这个问题是先决条件。如果韦斯不在这一点上让步，那就一切免谈。

又过了几个月，韦斯和默勒又来到欧洲进行新的尝试。这一次，他们到了莱沃库森，在拜耳公司的会堂进行了数次商谈。这一轮会见仍然在一开始时谈出了一些苗头，但最后也仍然没有结果。在一次商谈中，杜伊斯贝格大为光火地向韦斯发泄了一通，对施德龄产品公司自认有权随意利用拜耳公司的良好名声的表态大为愤慨。事后他这样说道：

> 除了美国以外，在世界的无论什么地方，人们都承认我们才是真正的拜耳公司。法律怎么说是它们的事，目前的情况是全面违背道德标准的。它们不能利用我们的长处为它们自己谋求好处……花多少钱我们也不能答应。

这几句话定下了基调。此后三年之久，横跨大西洋的讨价还价就以拉锯战的方式进行。1920 年 10 月 28 日，这两家企业达成了一项短期协议，主要内容只涉及阿司匹林在南美洲的销售。根据该协议，施德龄产品公司可以在南美洲独家使用拜耳公司的商标，为期 50 年，而销售纯利的 75% 归德国拜耳公司所有。美国纽约拜耳公司（由原来的温斯罗普化学公司划出一半并改名而成）如不经德国拜耳公司的批准，不得在南美洲以"拜耳"这一名目经销任何产品。

以后又陆续落实了其他一些协议。随着会谈的不断进行，韦斯的胃口越来越大，他想要在美国经销拜耳公司除染料之外的所有产品。他极力推销将拜耳公司的技术能力和施德龄产品公司开拓市场的诀窍结合在一起的光辉前景。然而杜伊斯贝格不为所动。他虽然仍在垂涎美国的阿司匹林市场，韦斯也答允分给他其他一些产品的利润，但他觉得为了这些好处而将拜耳公司其他产品的生产能力都提供给美国人，让后者在伦斯勒一一实现，实在是不可想象地荒谬。

不过，就在形势看来无望之际，两家公司在 1923 年 4 月 9 日签订了协议，同意共同瓜分这个世界市场。

根据这一协议，施德龄产品公司下属的温斯罗普化学公司将在美国生产拜耳公司的所有产品（但不得在美国以外的地方生产），对此，拜耳公司将向对方提供所需的生产与管理方面的帮助，并以此分得一半的利润。施德龄产品公司下属的美国纽约拜耳公司有在美国、英国、澳大利亚、加拿大和南非联邦销售这些产品的专属行销权。与此同时，它也能继续在南美洲经销拜耳阿司匹林，所得净利同拜耳公司仍按原来协议一三分成，德国人仍拿大头。在这些地方以外，都是德国拜耳公司的天下。

这一协议的具体内容相当繁复，不过也十分重要。施德龄产品公司争取到了在世界部分最重要的市场上经营最优质的化工与医药产品的权利。花 530 万美元买来这一权利还是很划算的。①拜耳公司也因此在美国得到了一个立脚的支点（通过利润分成而不是所有权），同时也将其他强有力的竞争对手关在了门外。

其实，没能达成协议的一点内容才最为重要。这就是施德龄产品公司仍旧掌握着拜耳阿司匹林在美国的专营权。杜伊斯贝格最后一次争取将自己的灵药宠儿从夺走它的美国人手中拿回来的尝试失败了。他所企盼的奇迹没能出现。使阿司匹林的花朵在美国这块黄金土地上遍地开放的任务，看来已轮不到他去完成了。

不过这并不意味着到此结束。这两家公司的关系要远为复杂得多。它们至少已经建立了一种短期的共事关系。它们目前也只能走到这一步，因为无论哪一方，都面临着更为紧迫的问题。

杜伊斯贝格和他的拜耳公司正临近陷入 1924 — 1925 年间水深火热的德国经济现实。德国在战后建立了魏玛共和国，它的政府想要努力刺激经济发展（偿还巨额赔款是其目的之一），于是大量印发纸币，结果导致恶性通货膨胀。在一段虽然为期极短但却非常可怕的时期内，区区一卷筒装拜耳阿司匹林药片就卖到 10 亿马克左右。在这种危机时刻，德国企业除了想尽一切方法生存下来之外，再也无暇顾及其他。

施德龄产品公司关心的则是另外的事情，没有德国的那样命运攸关，但长远看来也同样重要，这就是韦斯决定要为施德龄产品公司拿来拜耳阿司匹林的商标，这是因为他深信，如果成功了，将来必定会财源滚滚。然而，还没等到适合的机会来实现这个黄金梦，其中的一个重要理由就已经变得不那么充分了。这就是施德龄产品公司

---

① 这一协议的唯一缺点是必须对外严守秘密。韦斯知道，美国政府倘若得知本国企业竟同几年前还是敌国经济活动的中心成员建立商业关系，肯定是不会姑息的。—— 作者原注

已经不再是美国唯一将自己的产品叫做阿司匹林的企业。突然间，对这一产品的竞争大大地升了级。

拜耳公司在自己的美国资产被敌国侨民资产监管署于 1918 年初褫夺前，赶着做了几项安排。其一就是对联合医药公司提出诉讼，理由是对"阿司匹林"这一商标有侵权行为。联合医药公司是波士顿的一家批发商，一向从拜耳公司购买阿司匹林药粉，然后压制成药片。它在出售这些药品时，对外都附带做出"阿司匹林，五格令片，联药公司"这一说明。当拜耳公司为使公众更多地了解此药的真正生产者而开始于 1915 年自己压制印有"拜耳十字"的药片后，联合医药公司便不再承制阿司匹林药片。不过，当拜耳公司在美国的专利于 1917 年到期后，美国又有几家公司抓住了这个机会，从本国新近开始制造乙酰水杨酸的厂家（如孟山都农业化学公司等）购进粉状产品压成药片出售。联合医药公司就是其中一家，而且重新拾起了当年的套路。于是，拜耳公司将此种行为视为对自己知识产权的侵犯告上法庭。由于战争爆发，此诉讼没能得到审理。后来，拜耳公司在美国的资产又被拍卖给施德龄产品公司。新主人也立即要求重新得到阿司匹林的商标权，由此再一次要求法庭审理联合医药公司的侵权行为。

1920 年 5 月 17 日，法庭开始审理此案，主审法官是勒尼德·汉德。摆在这位法官面前的问题，是判断"阿司匹林"的属性 —— 它究竟是乙酰水杨酸的一个通用叫法呢，还是某种乙酰水杨酸的商标。如果他的判决是前者，那么在美国的任何人都有权将乙酰水杨酸称做阿司匹林；而如果是后者，那么全美国就只有施德龄产品公司有权用这个名称营销。其他厂商愿意将自己的乙酰水杨酸叫做"阿司匹木"也成，叫"阿司匹森"也行 —— 叫什么都可以，就是不能叫阿司匹林。

法庭对此案审理了六天，结果也同 1905 年拜耳公司在英国有关专利权的诉讼一样以原告败诉告终，而且也同样意义重大。汉德法官在听取了两造例来如此的冗长陈述后，做出了带有折衷味道的复杂判决。他表示说，药剂师和批发商都知道，阿司匹林是拜耳公司的产品，因此，在向他们供货时，只有施德龄产品公司有权将自己制备的乙酰水杨酸叫做"阿司匹林"。然而，对于公众而言，"阿司匹林"已经成了日常词语，这就使他们会向任何将乙酰水杨酸称为"阿司匹林"的商家购买。因此，对于普通顾客来说，阿司匹林就是乙酰水杨酸的通用名称。

然而，在这两个方面军中，真正要紧的是公众。这就是说，汉德法官的判决一出，便剥夺了施德龄产品公司最重要的一项优势——让自己的这一产品成为美国唯一能叫做"阿司匹林"的药品。费了好大力气，拜耳阿司匹林却成了一大堆阿司匹林中的一种，充其量也只是最有名气的一种而已。这对一心想要独占其名的韦斯是个重大打击。正因为如此，他才一而再、再而三地与拜耳公司洽谈，以获得拜耳公司在世界其他地方的市场来弥补损失。在这些地方，施德龄产品公司和拜耳公司一直官司不断，原因都是为了争夺哪一家拥有什么商标和品牌。比如，在加拿大，施德龄产品公司是得胜的一方，因此有权独享将它生产的乙酰水杨酸称为拜耳阿司匹林的权利；①而在墨西哥，这个问题却长年悬而未决，弄得拜耳公司和施

---

① 时至今日，加拿大也仍然只准许拜耳阿司匹林以"阿司匹林"这一名称行销，其他所有同类产品均不得以此名称经销。在第一次世界大战期间和战后，不同国家制定的商标法和贸易法规各不相同，形成了一个十分复杂的体系。其中许多内容一直沿用至今。加拿大的情况正是如此。在德国和另外 70 个国家，拜耳公司仍被承认拥有阿司匹林的商标权。在美国、英国和其他许多国家（名单太长，这里就不一一开具了），阿司匹林被定为是同乙酰水杨酸一样的正规名称，因此任何人均有权使用。当然，随着年代的推移，无论在什么地方，越来越多买药的顾客都能掌握所购含有阿司匹林成分的药品的商标名，因此，两种不同中取哪一种，会变得越来越不重要。不过，拜耳公司仍坚持在所有文献中提及阿司匹林的地方，在这个名称的后面加一个注册商标的标符（®）。——作者原注

德龄产品公司争战不休。

不过，施德龄产品公司与联合医药公司打官司的最直接的后果，是导致美国国内一场疯狂的竞销大战。这可是韦斯始料不及的。在不到 10 年的时间内，美国大大小小的药店里，便出现了上百种不同牌子的阿司匹林，这些药中所含的有效成分是一样的，由是造成了现代史上空前激烈的商业大战。从化学角度造成优势的可能性已经不存在了，这就使各竞争者们另想招数，好让顾客相信唯有自家的药片才是最好的。为此，这些厂商给自己的产品鼓捣出了种种吸引公众的新性能、新品质。机敏人自能看出，要让公众相信这些花活儿，最有效的途径就是广告。只不过，要做出独具匠心的广告文字和图片来，也非得有能人不可。事实也证明，在众多阿司匹林新品牌的制造厂家中，有不少就能做到这一点 —— 特别是其中那些有财力去麦迪逊大道大把烧钱的主儿①。其实，如果这些人能聘用到会点石成金的推销员，同样也会大获成功。

对这些公司来说不幸的是，一个最出色的人物正在同它们唱对台戏。

赫尔曼·戴维斯此时的处境真是美妙无比。自从经营的服装厂倒闭、为逃避债主离开新西兰来到澳大利亚后，他第一次找到了与自己性格合拍的工作，这就是以直率、有时又有些异想天开的方式搞推销。他手里握着一种非常好的产品，眼下又正是大力促销的机会，而且他的雇主也下了甘冒风险的决心。

在澳大利亚，尼古拉斯兄弟在战争造成的困难时期，将自己生产的阿司匹林 —— 阿斯普洛成功地送上国内的医药市场，偿清了债

---

① 指有财力雇用收费高昂的广告代理中介设计和制作商业广告。麦迪逊大道是纽约市中心曼哈顿的一条主要街道，在它的中段一带有许多高级广告代理机构。—— 译者

务后还有盈余。尽管如此，两兄弟的预期目标并没有达到。就在这时，赫尔曼·戴维斯如一股旋风般闯进了他们的生活。被他的热情所感染，兄弟俩同意让他放手大干一番，设计出新的促销大计来。戴维斯果然想出了一招，就是让公司免费送出价值 2000 澳镑的阿斯普洛。听了这个计划，兄弟俩又踌躇起来。以公司仍然窘迫的经济状况而论，2000 澳镑可并不是小数目。不过，他们还是同意试上一试。

戴维斯告诉他们，这个大计其实十分简单：选定一个地区（他们选择了昆士兰州进行第一轮尝试），将阿斯普洛药片分装成价值三便士的小包，免费赠送给公众。与此同时双管齐下，倾公司财力在这个州大做广告。免费分发大量产品以建立市场影响的做法也许并不是他们的首创，但在正规的医药领域却肯定是放出了第一炮。戴维斯在齐头并进的广告中，以自己特有的夸张文风进行了种种推介——

药店今天送出 2000 镑

《圣经》上说："当将你的粮食撒在水面，因为日久必能得着。"[1]

这句话说了已有一千多年了。

用今天的商业语言复述一遍，就应当表达成如下的话："如果有好货待售，自己先出钱让公众尝试，让公众接受。"公众接受了，还怕卖不动吗？

这一战略果然奏效。正如戴维斯向尼古拉斯保证的，在昆士兰州的公众试用过免费阿斯普洛赠品、发现它当真有效后，便纷纷去药

---

[1] 《圣经·旧约全书·传道书 11：1》。——译者

店购买，结果是这种药的销售量扶摇直上。于是乎，公司又换了个地区再试。这次选择的是维多利亚州，结果仍然告捷。然后，他们便再接再厉，来到新南威尔士州和北方领土地区。所到之处，都是免费赠送，辅以大做广告；随后，阿斯普洛的销路便一路上扬。

当然，取得重大成功，报纸上的广告是功不可没的。这里也正是赫尔曼·戴维斯大显身手之处。凡是优秀的推销大师，都能迅速进入角色，百分之百地喜欢上自己推销的货色，全心全意地相信这种东西有种种长处。戴维斯正具有这种禀赋。在他心目中，阿斯普洛药片绝非只是一种含有些许阿司匹林的小白圆片，而是当世绝无仅有的灵丹妙药，它既有强大的药效，服用又很安全。与所有的人共享这一秘密，乃是他的职责——不，应当说是享受。他的广告就是这种情感的表现。他以极为通俗而又十足夸张的语言，使这种药品成为人们津津乐道的话题和愿意购买的物品。他的一则广告是这样开头的：

隔三差五吃片药

英雄豪杰免不掉

……

这则广告文字的一边，还印着大卫·劳合·乔治的照片——其实，这位刚就任英国首相不久的"英雄豪杰"，恐怕连阿斯普洛是补药还是泻药都未必清楚。另外一则广告又说（再看了这一条就能知道，戴维斯特别喜欢将名人请来"现身说法"）：

让我们向伟大的林肯总统脱帽致敬！这位坚持真理的人只消瞥一眼就看出，他又发现了一条真理，这就是：阿斯普洛是个奇妙的发现。

他的一些广告会以短剧体裁出现，不是告诉人们说，有个侦探服了阿斯普洛后，在关键时刻保持了头脑的清醒，这才抓住了歹徒；就是介绍一位护士，15 年来一直这里不舒服、那里不得劲儿，可是吃了阿斯普洛后就浑身舒泰。在每一则广告后面，都附着一份阿斯普洛有疗效的病痛名单，名单之长，病种之多，就连当年那位大名鼎鼎的"粉红色的百合花" —— 莉迪娅·平卡姆看了也得眼热不止：头疼、伤风感冒、风湿 —— 这几种是阿斯普洛确实有效的，然而此外还有坐骨神经痛、痛风、胃酸、胃痛、焦虑症、失眠、"各种妇科病痛"、神经性休克、狂躁，等等，等等。说阿斯普洛对这些病症有疗效，其实大多并没有科学根据，即便有一些也并不确凿。不过，戴维斯自己相信它肯定有效，这就足以支持他大干特干了。[①]当大流感在 1919 年进袭澳大利亚时，澳国政府将阿斯普洛列入必需品清单，自然令戴维斯无限欢欣鼓舞。自此以后，他的每则广告上又添了一项必备内容，就是联邦议会建筑大厦的图符。

　　真是破天荒第一次，一位责任心强的政府部长将一种大众药品列入必需物资清单。其他任何国家都不曾这样做过。这一行动胜过了任何言辞，说明阿斯普洛对于人类所具有的无比重要性……这种药品实为绝无仅有之物。

当然，这种药肯定不是绝无仅有的，至少市场上还有其他品牌的阿司匹林呢！不过，戴维斯靠着自己的本领，无疑地使阿斯普洛比其他所有对手的产品都高了一头。以今天的标准衡量，他的广告十分

---

① 　如今看来，阿司匹林对这份名单上所列的种种病症，大多是有一定效果的，因此也可以认为戴维斯所列并非信口胡诌，但显然是大大夸张了。这一点敬请读者谨记。——作者原注

粗线条，但都编写得能够被当代人接受。当年的澳大利亚并不像现在，对药物广告的内容和形式还没有生出太多的限制，虽说存在着部分医生和药剂师的反对和抱怨，却挡不住阿斯普洛广告的力量。当然，阿司匹林本身的确有效这一点，才是真正重要的。它不是那些"秘方药"，而是真能够止痛、退烧，真能够让病人觉得好过些，只不过没有戴维斯在广告里吹嘘得那样神乎其神罢了。

如果没有戴维斯，尼古拉斯两兄弟是绝对不敢这样做的。如今，面对夸大其辞的广告，他们也恐怕只能用药品的确有效的事实来安慰自己了，何况经营状况又确实大为改观呢！阿斯普洛的利润出现了大幅增长。没过多久，他们的公司就有充足的财力，将总部搬出了原来的商业街铺面，移到了墨尔本另外一处较大的地方，并且给公司改了名称，叫做尼古拉斯专卖药有限公司，原来的那些拼拼凑凑的生产设备，也都鸟枪换了炮。又过了不久，看到自己在澳大利亚的领先地位已经牢牢确立，尼古拉斯兄弟又有了新的行动——挺进国外。他们先是在新西兰首都惠灵顿建起新厂。由于经营顺利，遂又决定进一步扩展。这一次，他们的目标是欧洲和美国，在那里的制药大王们的眼皮底下大干一番。

第一次世界大战彻底改变了英国的阿司匹林生产面貌。这个国家当年几乎完全依赖进口，而且基本上都是向德国买来。自从英国政府不准拜耳公司垄断阿司匹林这个商标名称后，本国的化学界和制药界便研制起它的工业化生产来，有几家经过一番波折后，最终成功地将自己的阿司匹林送入了市场。战前英国只有宝威公司等为数不多的厂家生产乙酰水杨酸，现在则有了能够生产阿司匹林的新企业，比如，兰开夏郡一家靠"赛阿斯普林"品牌在军队里闯出了路子的科尔富特有限公司，莱斯特郡拉夫伯勒市也有一家生产"金阿斯普林"的简那陀生公司，还有诺丁汉郡诺丁汉市的博姿药业公司，也生产出了自己品牌的阿司匹林，并在本公司遍及全国范围的连锁药房经销。除了这三家公司生产的阿司匹林，还有其他若干种，如安匹林、优泰散、莱头定等，也都陆续出现在市场上。其他工业化国家也都处于同样的形势。大流感促成了对各种品牌的阿司匹林的需求。到1920年时，它已经成为英国销路最大的止痛剂。

不过，这些新品牌谁也不能独占鳌头。因此，当拜耳公司在战后重新进入英国市场时，整个形势就越发混沌难明了。施德龄产品公司在1919年、即还是拜耳公司的对头而未曾与之靠拢到一起时，已经向英国商业部买下了拜耳公司被褫夺的"拜耳十字"标记和该公司在英国的资产。这样一来，施德龄产品公司便声称自己在英国有独享拜耳阿司匹林商标权的资格。然而，卡尔·杜伊斯贝格不承认这一独霸地位，授权同意其他英国进口商家以同样的商标销售由他的公司生产的阿司匹林。就这样，一连两年，两家公司都在英国销售自己的产品，产品都叫拜耳阿司匹林，药片上也都压出"拜耳十字"的标记。1923年，韦斯和杜伊斯贝格终于建立起搭档关系时，这个问题才算得到解决，同意使用不同的商标和产品标记。不过，这时又轮到药品批发商弄不准该向哪里订货了，结果是德国人没能恢复战前的垄断优势，美国人也没能取而代之。事实证明，英国人虽然对阿司匹林钟爱起来，但多数人是碰到哪一种就买哪一种。因此，只要某家公司，不管是英国人自己的还是外国人的，能够抢在所有人的前面，通过完整的销售系统和促销手段，建立起自己的突出地位，就会是市场上的赢家。尼古拉斯兄弟进军英国，打的就是这个算盘。

他们在英国的第一战遭到惨败，连老本都险些赔光。1924年，两兄弟公司派了公司的财务长乔治·加西亚去英国到处走走看看，寻找合适开展促销活动的地区，并具体监督在伦敦温布利区举行的"大英帝国博览会"期间阿斯普洛的试销事宜。加西亚在英国兜了几个星期后，给公司拍去电报说，他对在英国销售的前景看好，因此根本没有必要去啃美国那块硬骨头。他认为，尼古拉斯专卖药有限公司应当将全部精力集中到英国来。就这样，公司便在墨尔本那里着手安排首批巨量阿斯普洛的海运事宜，而加西亚在英国这里找到一家广告商，准备向兰开夏郡和约克郡这两处据分析市场占有量相对不足的地区展开进攻。

然而，试行了几个月后，公司就看出这招棋非但没能走对，而且是大错特错、从头错到了底。公司原本认为英国民众性格比较含蓄，因此在促销时应当充分顾及这一特点（英国的贸易法规更是实实在在地比澳大利亚严格），在促销阿斯普洛时应以比较低调的方式进行。免费赠送小包装样品的做法在英国也同样采用了，不过令赫尔曼·戴维斯失望的是，他本人没能到英国来，有关的宣传只是由伦敦的一家广告公司全权代理，结果广告做得不够充分。更为糟糕的是时机。1924年的英国，正处于严重的经济危机之中，失业率很高，人们手头很紧。百姓们倒是从报纸上剪下广告中的赠券领走免费的阿斯普洛，但并不因此继而自掏腰包再买。尽管公司一再重复这种促销方式，结果都同样悲惨。到头来，花费与销售收入之比竟达到了七比一。

伦敦送来的报告令阿尔弗雷德·尼古拉斯深感不安，便自己去那里看个究竟。亲眼目睹之下更是心惊，他们在英国花掉了20万英镑，却都打了水漂。如果不赶快补救，这样的损失便会使公司赔个精光。看来出路似乎只有一条，就是从英国拔寨回营。

但是，阿尔弗雷德实在不甘心就此罢休。他给在墨尔本的弟弟发去电报征求意见。弟弟明确表示说，再试最后一次，试验地区要小，但要竭尽全力。他还告诉哥哥说，赫尔曼·戴维斯已经动身前来英国。

对这位不肯认输的戴维斯来说，这是他即将面临的最大挑战。他相信，"约翰牛"之所以没有信服阿斯普洛，是因为公司没能努力到家，没能耳提面命地讲清这种药的好处。伦敦广告公司的那些"温良恭俭让"的小子们，你们还是靠边站，看大师来显神通吧。他到了英国，听说阿尔弗雷德已经选中了以约克郡的赫尔市为对象。于是便要来一台打字机，卷起袖子，拟起广告条文来。

戴维斯写的这些广告，堪称推销艺术的杰作——而且还是独到的发明创造。他采取的仍然是自己的一贯做法，即搬来当代大政治家的图片，与广告文字互相映衬，对文字也仔细斟酌，使之既与他搬来的政治家有关，又合乎各个阶层的口味。就这样，詹姆斯·拉姆齐·麦克唐纳①、斯坦利·鲍德温②、奥斯丁·张伯伦③、大卫·劳合·乔治等著名英国政治家，都在不知情的情况下被拉来大做广告，增加了阿斯普洛的可信度。④哪怕是英国国王，也成了广告中盛赞阿斯普洛的代言人，其实，这位君主固然发过赞誉之语，但可以想见其实与这种药片毫不搭界。此外，戴维斯也并不满足于单一地借助于名人效应，而是从所有可能的角度寻求广告灵感——

---

① 詹姆斯·拉姆齐·麦克唐纳（James Ramsay Macdonald，1866—1937），平民出身的英国政治家，两届英国首相。——译者
② 斯坦利·鲍德温（Stanley Baldwin，1867—1947），英国保守党政治家，历任三届首相之职。——译者
③ 约瑟夫·奥斯丁·张伯伦（Joseph Austen Chamberlain，1863—1937），英国政治家，1925年诺贝尔和平奖获得者。英国另还有一位有着这一姓氏的名人，即第二次世界大战前对德执行绥靖政策的英国首相内维尔·张伯伦（Neville Chamberlain，1869—1940）。这二人为同父异母兄弟。——译者
④ 当然，被他拉来的这些"大腕儿"中，也有人会向登出广告的报刊交涉，对自己的姓名和肖像权受到侵犯表示不满，但此时却为时已晚。戴维斯会做出保证——有时也还兑现，在下一天的广告下面加一条小小的附注表示道歉，但此时的广告已经转到另一个对象头上去了。他手头的此类"壮丁"多得很，从来不愁找不到人。——作者原注

利用原子能已经不再只是预想了！科学家告诉我们，一项重大发明即将问世！他们说，只要抽汲出和控制住小拇指大小物质中的原子能，就可能让全英国所有的火车行驶好几分钟。这真是个巨大进步！阿斯普洛也已证明是医药领域中同样重大的发现。

戴维斯还特别在普通百姓身上大做文章，讲了许多这些人在特别情况下得到阿斯普洛大力鼎助的故事。其中有这样一则最为读者津津乐道。这则故事的标题是"阿斯普洛 —— 海底发来的信息"，题目下面是一幅上浮的潜水艇的图片，还有一张身穿英国海军军装的水手的全身照。这则广告告诉人们，水手的名字叫杰文斯，是个二等水兵。广告还说：

敬启者：

我在潜水艇上服役已达七年，应当说，这种环境需要有坚强的神经。在写这封信的时候，我所服务的潜艇正静卧在英吉利海峡底部。

就是在这种情况下，我们也得时刻保持警惕。有时候，潜艇里的空气会闷塞到令人欲呕的地步。在这样的空气中待上几个小时，人们会产生剧烈的头痛。我前后试过多种名牌药品，结果发现，只有贵公司生产的阿斯普洛始终有效。如今，艇上的所有官兵都服用这种能够立竿见影的药片了。

本人的这一作证完全出于自愿。诸位尽可自由引用。

德文军港皇家 71 号潜艇

这最后一段文字无疑是成立的，写出这段证明信的人确实是自愿的，但却不是这位"二等水兵杰文斯" —— 此人根本就不存在，只不过是赫尔曼·戴维斯想象出来的又一个帮助他促销的"证人"。

他的广告多数刊登在赫尔市的当地报纸《赫尔每日邮报》上。它们造成的影响很难具体估计，但肯定是惊人的。这倒并不是当地人一向很少接触广告。相反，这份报纸总是在推介种种不实的产品，什么"军人俱乐部"牌香烟啦、"神童婴儿食品"啦、"如松牌胸褡"啦、"卡塞尔博士舒肝丸"啦，不一而足。但是，只有阿斯普洛的广告是有看头的。再说，这些广告又做得很大，至少占去版面的一半。时间一周周过去，赫尔曼·戴维斯的广告越来越花哨，越来越热闹，"感激不已的病人"写来的"自发"信也更加言之凿凿了。这样的内容是不可能不引起注意的。

"感谢你们取得的这一神妙的成就。它真是上天施甘霖于诸多受病痛折磨的病人。"一名"受惠者"这样告诉人们。他说自己受严重头痛的折磨，但只服了几片阿斯普洛，10年的病痛竟然一举而愈。另外一个"志愿者"也反映说："真是无法形容的'勿忘我'！现在，我人去哪里，药就带到哪里。"这封信上面的大标题是"**世界纪录！四年之内从1200万片增至2.4亿片！**"

1926年末至转年年初在英国爆发的又一轮流感，更令戴维斯"好风凭借力，送我上青云"。这一轮远没有第一次世界大战结束后的那一轮凶险，死人的威胁要轻得多。不过，人们对上一次流感仍有井绳之惧。戴维斯便利用这一心理大做文章。他向读者保证说："阿斯普洛会在一夜之间打倒流感——证据多多！"在另外一则介绍"神妙药效"的广告中，他又编出故事来，说有一家企业的所有员工都染上流感无法工作，最后还是吃了阿斯普洛才全部康复。

接连许多星期，此类信息一直这样在赫尔市的居民头上狂轰猛炸，自然也就杀出了结果。阿斯普洛的销售大幅上升。接下来，促销活动又推向了该镇附近的利兹市，再下一步则在整个约克郡全面铺开。到了年底时，全英国都覆盖在阿斯普洛的促销大潮之下。这样一来，尼古拉斯专卖药有限公司便在英国开设了分理处，还在离伦敦很近的斯劳建了新厂。没过多久，阿斯普洛就上升为英国最畅销的阿司匹林。

对于这样的业绩，阿尔弗雷德·尼古拉斯自然很满意。他的孤注一掷居然扭转了败局，而且翻盘成了赢家！他同春风得意的赫尔曼·戴维斯一道返回澳大利亚。回来后不久，他们便开始考虑下一轮行动，这就是推向欧洲大陆和整个东南亚。不过，英国的对手们自然不会不注意到他们已经取得的成功，因此也纷纷以同样强度推介自己的产品（特别是简那陀生公司在大众化报纸《每日简讯报》上，以十分大胆的手法大做"金阿斯普林"的广告，一时成了该报的特色）。诚然，这些产品的销路一时半刻还赶不上阿斯普洛，但是所有这些药商的努力加到一起，使阿司匹林在英国的销售量大增——不上五年便翻了一番。真可以说，戴维斯将英国改造成了爱好服药的国家，同时也让拜耳公司头疼不已。

不过，有一个市场的形势并没有发生变化，而这个市场却是最大的。尼古拉斯专卖药有限公司在其他地方都取得了成功，但在美国几进几出，却只是蜻蜓点水，始终未能取得突破。这个国家委实太大了，敌手们也太多了。特别地，美国是施德龄产品公司的大本营，再说，赫尔曼·戴维斯也并不是天下唯一能想出新点子的人——威廉·韦斯就要证明这一点。

施德龄产品公司的创建者们在将拜耳公司原在美国享有的多项权益拿到手后，曾保证要对阿司匹林大做广告。不过，在大战甫告结束的最初几年里，它发觉并没有必要这样做。诚然，它也登了数量可观的广告，但与尼古拉斯专卖药有限公司为阿斯普洛在英国大把烧钱促销可要差多了，多数只是登些拜耳阿司匹林药瓶的简单图片，再列出这种药的主治病症：感冒、头疼、风湿、牙痛、腰疼和神经痛，而这些是所有生产阿司匹林的厂商每天都会在药片包装和附带的说明上注明的。①

施德龄产品公司采用这种低调手法的原因之一，仍然与阿司匹林的老主人拜耳公司相同，就是不愿意更深地开罪本国医药界——真是根深蒂固的习见。原因之二是在这个国家，有关阿司匹林的竞争是围绕着多个方面展开的。在法庭当年对拜耳公司状告联合医药公司一案做出判决后，美国市场上便冒出了许许多多种阿司匹林来，令消费者莫衷一是。各种新品牌都在彼此争抢地盘，只有拜耳阿司匹林是当年独占市场的，已经有老本可吃，因此虽然价格属于最昂贵的一档，也仍然有不少老主顾光顾，相对还是站得最稳的，长期在市场独占鳌头。

不过，这一局面是不可能永久保持不变的。到头来，施德龄产品公司的对头们渐渐追了上来。大家的阿司匹林有相同的化学构成，药效上也难分轩轾。要想挤倒拜耳阿司匹林，就得在其他方面另辟蹊径，造成自己的产品鹤立鸡群的形象。于是，更富想象力的促销策略和更吸引眼球的广告纷纷出笼。比如，"伯腾"牌阿司匹林的卖点是"不反胃"，"摩雷"牌阿司匹林自诩它"卓尔不群"，"阿司匹林钙片"说它因添加了钙的成分而药效更佳（其实与不加并没有什么区别），"圣徒约瑟"牌阿司匹林告诉人们说，它的制造厂商在生产时是"心系所有家庭"的，至于"咖啡因阿司匹林"呢，更是"加入咖啡因，药效大翻身"……

还有一些阿司匹林，有的打出了易溶的招牌——其实并不可

---

① 不过，施德龄产品公司仍然为了争夺国际市场在国外大把花钱做广告，在南美洲尤其如此。——作者原注

溶，真正的可溶阿司匹林还得再过一段时间才能问世，有的以粉末状出售，加水后便可服用，有如碳酸饮料。第一个推出这种产品的是印第安纳州名为麦乐思实验室的企业推出的泡腾速效镇痛剂。据该公司告诉人们，这一理念是公司总裁安德鲁·比尔兹利在 1927 年流感期间访问当地一家企业的产物。他在访问时听说，这里的员工每天都饮用一杯加有阿司匹林的苏打水，结果没有人患流感。比尔兹利听了很受启发，便责成公司的首席化学家制成了这样的药品，经改进后，就成了泡腾速效镇痛剂这一名牌产品①。

面对各种新品牌的大力促销，施德龄产品公司终于不得不积极采取富有新意的广告手段了。它的对策是取道于两种新的广告媒体。第一种是路旁广告牌。20 世纪 20 年代和 30 年代间，美国的汽车数量急遽增长，道路建设也水涨船高地出现高潮。美国人犯上了车瘾，越来越喜欢开着车在公路上东跑西颠。做广告的人很快就发现，夸张性的短广告对开车族特别"玩得转"——这个俗语用在汽车上真可谓贴切。很快地，美国的所有主要公路两侧，都立起了大大小小无数广告牌，施德龄产品公司的拜耳阿司匹林就在这里大量出现。

不过第二种手段是最成功的，这就是通过无线电台插播广告。通过电台做广告在今天真是再普通不过，但在 20 世纪 20 年代却是一项大胆的新尝试。广播电台的主人发现，将广播时间分段向化妆品、汽车、啤酒和其他大宗商品的制售者出售、继而又以他们为节目赞助商的做法是很能创造财源的。只花相对不多的钱（与在大报纸上登广告相比，通过电台做广告远为便宜），就可以向更多的民众宣

---

① 后来的这一产品不再是粉剂，而是制成片状，但加入苏打水后服用这一点一直没有改变。——译者

传自己的商品，而且其中有不少是用其他广告方式渗透不到的。

韦斯本是卖"秘方药"的行家，因此对能吸引听众的事物感觉十分敏锐。他看出通过广播进行广告宣传的巨大潜力，因之向它投入了大量金钱。拜耳阿司匹林通过对新广播节目进行赞助、以及在体育转播及音乐节目中插播广告等方式，让"此节目是由拜耳阿司匹林奉献给诸位的。拜耳阿司匹林是真正的阿司匹林"成了所有美国家庭耳熟能详的话语。在广播节目中间，种种介绍阿司匹林功效的赞语也会一再出现，什么它不会影响心脏功能啦，什么服用非拜耳阿司匹林的种种"伪劣假货"会带来的种种危险啦，不一而足。单是在 20 世纪 30 年代初期，施德龄产品公司就在电台广告上投入了 50 万美元。

施德龄产品公司所做的未必属实的广告，它的对手们所搞的夸大宣传，自然都没能躲过有司的注意。有几家主要的生产厂商违背了美国联邦商务委员会的要求，做了虚假不实的广告，主要是诡称自己的阿司匹林具有特殊成分，因此与其他阿司匹林有所不同。不过，这些厂商只受到了很轻的惩处。在第一次世界大战之前的美国，有关食品和药品立法的不停争论，造成了一个不好的后果，就是多头管理。具体说来就是，美国联邦商务委员会只能处理对竞争有害的广告侵权行为，但对药品疗效如何则无权过问；而食品药品监督管理局（缩称 FDA）——它就是当年哈维·威利领导下的美国农业部化学司，如今已经划归美国卫生与公众服务部——负责监管药物成分的正确和纯度的合格，但无权过问药品广告事宜。这种"铁路警察，各管一段"的局面，过了若干年后才通过修改立法得到纠正，但此时可是让阿司匹林的制造厂商们有了可乘之机。此外，阿司匹林如今已经不再是处方药，因此医学和药学机构也都无权再行干预。

正因为这些原因，广告战便愈演愈烈了。美国制售阿司匹林的厂商们，每年要在这上面花费上百万美元，但大部分都用在了做表面文章上，将彼此大同小异、甚至完全相同的产品说成不同的。一些名气较小的品牌间或会扛不住竞争而消失，一些新牌子也会不时冒出来，不过，像拜耳阿司匹林这样的大名牌，基本上都能站稳阵脚、保住市场份额，有些还有所发展。当然，在此期间，阿司匹林的总销售额是在不断攀升的。广告起了作用，让民众相信自己需要这种未必真属必备之列的东西，于是，这种小小的白色药片渐渐成了千家万户中家庭小药箱、抽屉和提包里的固定备品。这正如英国幽默作家杰尔姆·克拉普卡·杰尔姆早些时说过的："提起来真是太令人沮丧了。无论我看到哪一种'秘方药'的广告后，都会觉得自己身上有广告上说的病症，而且还是最严重的那种。"不少人正是因为听信了广告，才去买来阿司匹林服用的。

阿司匹林日益知名的事实表明，它已经迅速上升为一种文化形象。在人们心目中，这是一种具有现代色彩的产品，是科学创造出来的让普通民众花几个小钱就能买到的奇迹。西班牙作家何塞·奥特伽·伊·加塞特称自己所处的时代为"阿司匹林时代"，绝不是无缘无故的。1930 年，他（有些过分乐观地）告诉人们说：

> 今天的普通民众，日子其实要比古代君侯过得轻松、舒服和平安。他们固然未必如周围别的一些人富有，但这并不十分要紧，因为他们所处的大环境，为之提供了足够的条件：公路、铁路、旅馆、电报、医疗服务，再加上阿司匹林。

弗朗茨·卡夫卡①曾向他的女友极力夸赞阿司匹林的功效；恩里科·

---

① 弗朗茨·卡夫卡（Franz Kafka, 1883—1924），奥匈帝国人，犹太族，著名德语作家，作品于怪诞中寓有深意，代表作有《变形记》等。——译者

　　　　　　　　阿司匹林传奇

卡鲁索①每次上台一展歌喉前，都必会索要几片阿司匹林带在身上的轶事也是众所周知的；乔治·奥威尔②在他的《威根码头记行》一书中，对英国劳工阶层对饮茶和吃阿司匹林之类的小小奢侈十分喜爱、甚至胜过了对粗面包这样的生活必需品做出了自己的解释。阿司匹林甚至出现在格雷厄姆·格林③的《斯坦布尔列车》一书中，还被埃德加·华莱士④写进他的《门上安着七道锁》一书，得到了十足赫尔曼·戴维斯式的赞扬："西比尔耳鼓中感觉到的有如重锤猛敲的轰响渐渐消退，减弱成为轻轻的啄击，笼罩在记忆上的朦胧雾气也突然升腾不见。"——当然，这是因为不久前这位西比尔有幸服下了一片名气响当当的小白药片之故。

不过，有了名气，也就出了问题。阿司匹林成了大热门商品，让生产和销售它的厂商赚了大钱，于是乎，黑手们也就纷纷盯上了它。拜耳公司在第一次世界大战之前就一直设法打击的假药，如今又重新成为重大威胁。这样，市场上除了有合法厂商生产的多种阿司匹林外，还混有上百种黑作坊里鼓捣出来的假阿司匹林，不但没有合法的生产许可，而且达不到质量标准，生产环境也不卫生。在德国，拜耳公司就不得不在全国范围内登报表态说，要将发现以假充真的药剂师告上法庭。在挪威，假阿司匹林竟泛滥到使该国的制药学会发出

---

① 恩里科·卡鲁索（Enrico Caruso，1873—1921），意大利人，著名男高音歌剧演员与歌唱家，也是享有盛名的通俗歌手。——译者

② 乔治·奥威尔［George Orwell，原名埃里克·阿瑟·布莱尔（Eric Arthur Blair），1903—1950］，英国作家和新闻作者。《威根码头记行》是他在1937年发表的带有报告文学色彩和社会评论性质的著述。——译者

③ 格雷厄姆·格林（Henry Graham Greene，1904—1991），英国作家，作品种类广泛，不过以小说最享盛名。《斯坦布尔列车》是他的侦探小说。——译者

④ 埃德加·华莱士（Richard Horatio Edgar Wallace，1875—1932），英国作家、记者和剧作家，擅长惊悚题材。三次搬上银幕的《金刚》，就脱胎于他的小说。这里提到的《门上安着七道锁》，也分别被美国和德国拍成电影。——译者

呼吁，希望对以制售假药为业者判处无期徒刑的处罚。

有些犯罪分子的手法更为直截了当。1927 年初时，一个自命为"阿司匹林帮"的团伙，闯入施德龄产品公司建在纽约市哈德逊大街的库房，偷走了价值 9.2 万美元的拜耳阿司匹林（超过 100 万片）。后来还是由于这个团伙在新泽西州霍博肯市抢劫一家银行时与警方交火，号称该团伙"八大金刚"之首的头领莫·斯特拉特摩被击毙、他的手下尤金·斯坦纳被捕，审问时交代出自己曾负责将这批阿司匹林藏在纽约布鲁克林区的一个车库里，警方这才顺藤摸瓜地破了案。但即便到了这个地步，这个团伙还险些逃脱法网，其他被告拿出了 1 万美元，想用这些钱来"摆平"陪审团，还将斯坦纳的老婆孩子控制起来作为人质以冀阻止他作证。1928 年 1 月，警方查出了斯坦纳家人的下落并解救了他们，地方检察官查尔斯·多德才得以给这伙人定了罪，但罪名仍从盗窃降为"窝赃"。

越来越多的人服用阿司匹林，也造成了医学方面的问题。当时，医学界对这种药物的作用机制并不清楚（这种状况直到四五十年后才得到改变），由是导致一些医生和化学家担心，它可能以某种方式为害循环系统。这种担心是同拜耳公司当年的首席化学家海因里希·德雷泽在推出阿司匹林前曾表示过的认为它会影响心脏的担心颇有些类似，而且存在了相当长的时期。正因为如此，阿司匹林的广告上才会特别说明，告诉人们它不会损害心脏。但这也提醒了生产其他止痛剂的竞争对手们，就此对阿司匹林进行攻击。当然，在那个时候，人们根本不了解是否确实如此——后来发现阿司匹林当真会产生此类影响时，曾造成极大的震动，甚至也不清楚人体对这种药物的不良作用会耐受到什么程度。但尽管如此，一些医生还是关注起滥用和误用阿司匹林的问题来。《英国医学杂志》和《柳叶刀》杂志，都在 20 世纪 20 年代和 30 年代登出了不少这样的文章。

比如，《英国医学杂志》1920 年 8 月的一期上，就刊有一篇埃克尔斯·史密斯医生的来信。这位史密斯在离威尔士首府加的夫不远的巴里市行医。据他反映，来找他看病的一名水手，在服用了仅 2.5 格令的阿司匹林后，"不出 10 分钟，便出现剧烈头痛、盗汗不止，几乎陷入虚脱。"此外，该病人还全身生满疹块，而这是他第二次出现这种情况 —— 第一次发生在三个月前，也是吃了阿司匹林之后的事情。南约克郡舍菲尔德的埃塞尔伯特·赫恩医生也来稿说，他本人在服用阿司匹林后，同样感到不适，"一连数天都精神委顿"。还有一位 H. E. 戴维森医生的一个病人浑身奇痒，他怀疑是病人服用了阿司匹林所致，尽管只是一般剂量。当病人不再吃阿司匹林后，症状便消失了。是不是这种药惹的麻烦呢？

当然，对这样的问题并没有现成的答案，而且有许多情况其实是误诊的结果。不过，它们也反映出一个受到部分医生乃至民众日益增强的关注，就是随着人们越来越多地服用阿司匹林，服用不当的情况便会不断增加。报纸每隔几个月，就会登出有人服用阿司匹林过量的报道（听起来似乎并不严重，但实际上并非如此，而且确实造成了重大问题），有时甚至导致阿司匹林中毒。英国苏塞克斯郡刘易斯市就发生了这样的悲剧事件，一时被广泛地详细报道过。1929 年 7 月，一位年轻母亲，将 500 片阿司匹林用半升水化开后，给自己的婴儿喂服，结果只喂了不到 10 毫升，孩子便丢了性命，母亲也因这一"精神失常导致犯罪"行为受到羁押。还是在同一年，下院议员罗伯特·托马斯男爵在下院发言时，有人就一项拟在城市街头安设自动阿司匹林售货机的动议，询问政府是否知晓此事，以及这样的行动所必然导致的售药失控是否符合公众的利益。对此他回答说，此事正在审议中。1931 年 6 月 6 日，伦敦的法医学会在开会讨论与毒品有关的问题时，一位杰拉尔德·斯托特医生提出服用阿司匹林是否会上瘾的问题。他说："女士们从提包里拿出阿司匹林吞服，就像吃糖果似的。这种现象十分普遍。"

1935 年 9 月 14 日，《柳叶刀》对这些问题初步地进行了分析，并在首页上以整页篇幅谈论了阿司匹林。使生产厂家高兴的是，该刊物对阿司匹林取得的种种医疗效果大加肯定，几乎完全站在了生产者一边——除了一点，就是对生产和营销者的推销手段不加掩饰地嗤之以鼻：

> 如今，阿司匹林的生产量和消耗量都达到了以吨计数的程度，但对此做出最大贡献的，并不是化学科学。由于生产者的大力鼓噪，加之医学专业人士未能给予足够的指导，致使公众过度地接受了这种药的止痛效果和安全程度，早已形成公众自行控制使用它的局面。

文章还说，尽管因过度服用阿司匹林导致人身伤害的情况十分罕见，但仍然值得医生注意。文章最后在结尾中说道："应当相信，以正常剂量服用阿司匹林是非常安全的。"

《柳叶刀》是世界性的顶级医学刊物，它刊登出这样的文字，自然是对阿司匹林给出的很高认可，无疑使拜耳公司兴高采烈。当然，对于阿司匹林的成功，拜耳公司是用不到别人转告的。还在两年前，它就对此以自己的方式进行了庆祝——这就是在公司的厂房前立起了一个阿司匹林药片模型。模型直径为 236 英尺，有灯光照明，上面做出了"拜耳十字"这一标记。当照明灯光点亮时，莱茵河一带几公里远近的人都能看到拜耳公司这个最著名产品的自豪丰碑。

然而，拜耳公司正在发生变化。整个德国也都在发生变化。1938

年，拜耳公司印行了一套精美的小册子，介绍了本公司五十年来在制药领域取得的种种成就。阿司匹林就在它自豪地列出的光荣榜上。在这本小册子的结尾处，拜耳公司告诉人们说，它自信以自己的现代技术，"永远有能力以最直接的途径，在最短的时间内向任何医生提供拜耳公司的产品。"在这一庄严保证的旁边配着一幅照片，照片上方是公司新近添置的一架飞机，翱翔在莱茵河畔拜耳公司巨大建筑群的上方。飞机的双翼上印着"拜耳十字"这一著名标识，而漆在尾翼上的，则是大大的纳粹十字黑色标记——卐。

道德沦丧的时期

　　小小的阿司匹林药片，有时竟然会扭曲与它关系最密切的人的命运，并又通过这些人的命运改变，影响到当时的若干重大历史进程。这种造成个人和世界改变的方式，是本故事中很值得注意的特点。冥冥中究竟是什么力量选中了阿司匹林，使之对人们产生了沧海桑田的影响，作者无力给出解答。它其实只是一种没有生命、没有感觉的药物。照理说，一旦走出医学领域，它就不会再有任何用场，因此其地位也就应当如同堆积在我们身边的诸如小包装牛奶、洗发液和其他许多有用的（和无用的）商品相同。然而并非如此。有些商品对历史是会产生重要影响的，它们的出现与否，会导致决策的不同和事件的有无。这样的商品为数很少，但阿司匹林却正是其中的一种。

　　这一点很应当在此提一下。这是因为，下面将要讲述的一段历史，是阿司匹林在 20 世纪 20 年代和 30 年代德国的一个庞大的工业卡特尔的创建中，起到的四两拨千斤的作用。在德国即将建成的全世界空前反常的野蛮独裁统治机器中，这个卡特尔扮演了支持柱石的角色。它就是支持希特勒纳粹统治的法本公司；而阿司匹林则是一条从法本公司连接到纳粹大本营的黑线，从纳粹起家一直贯穿到奥斯维辛的集中营和灭绝营。

　　更使人扼腕的，是在与阿司匹林关联到的受到历史之磨碾压的成百上千万生灵中，竟然也有对这种药品的发明和营销做出最重要贡献的若干人物在内。

拜耳公司是在 1923 — 1924 年间遍布德国的经济大动乱中历劫再生的，并在步入恢复的新世界中找到了立脚点。在德国新政府执政期间，德国成立了新的央行，发行了新的货币 —— 国家马克，政府的财政支出得到了严格监控，协约国对索赔也有所松动。这一切都对遏制德国的恶性通货膨胀起了作用，使德国民众对本国脆弱的财政系统恢复了信心。

对于在德国经济陷入大崩溃前刚巧同施德龄产品公司完成一轮较量的卡尔·杜伊斯贝格来说，目前是继续进行另外一个重大使命的理想时机。这另外一个使命，就是他给自己放在肩上的重担 —— 使全德国的所有重要化学企业形成一个团体。第一次世界大战期间经他穿针引线搞起来的那个半卡特尔式的框架，曾经发挥过不少作用，但到了后来，企业间的相互竞争又开始有所抬头，这便需要来自某种长期稳定架构的协调。不过，他这时也开始考虑到，如果现在就搞全面合并，势必对各家企业造成过大的影响，因此，改成分步逐渐进行，效果可能会更好些。他认为第一步应当是将销售和投资统筹为一体，全面合并则不妨以后再说。

然而，原来与拜耳公司一起组成初步联合的其他成员的态度，却是他始料不及的。以巴斯夫公司的卡尔·博施为首的一些人，对参加巴黎和会的体验记忆犹新，因此一改以往的态度，转而赞同杜伊斯贝格战前的初衷，认为只有立即实现全面联合，才能再造德国化学工业称霸世界的辉煌。这样的观点如今占据了主导地位。1925 年 9 月 15 日，德国的六家大化工企业[1]和它们的股东都同意携起手来，形成

---

[1] 作者前面只提到五家，即组成三方同盟的拜耳公司、巴斯夫公司和苯胺染料股份公司，以及另外组合到一起的赫斯特公司和卡塞拉公司，另外一家是格里谢姆电化学公司。—— 译者

一个新的联合体。这个联合体的运作形式相当简单：各个成员都是一个大企业的分支，但仍各自保有自己所有产品的品牌（比如，拜耳阿司匹林还叫做拜耳阿司匹林），并仍在原来擅长的技术领域内发挥作用。这个大企业由卡尔·博施任主席，还得了一个新名称，叫"染料工业利益集团有限公司"，不过，人们还是沿用着"法本公司"这个比较简短的老名称。

杜伊斯贝格没能当上这个大联合体的一把手，只任一名董事，自尊心有些受到伤害。不过，他仍然是颇有发言权的人物。这个新成立的巨大联合体一步步地取得了令人瞩目的成就，这使杜伊斯贝格越发有了自信。在不到 12 个月的时间内，法本公司的资本总额便超过了 10 亿马克，与世界上规模最大的企业距离已经不远。在随后的几年里，这个联合体构筑起了由众多的附属关系、合作关系和控股关系形成的复杂关联网络，生产和销售从医药到炸药、从染料到合成石油的上千种产品，更重要的是，通过对竞争对象的两手策略 —— 一是盘过来，二是打下去，法本公司在德国化工界已基本上再也没有竞争对手，实现了杜伊斯贝格当初要创建这个联合体的初衷。从此，法本公司在市场上成为叱咤风云的角色，控制了价格，左右了市场。一句话，它成了全球化学工业界从未出现过的大腕。

如果法本公司只是走到这一步为止，后世人对它的评价也许就会好得多，杜伊斯贝格当年的构想或许也能得到赞许。只可惜，法本公司留在历史上的足迹主要并不是企业经营，而是为"第三帝国"作伥。

1933 年 2 月 20 日晚间，在杜伊斯贝格开启了拜耳公司总部那巨大的拜耳阿司匹林标识上的灯光后没过几个小时，法本公司就上了纳粹的贼船。10 年前，阿道夫·希特勒带领国家社会主义德意志劳工党 —— 简称国社党，也就是纳粹党 —— 在慕尼黑发动政变未遂而入狱，此后历经多次起落，终于在德国的政治危机和经济崩溃的形势中取得政权，当上了总理，地位仅次于总统保罗·冯·兴登堡，但这位总统此时已年迈昏聩，无法料理国事，因此实权就掌握在希特勒手中。身穿褐色制服的冲锋队员开始在柏林高视阔步，纳粹党也将手伸向了德国工业界。

当晚的聚会是双方事先共同安排的。工业界同意这种会见，是因为业界领袖已经认识到，尽管他们过去一直嫌恶因而不愿理会希特勒，如今却无法置之不理了。不过，会上发生的情况，还是出乎了他们的意料。希特勒清楚，赢得小店主和家庭主妇的拥戴，同取得德国企业精英人物的支持，是不同的两回事；对于后者，他需要出奇招才能制胜。参加这次聚会的业界翘楚—— 法本公司的生产部门负责人格奥尔格·冯·施尼策勒是其中的一个—— 依次进入会场，满心认为自己会让这个新总理乖乖就范。

结果就范的却是这些人自己。在这次会见中，他们简直连插句话的机会都没能捞到。希特勒喋喋不休地大谈布尔什维克主义的威胁和德国社会日益加剧的分崩离析局面。他说，德意志祖国处在严重危险之中。3月5日国会大选的日子已经临近。如果国社党届时不能赢得压倒性多数的议席，内战就将不可避免。在发表了这一通几乎毫不掩饰的威胁后，国会议长赫尔曼·戈林又接了下去。他的一番话，则是以客气的口吻狮子大开口。他告诉大家，有一个办法能够避免内战的发生。纳粹党要赢得选举的胜利，需要有300万马克的资金支持。如果能设法筹得这笔款项，纳粹党就会保证国内和平得到维持，工商业活动也能不受搅扰地继续进行。

这简直就是公开讹诈。不过，讹诈往往能够奏效。被逼无奈之下，一些人当场便开了支票，另外一些人则做出了很快捐助的承诺。代表法本公司出席的冯·施尼策勒表示他本人无权认捐，但会将这一要求向法本公司的主席卡尔·博施转达。博施并不情愿出这个血，但还是在几天之后给了纳粹党40万马克。

法本公司与纳粹的关系就是这样建立起来的。若干年后，这一关系又以共同面对纽伦堡国际军事法庭的大法官告终。企业家们为买平安掏了一笔钱，还觉得花得不多。但这只是第一笔。又过了一个星期，一场大火烧毁了国会大厦（据说是一个激进的共产党人干的，其实由纳粹党一手策划的可能性最大），这使希特勒有了口实。接下来，腰包鼓了起来的纳粹党掀起一阵鼓噪，结果赢得了国会大选。随后，希特勒又将国会的全部权力抓到自己手中。不出一年，他便牢牢建立起了全面的独裁统治，从此成为"元首"。

对于纳粹的一套，博施从来就不大赞同。他认为希特勒的经济政策是幼稚可笑的，纳粹对犹太人的敌视和污蔑，他既觉得不解，又感到羞耻。法本公司内有不少出色的科学家是犹太族裔，董事会里也有四名犹太人，这使公司很难按照新政府颁布的种族法令，将犹太人统统赶走，更不用说这样做，于道义上也说不过去。博施做了不少好事，将一些犹太雇员派送到一些纳粹力量达不到的国外地区，这就保护了这些人。他甚至还亲自向希特勒陈情，诉说犹太人的离开使公司受到的严重影响。①不过，由于他也需要借纳粹之力将法本公司从严重的失败项目中解救出来，这就使他没有再做更多的努力。博施自己有一项新发明，就是合成石油。为了开发这一项目，法本公司注入了上亿马克资金。但石油价格的世界性大幅下跌，使这一发明失去了实用价值。绝望之下，博施只好向纳粹政府求助。政府答应出

---

① 博施向希特勒的这次陈情发生在1933年5月。博施在接受到进入一个新成立的全国性的工业理事会的委任后，向希特勒进言说，解雇犹太科学家会使德国的物理学和化学倒退100年。对于这一警告，据说"元首"的表示是："如果这种情况发生，就让德国100年内不用物理、也不用化学就是了。"——作者原注

钱买下所有的合成石油产品。大大松了一口气的博施感激之余，便心甘情愿地将自己绑到了纳粹的战车上。1935 年 4 月博施退休，不再担任法本公司的主席后，这家联合体就越发不敢对纳粹说个"不"字了。

博施退休前的几个星期，也就是在 1935 年 3 月 19 日，一件重要的事情发生了，这就是卡尔·杜伊斯贝格的逝去，终年 73 岁。他的去世特别标志着法本公司的转向。杜伊斯贝格虽然始终不渝地热爱德国，也信奉实施强硬领导的必要，但面对"第三帝国"的胡作非为、倒行逆施，他并不能安然接受。在纳粹将德国引向末路前离开人世，能够眼不见为净，对他未始不是件好事。如果他还再增寿一纪，就会亲历自己最珍爱的两件宝贝——一是阿司匹林，一是一体化的德国化学工业，都成为通向灾难的桥梁，一定会倍觉难以忍受。

须知，阿司匹林给拜耳公司创造了巨大财富，杜伊斯贝格在德国化工界的巨头地位，也多亏了它才成为可能。在取得这样的地位后，他便决心仿效美国的卡特尔，将本国的所有化工大企业联合为一体——尽管有一段时间，他不如其他人那样积极，但无疑仍是主要的原动力。然而，如果阿司匹林根本就不曾问世，拜耳公司恐怕就只能停留在中等企业的规模上，而且大概也还会以生产染料为主，杜伊斯贝格就是再有抱负，只怕也会有心无力。如果阿司匹林根本就不曾问世，德国的化工企业恐怕就会一直停留在以邻为壑的竞争上，超公司规模的卡特尔就可能压根儿不会出现——而要是根本就不存在一个支持纳粹的法本公司，历史大概就会有很大的不同。

而现实是法本公司的确存在着，而且在支持纳粹。它不断地向纳粹党解囊，最后的总数达到了 8000 万马克上下。公司的最上层人物——其中有这个国家最重要的和最有影响力的若干企业精英，就以这种财政支持，积极地支撑着贪婪的纳粹政治集团，为"第三帝国"形成道德真空出了力。第二次世界大战开始时，强盛有如日之中天的法本公司，以自己的巨大工业能力，成为希特勒希冀实现自己政治及军事目标的重要依托。法本公司为纳粹德国提供了它为实现扩张野心而进行战争所必需的战略物资：合成石油、橡胶和火药。这还不是全部。除了少数几个良心未泯的人，法本公司的大部分头头脑脑，基本上都不曾做出任何反对向纳粹战争机器输送这些物资的质疑、反对和抗争。固然，这些人即便有这样的表示，也未必会产生任何效果，但问题是根本就没有什么人进行过这种努力。

要在专制体制下求生存，恐怕也只好采取噤声的对策。然而，法本公司并不单单是默然不语。对于纳粹推行的生产力的"雅利安化"，它是持赞同态度的 —— 一开始时是被迫的、勉强服从的，但进入 30 年代后就渐渐积极起来，而当第二次世界大战爆发后，它更是直接地和公开地使用起强迫劳工来，还卷入了劫掠和屠杀等行为。它下属的一家名为"德意志害虫防治公司"（缩称 Degesch）的子公司所制造的齐克隆 – B，就被用来进行灭绝性大屠杀，毒死了上百万男女老少。纳粹修建的残害人类的灭绝营和集中营，有一些就是法本公司出资建造的，法本公司更参与了对这些建制的管理，以难以计数的种种方式，无情地用这些人的苦难和死亡铸造利润。

应当相信，卡尔·杜伊斯贝格是不愿意目睹这一切的。

杜伊斯贝格下葬的那天，拜耳公司莱沃库森总部的工厂停了工。人们站立在灵柩经过的街道两旁致哀。英国《泰晤士报》发表讣闻说："有充分的理由认为，他是世界上迄今为止效率最高、成果最重大的企业家。"这句评语十分中肯。虽然他当年对联合体的远大设想，后来走到了始料未及的道路上，虽然他在为人方面看来存在许多缺点——专断、固执、无情，而且就连他的朋友都这样认为，但他无疑是位极有企业眼光的大智大慧型人物。在即将来临的黑暗时日中，人们更会惋惜失去了这样的人物。

他的一个始终无法抛掉的积怨，就是威廉·韦斯这个大冤家，仍将美国的阿司匹林经营权牢牢握在手中。杜伊斯贝格尽管在许多方面取得了胜利，但对在美国吃的这个瘪却一直不能完全释怀。当然，他多少也学会了一些与这个派头摆得十足的美国佬打交道的办法。不过，要是他能事先知道，施德龄产品公司的这个大老板将来会落个什么归宿，也许心里更会感到一股冷冷的快意罢——上了纳粹的贼船而最终倒了霉的，不只是德国，不只是法本公司哟！

威廉·韦斯与拜耳公司达成了于己有利的交易。在法本公司成立后，他从律师那里得知，原来与拜耳公司签订的所有协定都仍旧有效。他只需要再退一步，同意让法本公司拿去温斯罗普化学公司的一半股份，而作为补偿，施德龄产品公司就能得到法本公司向美国经销药品、化肥和感光材料的全部经营权——真是从天而降的新财源。鉴于敌国侨民资产监管署早在1918年时已将拜耳公司在美国的资产拍卖给了施德龄产品公司，这笔新交易是违反有关规定的，因此当然要对外保密。不过面对新交易所能开辟的滚滚财源，施德龄产品公司未免记吃不记打起来。况且，韦斯眼下正在为别的事情操心，而此事又与阿司匹林这个最大的财源有关。

对于施德龄产品公司来说，它在美国以外的其他地方的业务，以在南美洲最为成功。它在那里经销的拜耳阿司匹林牢牢占据着垄断地位。根据施德龄产品公司与拜耳公司之间的约定，前者在阿司匹林销售中所得赢利的75%要分给后者，但只是这四分之一，也是十分可观的了。韦斯一心要在南美洲开拓出更大的市场来。他决定推出适合当地市场的新产品，并授权给本公司负责南美业务的迈克斯·沃雅恩，允许他在广告宣传的花费上有较大的自主权。

就这样，南美洲出现了一种新药品，名字叫做"提神阿司匹林"，成分以阿司匹林为主，再加上一点能起兴奋作用的咖啡因，由拜耳公司在德国生产，上面也压印出那个无比重要的拜耳十字。伴随着这一新药的出现，南美洲掀起了一股宣传它的空前猛烈的广告旋风。广播、报纸、广告牌、汽车、电车和火车内外都被利用上了，此外再加上了一支精神饱满且无孔不入的推销员队伍，从而将对提神阿司匹林的宣传从城市扩展到了边远村寨。这些人开着特别为广告宣传目的设计的汽车，外面画着广告，里面装着提神阿司匹林的现货，有时还装着电影放映机。将车开到村里的空场上或者林间空地上，支起一块白篷布，就可以放映新闻片、动画片、喜剧片什么的，宣传提神阿司匹林的纪录片当然是绝对不会少的。[①]不少看了电影的农民和农场、林场工人是看了电影 —— 有些人还是第一次见识到这种玩意儿 —— 才惊奇地知道，原来有一种叫做阿司匹林的小白药片，居然能够让他们摆脱病痛，这种药在来给他们演电影的人手里就有。自然，没过多长时间，这些人就成了阿司匹林的主顾，而且一旦有了这个疼那个病的，就会吃上几片。

一番辛劳下来，施德龄产品公司从南美洲得到了可观的回报。当然，从经济收入上说，大头是法本公司拿走的，占全部利润的75% —— 具体说来，1925 年是 80 万美元，1929 年时为 125 万美元。若以今天的币值衡量，就相当于上千万美元。这样，南美洲就成了名列前茅的获利地区。事实上，正是南美洲提供的稳定收益，帮助

---

① 尼古拉斯专卖药有限公司在东南亚交通困难的地区推销阿斯普洛时，也有类似的做法。在泰国和缅甸（当时还是大英帝国的一部分）等地工作的推销员们，会带着电影放映机，乘小船或独木舟进入边远地区。在印度尼西亚的一些地方，当地人最早接触到的白人就是这些阿斯普洛的推销员。由于一些很明显的原因，这一做法在当时没能带来多少直接的金钱收益，但却在此过程中形成了用于将来建立广大市场的所需战略。—— 作者原注

法本公司渡过了 1929 年华尔街股市崩盘后遍及全世界的大萧条危机。韦斯也相当满意。德国方面得负责生产制造和运输等一应事宜，而他的施德龄产品公司只管卖药，而贩售正是他之所长。就这样，他舒舒服服地看着自己的财富一天天增加起来。

可能正是因为钱来得太多又太容易，使韦斯对德国的形势一味乐观起来，而且乐观到了近于天真幼稚的地步。在整个 20 世纪 30 年代，他对德国的了解和认识，基本上都来自一个人，就是法本公司的药品销售部门负责人威尔海姆·曼。他俩是在法本公司与施德龄产品公司之间进行复杂交易的过程中结识的。威尔海姆·曼对法本公司忠心耿耿，为了少给日益贪婪的纳粹捐钱，双方交易的内容是秘密拟定的，至少在一段时间内，法本公司不希望这一交易所涉及到的经济收益的规模为纳粹掌握，因此所有这一切是不入明账的。不过，威尔海姆·曼也是纳粹的支持者，因此在与韦斯的交往中，不断将美化的和刻意掩饰的有关纳粹德国的信息说给后者听。比如，他告诉韦斯说，德国的新领袖是重视工商业的，迫害犹太人的传闻都是不实之言，等等。由于韦斯相信了威尔海姆·曼对商业问题的判断，看来也渐渐相信了他所说的其他一切。如果当真如此，那他可真是犯了严重的判断错误。

其实，当纳粹政权设在国外的机构开始对法本公司在南美洲的利益表现出关注时，施德龄产品公司就应当听到警钟声了。在 20 世纪 30 年代中期时，德国当局有人想出了点子，认为可以利用法本公司在巴西、阿根廷、巴拉圭和秘鲁等南美国家不少地方开设的经销处进行宣传，以扩大纳粹思想在德裔人中的影响。既然提神阿司匹林是德国货（至少德国政府当时是这样认为的），那么在南美推销这一产品的队伍也应当是为德国工作的，这样，纳粹便打算将这支人马纳入自己麾下。到了这一步，法本公司别无选择，只好让施德龄产品公司吃一个亏。很快地，法本公司在南美洲的各个广告上，都出现了纳粹的黑十字标志。就连一些宣传提神阿司匹林的广告牌上，也出现了这个图符。

1938年，德国当局的审计人员终于知悉，拜耳公司与施德龄产品公司曾在20年代达成过秘密协议。这使形势越发严重起来。由于这两家公司一直将施德龄产品公司向拜耳公司支付利润的事实成功地隐瞒着，这就使拜耳公司担心，纳粹政府会因此而认为自己将重要的专利权和商标权都拱手送给了外国。为了扭转这一印象，法本公司不得不想出新的一招，请求施德龄产品公司同自己演一场双簧，向拜耳公司支付10万美元的偿付费。韦斯勉强同意了，但要求对方答允以后想办法将这笔钱秘密归还。（对方倒是答应了，但始终没有兑现。）

施德龄产品公司越与法本公司进行此类交易，就越使自己陷入困难和危险的境地。国际形势不断恶化，欧洲的又一场大战看来已无法避免。大概韦斯已经意识到，如果欧洲再度出现战事，美国很可能仍然会同老盟友们联合起来对付德国。如果当真如是，美国政府早晚会调查同敌国有贸易关系的美国企业。只要一个不小心，他就可能倒霉，说不定连阿司匹林这个大金娃娃都会失掉。

可偏偏就在这时，韦斯犯了一个最严重的错误。本来他应当趁这个最后的机会切断同法本公司的联系，但实际上却反而将自己和施德龄产品公司拖进了麻烦的深渊。

欧洲的战事在1939年9月爆发。紧接着，英国便又一次开始全面封锁大西洋，让德国产品无法出口。形势很快就变得很清楚，在德国生产的能赚大钱的提神阿司匹林，如今已很难运出。唯一可行的救急方案，是由施德龄产品公司在纽约州伦斯勒这里原来制备拜耳阿司匹林的工厂生产，然后运到南美洲去。不过，经验告诉韦斯，一向敏感的法本公司会将这一行动视为意在将这一块最肥美的脂膏从自己手中夺去的伎俩。为此，他在这样做时，还特意加了些甜头——告诉法本公司（通过威尔海姆·曼），目前由施德龄产品公司接手法本公司向南美洲提供的所有药品的生产与销售，只是走形式的表现，实际上是接受法本公司的秘密托管，而且这一安排只在战争期间有效。也在为战事的前景惴惴的法本公司董事会，在要求签署有法律效力的文件、保证一旦形势正常后便恢复原有状况的前提下，勉强同意了这一安排。于是，新的一套手段又开始秘密实施，而且还是按照老套路，找来一批幌子公司摆在明面上。

然而，这一次的形势对施德龄产品公司很为不利。它这样直接接手，不管是不是过的明路，都将自己放在了德国一家大卡特尔的生产附属单位的地位上，而这家大卡特尔又被普遍视为纳粹帝国的一个重要的组成部分。

正因为如此，有些结果就是不可避免的了。1940 年年中，纳粹德国的空军开始对伦敦进行空袭后，美国的社会舆论也多了谴责德国的声音。在埃德加·胡佛所领导的美国联邦调查局的授意下，美国司法部和参议院先后表态，宣布要调查美国企业受德国势力渗透的情况。这一来韦斯才发现，自己过去采取的隐瞒手法，其实并没有原先自信的那样高明。1941 年 5 月，有人向报界透了消息。《纽约先驱论坛报》上登出了一份有关南美洲药业情况的报道，效果十分轰动。该报道指称，南美洲的医药经营是受到纳粹德国控制的，还特别以提神阿司匹林为重要的例证。其他报刊也纷纷参战，公布了一个又一个有给希特勒"埋单"嫌疑的美国公司名单，而在每份这样的名单上，施德龄产品公司都赫然名列榜首。于是乎突然间，从财政部到证券交易委员会，美国的所有机构都对这些嫌疑公司发生了兴趣，对它们的调查一个接一个地进行起来。

韦斯和施德龄产品公司拼命辗转腾挪，但没过多久，政府派出的调查人员便拿到了公司档案，发现了韦斯同法本公司签订的种种秘密约定。如果只是与阿司匹林有关倒也罢了，毕竟韦斯在 1918 年是名正言顺地买下了拜耳公司的美国资产的，因此要进一步证明他在这方面又有别的什么违法行为就未必很容易。可是，他与法本公司后来搞的种种名堂也被查了出来，这就使他很难逃遁了。很快地，韦斯便被提出指控，而且罪名恢恢，从搞非法企业联合，到与敌对国家合谋，真是不一而足。

在这种压力下，施德龄产品公司的经营开始崩溃，代法本公司制备的药品不再向南美洲发运，资产也被财政部暂时冻结。面临这种形势，施德龄产品公司只好让步，同意放弃提神阿司匹林这个宝贝品牌，改名成为"梅乔拉"，用这个新品牌与阿司匹林这个由德国人起名、又带来极大财富的老名牌抗衡。对于改换品牌的决定，韦斯实在极不情愿，但律师告诉他，如果拒绝这样做，他就会受到刑事指控，并可能为此坐牢。无奈之下，他向法本公司发去电报，通知对方，双方所签订的协议一律作废。法本公司做出愤怒回应，坚持要求施德龄产品公司履行原有约定。对于这一回复，韦斯未做回复。

如果韦斯认为，以这样的让步，已经足以折罪的话，他还是想错了。美国司法部决心堵死施德龄产品公司与纳粹的所有联系渠道，因此说什么也不准韦斯留在公司里。1941 年 8 月，法庭判决他终身不得再与施德龄产品公司发生任何联系。①

这样的打击，韦斯实在难以承受。他花费 40 年心血创立的事业，竟在不到几个月的时间内被连锅端走。就连他拼着性命争来、

---

① 法庭对一直与韦斯搭档，做过合伙人，又是"大账房先生"的阿瑟·迪博尔德也做出了同一判决。——作者原注

又豁出性命来维持和保护的掌珠阿司匹林，也被硬生生地夺了去。丢了产业又失尽脸面的韦斯回到家乡西弗吉尼亚州赋闲，一年后死于车祸。

对这个靠投机起家的威廉·韦斯，还真的很难不怀一丝同情。此人固然会不时地使奸耍滑、连蒙带骗，但要说他存心支持纳粹，可并没有真凭实据。其实，对于在德国发生的事情，他未必都能弄清楚。他同拜耳公司左打交道右签协议，始终只是出自纯粹的商业动机，是为了给施德龄产品公司尽量争取更多和更可靠的好处，目的只在于最终维护住公司最宝贵的资产——有权在世界上最被人们看好的市场上经销一种极成功的药品。凭借五花八门的精明手段，也靠着一定的运气，他发了迹，致了富，又在此基础上做大了产业。如果他能早些同法本公司一拍两散，施德龄产品公司可能还是他的。他的最大的不是，就在于他过于天真，认为做买卖就只是做买卖，世界上的其他一切都与他不沾边。

不过，他之走到这一步田地，总还是他咎由自取。而另外还有一个与阿司匹林有关的人，却连自己的命运都无法掌握。这个人不是推销员，不是企业家，而是科学家，一位多年前将这种药品贡献给世人的科学家。

这是发生在德意志博物馆名人厅内的一幕。这一天，来馆里参观的人络绎不绝。一位相貌堂堂的高个子男人兀自站在一楼大厅内的几口玻璃展柜前。厅里那些希特勒青年团①的叽叽喳喳的青少年也好，其他参观者也好，这个人似乎都没有注意到。他的目光集中在两样展品上，一是一口展柜里的一小堆纯白色晶体，旁边的说明上写

---

① 国社党于 1922 年建立起来的组织，由 14 至 18 岁的德国男女青少年组成，1936 年后成为强制性的准军事组织，以训练未来的"雅利安超人"和为"第三帝国"输送效忠的战士为己任。——译者

着这样几个字："阿司匹林，德雷泽和霍夫曼发明"；一是旁边一口
展柜中的另外一种物质，这是一种对制造从摄影胶片到多种塑料的多
种产品都绝对缺少不得的材料。在这种物质的旁边，却只写了它的化
学名称和商用俗名："醋酸纤维素，又称赛丽特"——就这几个字，
没有提到谁是发明者。

最后，这个人转过身子，缓缓向出口走去。在他通过的大门口
那里挂着一块牌子，上面赫然写着禁止"非雅利安人"入内的通
告。这件事情发生在 1941 年的慕尼黑。这个人就是阿图尔·艾亨格
伦。他刚刚在这里惊讶地发现，自己这个人已被从历史中完全抹
掉了。

其实，这位经历了当时的种种政治风云和由此引起的诸多磨难
的人，未必会对这一结果感到惊讶。然而，科学家莫不希望自己的
发明发现能够得到同道们的认同。他是发现了两种新物质的人，而它
们又都是当时最重要的发现，这样的功绩，却居然被满不在乎地公然
抹杀了。这样的打击实在是太残酷了。这样对待艾亨格伦，以及后
来他又遭遇到的一切，是阿司匹林这段漫长历史中最令人扼腕的
部分。

阿图尔·艾亨格伦于 1896 年进入拜耳公司工作。当时，他已经
是一名有相当资历的化学家了，不但是从著名的埃朗根大学毕业的博
士，还有四年的实际工作经验。他在拜耳公司的主要职责是组建实验
室和发现新合成药物。在公司处于初期阶段时，他所供职的制药部书
卷气很重——这就是说，不那么看重等级关系，但大家公认以艾亨
格伦水平最高。（1901 年药研处成立，艾亨格伦被任命为处长，他的
这一资格从此得到正式确立。）作为处长，他的职司之一是帮助鼓励
手下的科学家，监督他们的工作进展，并据此决定进退取舍。费利
克斯·霍夫曼搞成的乙酰水杨酸，就是他负责指导的项目之一。

至于艾亨格伦实际上是否给了霍夫曼寻找使水杨酸乙酰化的新途径这一具体指示，霍夫曼又是否真是为了减轻父亲的风湿病痛而钻研这一课题，又是否是在独自奋战，只是在得出结果后才向处长艾亨格伦汇报，这些都还存在争议。（不过有越来越多的证据表明，艾亨格伦给霍夫曼下达了具体指示的可能性是很大的。）其实，刨根问底只在一定程度上有意义，再向细处考证，就没有太大的实际意义了。这是因为，艾亨格伦本人从不否认霍夫曼对这一发现是有所贡献的。再说，阿司匹林能最终投产，主要是靠艾亨格伦与药理处固执己见的海因里希·德雷泽力争才得以实现的，为此甚至不惜得罪这位处长，背着他进行了临床应用实验，这才证实了这种新药的功效。（还记得吗，在艾亨格伦将临床应用实验的报告以简报的形式公之于众后，德雷泽不是还批了"这无非是柏林人的惯用手法——夸夸其谈。该产品没有价值。"这两句话吗！）当初要是阿图尔·艾亨格伦不担这个风险，阿司匹林就会被德雷泽的反对判处死刑，从此不见天日了。也多亏了卡尔·杜伊斯贝格得知了在艾亨格伦要求下所进行实验的结果后，过问了此事并给予支持，这才有了后面的这段历史。

　　自从发表了临床应用实验报告后，阿图尔·艾亨格伦除了又参加过那次公司头头脑脑们依次给阿司匹林起名字的建议会外，就再也没有具体过问过它的任何事情。他要操心的事情多得很（他在拜耳公司工作期间，前后共有18项重要的药品专利，都是在他的领导下取得的）；安排对这一新药的正式临床实验，以及这一新药的推介和销售，都自有公司里的其他人员负责，至于提交阿司匹林的药理文件，那更是德雷泽分内的职司，与他根本无关。应当承认，一旦他将阿司匹林的报告送出，就再也没有回头去注意它；原因之一是阿司匹林的专利使用费的收入与他无关，二是这种药在商业上的巨大成功要再过一段时间才显现出来，而艾亨格伦此时早就去忙其他项目了。

至于发明这种药的功劳究竟属于谁，应当说，当时在拜耳公司的药研实验室里工作的科学家们，认为自己只是一批合作者中的一员，即便某个成果的最初闪念只来自一个人，这个人也并不就此认为自己该享有全部荣誉。倒是后来有一些公司之外的人认为，阿图尔·艾亨格伦对阿司匹林的问世起了关键作用。比如，英国的报纸《每日邮报》（1920年）和期刊《化工贸易杂志》（1929年），还有反映德国化工普遍状况的《德国化工系统手册》（1930年），都持有这样的观点。当然，他的家属和业界同人就更加知情——单以那个时代而论，有这些人知道也就足够了。至于美国的阿司匹林专利证书上写着费利克斯·霍夫曼的名字，艾亨格伦肯定会觉得无所谓——证书上要求填个人名，从所有的有关人员中找来一个填上就是。当时的做法，不就是大家轮流充当嘛。当年，在德国本土为乙酰水杨酸申请专利（没能成功）的表格上，填写的那个奥托·邦赫费尔，不就只是想出了个降低生产成本的门道，与发现本身毫无关联吗！①

此后，阿图尔·艾亨格伦又为拜耳公司效了九年力，此间在公司的其他许多发明中发挥了重要作用，同时还在重要的学术刊物上发表了不少著述，建立了本人作为德国顶尖级制药化学专家的名声。不过，到了1908年时，他的研究兴趣已从制药转移到了其他领域，并决定不再介入制药业务。他在与摄影胶片和塑料有关的领域内涉足了若干年后，有了初步成果，先是发明了一种新的显影剂——5－氨基邻羟苯甲醇（商品名依丁诺），接着又从醋酸纤维素中制备出了

————————————

① 在阿司匹林向英国申请到的专利证书上，填写的人名是持有英国公民身份的拜耳公司雇员亨利·爱德华·纽顿。——作者原注

一种新物质——它后来得到了广泛应用，包括被美国柯达公司和法国百代电影公司用来制造不会起火的电影胶片片基，其商品名为赛丽特。

艾亨格伦认识到，这种物质会有广泛的应用前景，因此决定自起炉灶。他辞去了在拜耳公司的职务，筹措到必要的资金，在柏林的泰格尔区创办了自己的企业，名叫赛纶公司。公司成绩斐然，既将他的许多想法变为事实，又将多种产品投放市场。赛纶是由他在成立自己公司之前的研究成果之一进一步研制而成的一种塑料，是最早问世的此类化学物质之一，它透明、强度大，又有弹性，被用来制造汽车和飞机上的窗框。后来出现的俗称"玻璃纸"的赛璐玢，也与他的这一发明有关。他还指导公司对若干现有产品进行改进，飞机机翼所用的塑性喷漆、不易燃着的防火漆、醋酸人造丝，乃至讲究仪容的绅士们加在衬衫领子上保持挺括的塑胶领衬，都是这样的成果。艾亨格伦对自己公司的所有专利，一概都以本人的姓名登记。很快地，他从转让技术上得到的报酬，就赶上了自己直接从事生产制造所得的收入。

这样一来，他也就有了享受上等生活的财力。他在乡下置了一所大宅第，在柏林弄了一套公寓，有了车，买了游艇，收罗了不少艺术品和讲究的家具，还搜集了丰富的藏书。不过，他的成功看来并没有引起非议。他固然眼里容不得沙子，对下属的工作也盯得很紧，但大家一致认为他脾气很好，为人也十分慷慨，广交朋友，关爱家人。此外，以当时的审美观点衡量，他还是位美男子——高身量，神态总是从容不迫，唇上蓄着时尚的浓密八字胡，与人握手时很有手劲，看人的目光十分专注。他很招女性的青睐，大概也与这些特点不无关系。说句实话，要说阿图尔·艾亨格伦有什么缺点，恐怕就是重色这一点了。经常有女人围在他身边，对此，就连他的孙子至今也还记得。①他先后结了三次婚，第三次娶的是他为照拂六个孩子中年龄尚幼的几个而聘用的保姆露茨·巴尔奇。

就这样，时间一年年过去，阿图尔·艾亨格伦一直享受着柏林上层社会流光溢彩的生活，而且不断做出新的发明发现，也总要结一些露水姻缘。他也不是不曾陷入过低谷。当德国经济遭遇困难时，他的公司也有一两次难以为继。不过，他总是能够化险为夷，而且似乎并不吃力。每逢他觉得压力太大或者茫无头绪时，就会投身到他心中最挚爱的事情——科学研究工作上去。每当在自己公司的实验室里将全部身心都沉浸在某个新的研究项目中时，他就会感到无比快乐。

对于公司以外的世界，这位艾亨格伦虽然也晓得德国当前的政局正在陷入动荡，但恐怕并没有将纳粹党真当成一回事，也不认为自己的生活会受到影响——处在与他同一地位的人，多数在当时都是这样想的，即认为极端派们虽然总在裹乱，但到头来占上风的还会是普遍理念。然而这一次，普遍理念却没能胜利。纳粹当政了，从此，阿图尔·艾亨格伦的一切都改变了——原因只在于他是个犹太人。

他虽然生为犹太族裔，但对于这个民族的宗教信仰一直并没有认真对待过。少年时代他住在亚琛时，固然去犹太教堂参加过宗教活动，但那是他那当布商的父亲要求的。一旦他得以自主，便将有关宗教的一切置诸脑后。当时的许多科学家都对抽象的信仰之类概念不甚理会，也不喜欢宗教机构的约束。艾亨格伦也正是这样的人。他并没有按照犹太人的礼法要求结婚，也不要求子女恪守犹太教的信仰

①　阿图尔·艾亨格伦的这位孙辈是恩斯特·艾亨格伦。承蒙他向作者提供了许多有关这位先人的生平细节和工作成就。这些内容多已写入本书。——作者原注

和犹太人的生活习惯。如果说，他的心中存在着某种信念的话，那就是一种泛泛的为人之道：人生在世，有权选择自己的生活方式，利用一切可能的机会，并充分发挥自己的才能。他有时甚至意识不到自己是名犹太人。

糟糕的是，势力不断强大的纳粹才不管这些呢。你信不信犹太教、遵守不遵守犹太教规，他们并不关心。在纳粹眼中，你要是出生在犹太人的家庭里，那就永远是个犹太佬。固然，纳粹最先"解决"的，是那些犹太种族表征最明显的、即坚持犹太民族的种种信仰和习俗的、外貌上能辨识出民族属性的人。但是，哪个人要是竟然认为，自己除了有犹太祖宗外，其他方面都和"优秀的"雅利安人一样，因此无须担心，那么，现实有朝一日会令他重新认识。

阿图尔·艾亨格伦的确没能很快认识到这一点。由于他很富有，娶的太太又不是犹太人，这就使广大同族人的境遇，没有同时降临到他的身上。国内的反犹宣传和其他喋喋不休的鼓噪固然令他不快，开始实施的某些新法令固然令他别扭，但此时的纳粹政府还注意着自己在国际舞台上的形象，不希望引起过多的疑虑，因此还比较收敛，没有凶相毕露。当局只是正式通知他，如果想要保住赛纶公司的大量业务联系，就必须找一个"雅利安人"与他合伙。如果他俯首听命，还可以继续在德国过不错的日子——至少眼前这一阵还可以。于是，他便尽可能地从命了。不妨提一下，他在此时的生活中还有这样一桩不大像是真事的经历，就是在他柏林所住的大楼里，戈林也占着一套豪华公寓。因此，他们有时会在电梯里相遇。戈林显然并不知道艾亨格伦的身份，见到这对夫妇时还会抬起帽檐致意，有一次更是邪门，居然塞给他们夫妇的侄女一些糖果。

可是，尽管阿图尔·艾亨格伦做出种种让步，但实际上，他的地位却在步步下降。1934 年时，法本公司的一名刚退休下来的科研人员阿尔布雷希特·施密特编了一部有关化学工业发展历史的书，书名是《化学工业在构筑世界中的作用》。书中列举了世界化学工业领域中最重要的科学成就，德国人的贡献自然谈了不少，有关法本公司的内容更是详尽。在此书的第 775 页上有一条脚注，提到了阿司匹林，说它是拜耳公司的科学家费利克斯·霍夫曼所做出的"发现"。这条脚注有两点内容值得注意，一是霍夫曼为了自己的父亲而研究这种药的说法——年轻的儿子看到爸爸为风湿病所苦，服用水杨酸虽有效果但副作用严重，因此有心尽孝——最早就是在这里出现的，二是全部内容中只字未提阿图尔·艾亨格伦的任何作用。

这段叙述引发出了施密特所提到的这些内容出处何在的问题。在此书问世之前，有关阿司匹林的缘起已经有了文字资料问世，虽然都不能言之凿凿，但内容比较具体的资料，都认为阿图尔·艾亨格伦是立了头功的（这在前文已经谈及）。提到这是海因里希·德雷泽的功劳的资料至少有两份（分别于 1920 年和 1930 年发表），而且都出自卡尔·杜伊斯贝格本人的授意——这就有些费解了，比较合理的解释有两种，一是他弄混了，二是他有意说错，好遮盖公司的药理处处长当初拒不接受阿司匹林有良好医效的事实。

至于费利克斯·霍夫曼当年在研制阿司匹林中所起的作用，在1934 年之前从来就不曾有人提到过。他本人更是只言片字也没有发表过——不但对阿司匹林如此，就连对海洛因这唯一的另一项"发明"亦然。在合成这两种药物后不久，他就离开了实验室，领导起公司的药品销售来。1934 年施密特的这本书出版时，霍夫曼仍在拜耳公司，因此有可能是他提供了素材。不过很难认为，他先是一言不发地缄默了 37 年，一任阿司匹林名动天下，然后突然按捺不住，一鸣惊人地将发现阿司匹林的全部功劳划到自己名下。①

那么，会不会是施密特从公司其他人那里听到的呢？抑或是他自己编造出来的？此人已死去多年，弄清这一点是不可能的了。不过，他的确有可能从公司东一点西一滴地听来一堆传闻，然后着实加工一番，弄出了一则似乎完整的故事。然而，倘若他真是搞出了这么一套东西，又为什么单单完全漏掉了阿图尔·艾亨格伦这个被科研人员视为最出色的人物呢？要知道，他的名下记着好几十项发明创造，在拜耳公司里的名气可比费利克斯·霍夫曼大得多呀！

这样一来，剩下的只有一种可能，就是幕后有一种阴险的力量在操纵着，将阿图尔·艾亨格伦排挤了出去。这是法本公司的意图呢，还是施密特本人的决定？此时是在 1934 年，纳粹不久前刚刚掌握了国家机器。会不会是公司里有什么人，认为此时将医药史上最著名的成果，归功于一个犹太人很不明智，因此授意施密特编出一套说法来迎合纳粹呢？考虑到法本公司的主席卡尔·博施大约就在同一时间向希特勒力陈犹太人对德国科学的重要性，这种设想并不完全站得住脚；然而再看一看艾亨格伦后来的遭遇，这种可能性却也不能完全排除。

即便这样的书出版之后，艾亨格伦也没有出面澄清——连他究竟见没见到过这本书也不好说。即便他看到了，也有可能只是觉得书中的史料并不真确，甚至还会认为根本不值得为它劳神。在他看来，与他的生活和工作有重要关联的人，都是知道他的成就的，再说，他可能还觉得，他的重大成果有许许多多，就是不算这一件，

①　即便在阿尔布雷希特·施密特的书出版以后，霍夫曼也仍旧没有发表任何有关阿司匹林的资料。他一直沉默到 1945 年去世。倒是在 1918 年时，阿图尔·艾亨格伦自己在公司内发表的一篇文章中，附带提到了霍夫曼当时是制备了这种药品的，但没有涉及后者这样做的原因——也许是他认为没有将这一点详细交代的必要。——作者原注

对自己也不会有什么影响。然而还有一种可能性，就是他意识到目前的处境。1934 年时的德国，所有犹太人都处境不妙。他自己不也是刚刚被迫将自己的一半资产转到了一名纳粹支持者名下吗？这会使他觉得还是保持缄默为上。

总而言之，施密特写书的这件事就这样过去了。在此之后，阿图尔·艾亨格伦的日子变得越来越艰难。纳粹反犹太人的叫喊日益甚嚣尘上，他的赛纶公司虽然交出了一半资产，但就是这样，客户们也宁肯同没有"非雅利安人"产权的企业打交道。1938 年，他只好将公司全部脱手，将实验室搬到了柏林的公寓家中。他还将许多其他投资上缴给政府，换来了一堆不值钱的国库券。后来，一份纳粹控制的报纸上登出了一条花边新闻鼓噪说，艾亨格伦是个犹太佬，怎么居然同戈林住在同一栋公寓楼里云云，弄得他只好搬家。再没过多久，纳粹分子在史称的"水晶之夜"大肆捣毁犹太人的住宅、店铺和教堂。希特勒宣称不准犹太人在德国的经济生活中起任何作用。此时的艾亨格伦真是追悔莫及，但第二次世界大战已经爆发，想要离开这个国家，已经没有机会了。他一向享受惯了的舒服生活方式已不复存在。

但他还是竭力支撑着。由于他目前的第三任妻子露茨是雅利安人，多少还能起些屏蔽作用。他也还有一些能够帮上忙的朋友。与诸多同族相比，他的日子已经是足够好的了。然而，1941 年时，他去了一次慕尼黑，设法参观了一下德意志博物馆，却发现不但他在阿司匹林药品问世中的作用被完全抹杀，就连醋酸纤维素的发明也都没了他的份儿。显然这是处在某些位置上的某些人决定要否认他的贡献之故。这件事成了对他最严重的打击，让他最终认识到了残酷的现实。

与此同时，纳粹对犹太人的大规模集中流放已然加快速度进行，阿图尔·艾亨格伦靠与雅利安人通婚受到的那点保护，作用也变得越来越微乎其微了。纳粹当局显然拿定了找他碴儿的主意。既然对犹太人发布了数不胜数的规章和限制，早晚会找到对他下手的机会和借口。为了不被找到这种口实，他无论做事还是说话，处处都谨小慎微。

说来也真是意想不到，到头来反是他的妻子惹来了祸端。1943年，露茨要给政府写一封信，找来找去只看到丈夫当年用的一张空白信笺。根据纳粹制定的种族法，犹太人在书写自己的姓名时，姓氏之前必须加进"雅各①后代"这几个字。可这张信纸的上方并没有印出这一字样，她写信时也忘记了补上这几个字。公司里的一名职员注意到了这件事，就打了小报告，阿图尔·艾亨格伦因此被捕，坐了四个月的牢。出狱后没过几个月，又因原来这件已经折腾过的事情再次倒霉——纳粹时代对犹太人一"罪"多判的情况是屡见不鲜的。这一次，他被押进了纳粹在特雷津修起的集中营。

这座集中营生活很苦、待遇很坏，但说实在话，比这糟糕得多的地方可多得是。特雷津是奥勒河畔的一个小镇，离布拉格很近，镇里有一座古老的城堡，城堡旁边还接着一个修有围墙的村寨，外表上看去颇像一处犹太社区，与纳粹在其他地方建起的灭绝营不大相同。这里一度还是德国当局为了糊弄国际红十字会的检查选中的参观点。所以，这里的条件总算还不十分不堪。大战刚刚开始时，有好几千名上了年纪的犹太人被纳粹用种种手段以"志愿"的名义弄到了这里。不知道艾亨格伦是外面有人打了招呼，还是他买通了营里的警卫，居然自己一个人住了一个单间，足见集中营的管理人员是腐

---

① 雅各（Jacob）系《圣经·创世记》中的人物，又名以色列（Israel），被认为是犹太人的老祖宗。——译者

败的。

但他很快就看出，在特雷津集中营那些多少还算是过得去的外表后面，党卫军的凶残同其他地方是一样的。集中营里寒冷彻骨，开枪杀人、殴打和折磨是家常便饭。配给的食物只能维持使人不致饿死，求医问药更是只在嘴上说说的。艾亨格伦不久前刚被诊断出患有糖尿病，因此特别需要某些特殊药品和专门护理，可是，这位为德国医药做出重大贡献的人，却得不到应有的医疗待遇，真是荒谬绝伦。他居然能在这种环境下苟活下去，大概只是因为他明白，特雷津集中营只是通向更可怕所在的中转站。这里每隔几天，就会有一列火车开往奥斯维辛，每一次，警卫们都会挑出一批病弱者塞进火车。

使他坚持下去可能还有一个原因，就是他在科学上取得的诸多成就竟这样遭到抹杀，这口气他无论如何也咽不下去。作者这样设想，是因为他正是在特雷津集中营里开始为自己正名的。他给法本公司当年他在拜耳公司工作时的上司写了一封信，详细讲述了自己在开发阿司匹林中所起的作用。

法本公司的上层人物在 1944 年末收到了这封信。至于它是如何从集中营中送出，又怎样安全递到了收件人手中，都是不解之谜。信送到时，苏联红军正在东欧向西迅速挺进，同盟国各成员的军队也自西向东横扫，空军不分日夜地轰炸德国的公路、铁路、桥梁和工厂。不过，这封信居然穿过连绵的战火送到，在拜耳公司的档案室里也躲过了频繁的空袭。诚然，阿图尔·艾亨格伦未必指望这样做能解决问题。一旦他将这封信送出，他更多地是想到如何努力活下去。1944 年底，俄国人日益逼近特雷津。在党卫军首领希姆莱的命令下，集中营领到了齐克隆－B，又开始修建毒气室。关在集中营内的囚犯们的命运，就取决于哪一方能够抢先一步。幸亏苏联红军来得快，他们到达集中营时，毒气室还差几个星期就要修成了。然而，在已经过去的两年里，死在营里的就有 3.4 万人，另外还有 8.3 万人从这里中转到波兰的其他集中营后失去了性命。

1945 年下半年，艾亨格伦总算回到了柏林。（他和集中营里的其他囚犯先是步行 40 英里走到布拉格，然后又不得不等上数星期，才有车子送他们返回德国。）柏林这座城市已经变得面目全非了。他的妻子露茨还活着，但党卫军在投降前最后几周的挣扎中，将他原来的公寓弄毁，所有财产均化为乌有。他的健康情况很糟，产业被剥夺得一干二净，现在成了一无所有的人，这一切，他是不是能够忘怀呢？对于阿图尔·艾亨格伦来说，科学事业上的声名才是一切。他认为，自己因为是犹太人而被剥夺了应得的认可。如今，在奇迹般地得以生还之后，应当做的就是匡正史实。更何况除此之外，他也做不成别的什么事情了：他只略微花了些时间看了看就已明白，原先的企业已不可能重振旗鼓，就连实验室的工作，也因为目前的物资短缺而无法开展。因此，他和露茨便搬到了气候较为温暖的巴伐利亚州过活。在那里，他完成了自己最后一篇文字。

1949 年，正值阿司匹林问世 50 年的重要周年纪念，他的这篇题为"阿司匹林的五十年"的文章，发表在一份不很有名的《药学杂志》上。在这篇文字里，他又重述了当年在写给法本公司的信中所提到的一切，讲得扼要、坦率而可信。他告诉人们知道，阿司匹林是如何问世的，他、费利克斯·霍夫曼，以及海因里希·德雷泽又各自都做了什么。看得出来，这些内容只能出自真正掌握事实的人，当时的整个过程也是在得到了充足的回忆时间后再现的。该有的一点也没有遗漏：他如何责成霍夫曼合成乙酰水杨酸；霍夫曼执行他交代的任务时并不知道该项指派的目的；他本人在德雷泽不肯安排临床应用实验时，如何先自己服用了这一药物、接着又悄悄安排了费利克斯·戈尔德曼医生等人在柏林进行实验；德雷泽又如何指斥实验结果为不负责任的吹嘘；最后卡尔·杜伊斯贝格又如何出面，指示再次找独立人员进行实验，结果发现阿司匹林确有满意疗效，等等。

这篇文章是 1949 年 12 月刊出的，又过了十几天，82 岁的阿图尔·艾亨格伦便与世长辞。他在闭上双眼时，一定相信由于自己的疾呼，世人已经得知事实真相，了解到这一灵药之所以能够问世，他阿图尔·艾亨格伦是发挥了关键作用的。

只可惜，他所说的真相，还要再过 50 年才能真正大白于天下。这篇文字在当时并未引起多大注意。第二次世界大战结束后，法本公司解体，一个新的拜耳公司出现了。这家公司仍然坚持告诉人们说，阿司匹林只有一个发明人费利克斯·霍夫曼，又通过海因里希·德雷泽的工作成为进入市场的医药。1999 年是阿司匹林问世的百年大典，此时，上述说法仍然没有变化。在所有的大典仪式上和纪念文字里，阿图尔·艾亨格伦的名字都没有出现。还是多亏在苏格兰的斯特拉斯克莱德大学工作的医药史学者沃尔特·斯尼德的不懈努力，发现了种种问题，并在钻研了各类档案资料后发表了学术论文，才使部分有可能真确的事实浮出水面。时至今日，拜耳公司还是支吾其词，只是含含糊糊地承认，艾亨格伦有可能是阿司匹林故事中的一个角色，但并不是什么主角。根据大量有利于艾亨格伦的证据，拜耳公司的这一说法实在很难站得住脚。

法本公司与纳粹的联系，到 20 世纪 40 年代中期时，已经发展到密不可分的地步，成了"第三帝国"这部疯狂机器中的一个强大的运转部件。希特勒掀起的全球战争，将所有的德国人和德国机构都卷了进来，而且其中还不乏主动投靠者。法本公司就是其中的一个。它在为纳粹政权提供大量弹药、毒气、合成石油、合成橡胶等支持战争的物资的同时，也研制和生产了不少重要的药品，不过，这多少还是在救死扶伤。在法本公司的许多职工中，包括工人、科学家、推销员，甚至头头脑脑们在内，对"元首"的疯狂举动将会把德国带向何处心存疑惧，但又无法改变现实，只能在缄默中眼睁睁地看着德国陷入深渊，并跟着它一直跌落到底。

这时的法本公司，总体上看已经失去了灵魂。当年创建时的那个有胆识、肯进取、求壮大（就这三点表现来说，这个卡特尔也同美国的通用汽车公司和英国石油公司一样，并无不合法之处）的联合企业，现在却只是一个荼毒生灵的工具。它的不少雇员不但踩着纳粹的鼓点起舞，还积极主动地逢迎效劳，竭尽全力还唯恐不逮。这个法本公司在当时即便还算不上世界上最大的企业，至少在德国是首屈一指的。正是有了它的积极参与，才使希特勒的种种计划变为实际犯下的罪行。

我们不妨从法本公司这个卡特尔的诸多行为中拿出三桩来说明这个事实。第一，它为纳粹修建奥斯维辛灭绝营拿出了上百万马克的款项，因此对在那里发生的惨绝人寰的悲剧罪责难逃。第二，它又在离这座灭绝营不远的地方建了一座摩洛维茨化工厂，直接监督该厂的运营，并使用了大量的强迫劳工，因此是个劳工营。有成千上万名囚犯死于艰苦不堪的劳动条件、非人的待遇和严重的营养不足。第三，它还支持并直接聘用纳粹医生和研究人员用集中营里的囚犯进行医学实验，使几千人受到种种折磨甚至丧生。

仅通过一个悲惨的实例，就足以说明在这些年中，法本公司的道德意识沦丧到了何种地步。这是一对同卵双胞姐妹的经历。她们姓莫泽什，名字分别叫埃娃和米丽娅姆，出生在罗马尼亚的一个小村庄波尔茨。1944 年 3 月，这对 10 岁大的孩子被塞进一辆运送牲口的货车，一路拉到奥斯维辛。她们在党卫军人的大声恫吓声中下了火车，然后被强行与自己的父亲和两个姐姐分开来。正在她们的母亲死活抱住她们不肯松手时，一名士兵过来问这两个孩子是不是孪生的。母亲给了肯定的回答后，孩子就被拖走了。她们从此就再也没能见到自己的妈妈。

随后，她们又进一步地感受到了奥斯维辛的恐怖现实（埃娃在第一次去灭绝营的厕所时，就在地上看到了倒毙的尸体）。这时，她们才明白自己被专门挑选出来的目的。原来，他们是被臭名昭著的纳粹分子约瑟夫·门格尔医生看中了。此人对研究同卵孪生子特别感兴趣，因此要拿活人进行实验——一对孪生子中的一个做实验品、另一个则充当对照物。门格尔的这一兴趣正好符合纳粹的种族观念——如果通过对同卵孪生现象的研究解开繁衍之谜，不就有助于让雅利安人更多更快地出生、从而更迅速地统治全世界吗！除此之外，门格尔一帮人还负有另外一重任务，就是用法本公司下属的拜耳公司药研部门研制出的种种药品，在奥斯维辛集中营和灭绝营的犯人身上进行实验。

就这样，莫泽什小姐妹就同奥斯维辛其他被选中的1500对孪生子一起，经历了种种实验的折磨。他们被以种种不同的方法去除生殖器官、弄瞎眼睛、割去头颅，还被有意弄得患上各种病症。在几个月的时间里，埃娃和米丽娅姆被注射了上百种她们根本不知为何物的制剂，其中就可能包括法本公司拜耳公司药研部门针对斑疹伤寒开发出的实验药品——因为在解放奥斯维辛后，在集中营和灭绝营的实验室里发现的编号为BE-1034的样品，就是拜耳公司为此目的研制的。在接受了这样大量的注射后，埃娃发起了可怕的高烧，四肢也肿胀了好几倍（不过不知道是药物造成的，还是那帮党卫军为了让她无法挣扎而用橡皮条捆绑所致）。在整个过程中，她们好几次见到了门格尔本人。有一次，他就站到了埃娃的床头，一面阅读她的病历记录，一面笑着对他的同事们说："可真是的，她太年轻啰。她还只能再活两个星期。"

虽然处于豚鼠地位的活人实验对象可以说是源源不绝，但门格尔的"研究"仍然所费不赀。不过，法本公司看来并没有舍不得这些花费。据威尔海姆·曼——当年代表拜耳公司就阿司匹林的问题与施德龄产品公司打交道的就是此人——在写给奥斯维辛集中营区一名负责与法本公司联系的党卫军分子的信中说："随信附寄第一张支票。你我双方都同意让门格尔医生将实验继续下去。元首万岁。"又过了数月，威尔海姆·曼又被委派了一个新职务，因而可以直接知道本卡特尔捐款的去向：去使用强迫劳工的摩洛维茨化工厂担任总监。①

法本公司中也有其他直接参与犯罪活动的人。海尔穆特·费特尔博士就是其中一个。他是党卫军成员，在拜耳公司和法本公司工作了很长时间，然后来到奥斯维辛。1943 年，他向 200 名妇女囚徒的肺泡里注射了链球菌，让这些人全部患肺水肿死亡。他将这一"研究"写成论文发表。后来，这篇东西还被收入德国军事科学院的一册文集，用以表彰法本公司药研部门所开发的新药物的效力。这个费特尔看来对干这种事情很是心安理得。他在写给法本公司同事的信中这样表示："我将全部身心都投入到研究之中，当此能得到实验咱们的新成果的机会之际更是如此。这里真是我的天堂。"此人后来被宣判为战争罪犯处以死刑。

埃娃·莫泽什和米丽娅姆·莫泽什实在幸运——当然，只是在奥斯维辛的大不幸者中运气相对好一些。在所有 1500 对孪生实验"品"中，有 200 对幸存下来。这俩姐妹就在其中。她们活了下

---

① 此人还是法本公司下属的那个生产齐克隆 – B 毒剂的"德意志害虫防治公司"的董事。——作者原注

来，向全世界公布了自己的遭遇。长大成人后的埃娃多次流产，还患有结核病；米丽娅姆的肾脏始终不正常，而且后来死于癌症。埃娃先在以色列生活了一段时间，后来移民美国，最后在印第安纳州的特雷霍特定居，至今仍然在世。她管理着一座小小的博物馆，以纪念死于纳粹大屠杀的民众。1999 年 2 月，包括埃娃在内的 100 名大屠杀幸存者联名向德国一批医药公司提出指控，理由是提供毒害性药品在集中营中的囚徒身上进行实验，并使用实验结果提供的信息制售新药谋利。拜耳公司就是被指控的一个。埃娃不久前有如下的表示：

> 我已经宽恕了纳粹。但宽恕并不意味着不再要他们承担责任。我是自由的，因此不要永远被囚禁在奥斯维辛。我是自由的，但这些人如果拒不承担责任，他们就永远不会享受到自由。我知道，今天掌管拜耳公司的人是一批新人，50 年前的那些人都已经死去了。但这家公司应当有勇气站出来，坦诚地承认公司过去的行径。

她还告诉人们，她一直不愿服用拜耳公司生产的任何药品，就连普普通通的拜耳阿司匹林也包括在内。

法本公司有不少人直接参与了纳粹的多种暴行，但只有 23 人最后被送上纽伦堡国际军事法庭接受审判。他们都是有决策权的高层人物，结果有 11 人被无罪开释，威尔海姆·曼就是这批被宣判无罪的人中的一个，他让法庭相信，他的所作所为都是受到胁迫而不得不如此的。被裁定有罪的人中有法本公司董事会主席卡尔·克劳施和负责生产的高级经理弗里茨·特·梅尔。这个特·梅尔因为与名义上是化工厂的摩洛维茨劳工营有关而被判入狱七年。在法庭上申辩时，他为自己的行为辩解说:"集中营的犯人早晚都得杀掉,所以无论怎样对待他们都没有多大区别。"

在纽伦堡国际审判结束后,同盟国方面便将法本公司解散,代之以三个企业,即赫斯特公司、巴斯夫公司和拜耳公司。拜耳公司又重新回到了药品的研制和生产上,大体上同卡尔·杜伊斯贝格在世时差不多。在经历了这一番风雨后,阿司匹林仍然是拜耳公司最成功和利润最高的产品。1956 年,拜耳公司有了一个新的总裁,就是刚刚出狱不久的弗里茨·特·梅尔。

第三部

10

溶解带来新升级；竞争付出高代价

　　这一天可真让乔治·科尔曼·格林郁闷。大街上浓雾笼罩，给他送家具的货运汽车只能小心翼翼地一点点蹭着走。偶尔雾气会散开一刻，这时，被炮火炸得七零八落的建筑物和大堆残砖烂瓦就会显现出来。天气很冷，路上的行人都裹得严严实实的。隐隐传来的阵阵汽笛声当是来自河上，但却看不到河在何处。这是 1945 年 11 月的一个阴凄凄的下午，乔治·科尔曼·格林从新住处的窗子里向外张望着，真拿不准搬到这个新地方来是不是失策。

　　这里是英国约克郡的赫尔市。二战期间，此地经受过不少战火。由于赫尔市是英国东岸偏北处最重要的海港，又在德国轰炸机的单飞航程之内，因此自然成为纳粹德国空军一次又一次的打击目标。如今，德国的轰炸机自然早就消失了，但废墟多还存在，只是被推土机推到一起，等待以后有了时间和资金进行城市重建时再说。不过，在其他不少方面，赫尔市已经开始重振旗鼓了。这里有全欧洲最大的深海捕捞队，目前已经恢复了在北冰洋被战事中断的大型作业。靠着本郡人的勤劳和亨伯河提供的交通便利，大大小小的诸多工商业又迅速重新兴旺起来。利高曼公司就是其中的一家。这家公司已经有多年的历史了，它所制售的"巴素擦铜水"、"滴露消毒水"和"红胸雀浆衣粉"等各式各样的居家用品，一向很受英国家庭主妇的青睐。随着第二次世界大战的结束，利高曼公司准备开拓新的业务领域。乔治·科尔曼·格林就是来负起这一责任的。这是他近二十年来第二次来这座城市了，这一次，他将把赫尔市写进阿司匹林的历史。

乔治·科尔曼·格林的到来，标志着七年前在伦敦盖伊医院开始的一系列事件进入了高潮。在这座条件优良的医院工作的著名内科专家阿瑟·杜思韦特，用胃镜检查病人的胃部状况已经有好几年了。胃镜是 1932 年问世的一种医疗器械，有一根细而长的橡皮管，一头装有小灯泡和镜子，通过食道插入病人胃里。有了它，医生就能不开刀而探知病人胃壁和胃黏膜的状况。使用胃镜不很容易，需要反复实践才能掌握。1938 年初，杜思韦特医生偶然发现了一个很特殊的现象。他的一名病人，在接受胃镜检查之前刚刚服用了一片阿司匹林，杜思韦特看到，这片药还有些残存部分夹在胃壁褶皱里没有往下走，而在残留药片所在的部位，胃组织呈鲜红色而且有炎症——说明阿司匹林对胃部产生了刺激。在经过进一步研究证实了自己的这一发现后，他在《英国医学杂志》上发表了这一结论。很快地，其他医生也在进行类似观察的基础上，解释了若干种原先无从解释的现象。第二年，又一位享有盛名的内科医生阿瑟·赫斯特在《柳叶刀》期刊上撰文，介绍了他所遇到的一名病人的情况。这名病人在家里时有呕血表现，但来到医院后却停止了。赫斯特医生觉得奇怪，便仔细了解了他的病史，结果发现病人在家里服用过阿司匹林，入院后便不再吃它。赫斯特回忆起杜思韦特的那篇报告，灵机一动有了想法。他让这个病人服了一片阿司匹林，然后给他做胃镜检查。这一来，呕血的原因便水落石出了。

多年以来，医生们便怀疑水杨酸类物质对胃会产生刺激作用，但又说不出具体缘由。正是为了解决这一副作用，才研制了新药阿司匹林。在杜思韦特医生做出他的发现之前，人们一直认为，阿司匹林是不会产生这一副作用的。一般说来情况也的确如此。服用阿司匹林的大多数人不会觉得伤胃——但只在服用剂量不是特别大的情况下才真正如此。至于少数人服用后感到伤胃、甚至出现胃出血的情况，原因是否在于这些人体质过于敏感，当时仍没能弄清楚。虽说这样的人所占比例很低，但由于服用阿司匹林的人基数极大，对这个问题仍不能小觑。

看来造成伤胃的原因之一，是有些品牌的阿司匹林在胃里化开得比较慢，致使被胃壁夹附住而刺激胃黏膜。后来，杜思韦特医生就给病人服用添加了钙成分的阿司匹林，然后用胃镜观察。加了钙的阿司匹林溶解比较快，这一来，果然胃壁发炎的情况有的完全消失，有的大大减轻。不过，含钙阿司匹林有个很大的缺点，就是不耐存储。存放时间稍长，药片就会受潮而变软发松，然后分解成乙酸和水杨酸，这就等于阿司匹林根本没能合成。制得会迅速溶解的阿司匹林，就等于这种药"见效快"，显然是个好卖点。为此，欧洲和美洲一些制造阿司匹林的药厂花了多年时间，研制能够很快化开的阿司匹林，然而，他们都没能攻克成品易吸湿分解的问题。

就在第二次世界大战爆发之前，英国一家生产阿司匹林的小公司的老板，向利高曼公司求教这个难题，希望得到这个以生产不伤手的消毒剂和清洁用品出名的化学大企业的援手。但双方在劳务报酬数目上没能谈拢，很快就决定不再合作。不过，这个问题倒是触动了利高曼公司内一些管理人员的商业神经。他们向公司的首席化学师史蒂文斯转述了这个问题，让他研究一下。不巧第二次世界大战就在数周后开始，史蒂文斯也和其他许多研究人员一样从军参战，刚刚开始的这个项目便搁了浅。

后来，在1941年7月的一个夜晚，纳粹德国的空军向赫尔市大举空袭。不知道德国方面的目标就是这里的工业区呢，还是本打算轰炸港口而有些炸弹落偏了，结果是利高曼公司在达姆松巷的厂房挨了炸。公司人员倒是没有受伤，但实验室被摧毁，所有的研究资料和仪器设备全部报销。公司里有位哈罗德·斯克鲁顿，是专搞烤箱碳垢擦粉的。当时，他正在研究新配方，以便能够利用战时允许民用的物资进行生产。这场轰炸也使他的研究资料和设备统统荡然无存。鉴于这种情况，加之离退休还剩一年多的时间，他便要求给他安排新研究项目。他的上司手里也没有多少课题，于是一半是认真建议，一半也是为了应付，要求他将史蒂文斯的项目继续搞下去，看看能不能搞成一种阿司匹林药片来，容易在水中溶解，对胃没有什么刺激，而且——这一点最重要——稳定性强、易于保存。

斯克鲁顿很清楚，这项任务说来简单，干起来却不容易。他虽然是名训练有素的化工研究人员，但在过去的 40 年中，接触的几乎都只是居家清洁用品。不要说他自己不曾与药品打过交道，就连整个公司也没有这方面的经验。再说，实验室如今已被炸得满目疮痍，他显然只能用最基本的设备凑合着干。不过他也用战时标准要求自己，知道总要尽量多干事而少提要求。就算一无所成，退休前的几个月，他手里总还有件事情可以让自己开动脑筋。不是吗？

他拼拼凑凑地整出了一些仪器，又同实验室的其他一些人员一起，将工作地点搬到一间过去的洗衣房（没被炸毁的地方没剩下几处，洗衣房是少数幸存下来的），便开始啃这块硬骨头了。他也像当年的乔治·理查德·尼古拉斯一样，先认真地重温了一遍基本化学知识。不过，虽说阿司匹林的化学构成在近年出版的化学教科书中都能找到，但要找到溶解性强的阿司匹林为什么容易分解，再研究出防止这一情况的办法，可要困难得多。

他很快便意识到，关键问题是必须控制好时间间隔。第一个问题是为阿司匹林选择合适的辅料，使压制成的药片容易在水中溶解。

这一步中最为关键的，是不能使辅料在阿司匹林被血液吸收之前引发反应而分解开来，生成乙酸和水杨酸。他知道以游离状态存在的水杨酸对胃有刺激作用，而且药效也远不如与乙酸结合成的乙酰水杨酸。因此，至关重要的一点，就是应当让阿司匹林在分解之前以完整状态被胃壁吸收。换言之，他打算找到的辅料，应当是到了最后一刻才与阿司匹林反应的。当然，一旦与阿司匹林反应时，反应速度还须很快，此外还得是完全可溶的。这样的辅料已经很不容易找到了，但还存在另外一点障碍，就是阿司匹林极易与水反应，即便只是遇到空气中的水汽，也会分解成乙酸和水杨酸，而且转瞬便会完成。因此这种辅料还应当有调节这一反应的能力。

在他试图解决阿司匹林的溶解性问题之前，几乎所有的人都着眼于钙盐能迅速溶解这一性质上，因此一直以这类物质为压制阿司匹林的辅料。然而糟糕的是，能够迅速溶解，也就能同时造成阿司匹林的迅速分解。美国人研制出来的泡腾速效镇痛剂，是将阿司匹林与碳酸氢钙即小苏打混合在一起的。不过斯克鲁顿认为加入小苏打的阿司匹林不易长期存储，因此弃而不用。（最早制得的泡腾速效镇痛剂就曾在存储期间爆炸过，而且不止一次。）经过用不同物质的多次实验后，他认为看来只有一种东西适合用作阿司匹林的辅料，它就是碳酸钙，也就是人们平常所说的白垩，也称大白粉。

不过，要确定碳酸钙与阿司匹林应有的混合比例，可真是个烦死人的过程。碳酸钙太多，药品的溶解就会太慢；如果放少了，药物就会在被吸收到血液之前分解。为此，斯克鲁顿真不知道试了多少回，将各种类别和形状的碳酸钙都试到了（甚至还试过在碳酸钙粉中添加浆衣淀粉的效果——这些浆衣淀粉都很陈旧了，是在厂房的某个角落里发现的）。他将这些材料放入金属罐中，加入粉状阿司匹林后，在工作台上来回碾压。糟糕的是，他这样一搞，就使室内不绝地充满了单调的噪音——不但有碾压时的叽叽声，还夹杂着斯克鲁顿不停地在工作台旁来回踱步的动静，令挤在一起工作的同事们心烦不已。后来，斯克鲁顿又用他不知从什么地方弄来的老古董压片机咣当咣当地将粉末压制成型，大家的抱怨就更强烈了。不过，斯克鲁顿还是硬着头皮干了下去，对同事们的怨气佯作不觉。日复一日，周复一周，月复一月。退休的日子到了，但他还在接着干。不停地碾，不断地压，不断地实验溶解状况。靠这种十分刻板的研究方式，很难指望迅速得出成果，但如何解决问题，找出各成分间的应有比例，他只会以这一方式进行。终于，到了1944年2月的一天，他相信自己找到了答案。

　　2月24日，斯克鲁顿满怀信心和希望地向利高曼公司的董事会呈交了项目报告，但态度未免有些过于乐观。他告诉董事会说，他已经掌握了合适的成分和比例，能够制出对肠胃刺激小、存储期长，而且溶解性良好的阿司匹林药片来，因此认为可以马上进入临床实验和消费者试验。他固然也承认说，还有一两个事关生产方面的问题有待解决，不过肯定不是无法克服的，因此尽快进行试验才是上策。过了一个月，利高曼公司的研究委员会召开会议讨论投产问题，会上有人直截了当地表示"鉴于必要的基本原料在供应方面没有保证，进入市场之事须待战事结束之后方有可能"。不过总的说来，其他人看来都认为可以转入生产阶段。这一来，哈罗德·斯克鲁顿总算能安心去享受退休生活了。

　　斯克鲁顿离开后，利高曼公司制出了一小批阿司匹林药片，拿去给医生们试用，不过除此之外，一年多的时间过去了，公司方面并没有其他动作。公司虽说也不是不能有所为，但苦于找不到适合担任领导这一科研项目的人选。公司的许多人员，此时不是仍在军队里服役，就是从事着与战事有关的重要项目，一时抽不出既有科学知识又有生产管理能力的人手来。就这样，新药片的生产又被搁置了14个月。这时，有人想起了乔治·科尔曼·格林。

二战开始前，乔治·科尔曼·格林在伊普斯威奇市利高曼公司下属的一个名叫萨福克化学有限公司的小企业工作。战事甫起，他便来到物资供应部，一连五年，基本上都在负责为军队生产吗啡。后来，当同盟国的军队大举进攻时，他又随同跑遍了欧洲，搜集德国的工业和科技资料。二战结束后，他一时有些调整不过来，拿不准要不要回到伊普斯威奇市去，接着念他战前的那本老经，再说他也不知道，那一摊工作是不是已经有人接手了。因此，当利高曼公司找到他，问他是否有意前去赫尔市，负责生产新的阿司匹林药片时，他认为这将是一次有意思的新体验，当即便接受了。

这座被战争弄得满目疮痍的城市给他的第一印象，已经相当不佳了，看了一下斯克鲁顿留下的这摊工作，他更是难感鼓舞。前任留下来的，只是挤在一间当年用作洗衣房的破旧湫隘的小房间里的一张工作台，以及一大堆手写的工作记录。而眼前最紧迫的难点，就在于工作记录中的各条具体细节，将他弄得稀里糊涂。为了"找找感觉"，他试着重复了斯克鲁顿曾经做过的一些实验，但试了好几次，都没能制成符合要求的药片。这下子，他可真是急坏了——

> 没过多久，我便清楚地看出，他的配方和对某些原料的加工过程都极不规范。按照他的制备方式，未必能实现规模生产，更不用说经济地实现了。然而，所有要对这一过程有所改造使之规范的尝试，都会导致减慢溶解速度、增加对胃壁的刺激和降低药品存储的稳定性——即有违于这一研究的初衷。

照格林看来，就是往最好里说，采用斯克鲁顿的配方与制备过程，充其量也只能生产出少量合乎要求的产品，同时造成多得惊人的废料；要是不客气地说，这一整套东西从头到尾都是不合理的。他一度想干脆告诉利高曼公司的董事会说，按照这一套路，将永远不会得到结果。可就在这时，原来将斯克鲁顿留下来的阿司匹林进行临床实验的第一批结果出来了，当初是送交伦敦的一家教学医院进行的。紧接着，伯明翰儿童医院的临床应用也有了结果，而这第二批药是乔治·科尔曼·格林本人按照斯克鲁顿的方法试制的。两份结果都完全令人满意。用新方法制成的阿司匹林比老产品效果好得多，对因患肺炎而用药量很大的儿童特别相宜。伯明翰儿童医院的医生甚至已经提出要求，希望购买两万片，而且要求马上交货。

订货要求在公司内掀起好一阵兴奋的浪潮。这一下，乔治·科尔曼·格林可有些进退维谷了。他的上司希望听到的，是在可以预见到的将来实现大量生产，而公司目前却没有厂房、没有设备，而且他到目前为止，也还没能完全吃透斯克鲁顿留下的资料——

　　这一消息……在高层人物那里引起了怀疑。其实，斯克鲁顿先生在自己的最后一份报告中，已经清楚地表明了自己的态度是有所保留的。然而，高层们却没能全面领会，由是产生了误解。当然，他们最终还是实事求是地接受了我对公司目前状况的分析。但我的感觉是，这并没有使我的状况有任何改变。

他可真是左右两难，而且是难于登天。哈罗德·斯克鲁顿弄成的药片的医学效果确实是没得说的，但他就是琢磨不出如何以工业界现有的大规模生产方式制得这一产品。当初的送检样品都是以手工方式将碳酸钙粉末和阿司匹林药粉掺到一起，然后倒入药模压制成型的。然而，在此过程中常常会出现这样或那样的情况，很难做到施压合度。因此原料浪费严重。每每是压出一片合格的，就会有十几片报废。就算能够用机器压出不松不紧的成品来，根据《英国药典》的严格规定，每片药的成分和比例还必须要精确相同。不幸的是，压制新阿司匹林药片的混合物在传送过程中并不像糖粉那样均匀爽利，而是如面粉般时多时少、忽紧忽松。要做到每一片都规格一致，简直是不可能的。他最后只想出了一个辙，就是将粉状混合物在一种叫做"舂挤"的现象中形成相当致密的大圆柱条，然后再通过"筛碾"这一道工序一面碾磨一面过筛，最后再将筛选合格的部分经由料斗送入压片机压成药片。

凡是干过药品生产这一行的人都会告诉他，"舂挤"和"筛碾"这两道工序都需要十分专门的设备，而在1945年，无论英国的什么地方，都不可能有这两种机器，赫尔市就更连想也不用想。他也曾经向几家机械制造厂打听过，得到的回答是，从订货到供货，其间至少要等上五年。

为了找到解决办法，乔治·科尔曼·格林进行了长时间的努力，到头来认识到一条硬道理，就是在遇到不合用的设备时，只能靠自己来改进，自己来解决。所有的科学家、工程师和发明家都是这样做的。他最先试着改进的设备，是几台战争期间未被炸烂的老旧碾粉机，是当年制造浴盐用的，但经尝试之后，发现很难改造成合用的机器。这样，他便来到公司的机械工程部寻求帮助。那里有人曾在弹药厂工作过，对单冲杆模压机略通门径。他们又当钳工又当装配工，多次冒着折断胳臂摔断腿的危险，好不容易给这几台模压机加装了传动装置，倒是勉强能对付着用了，只是看上去怪模怪样的，活像从漫画世界里蹦出来的。不过，弄成了这台设备，只不过是刚将一团乱麻择出了一个头而已。碾出的碳酸钙粉和阿司匹林药粉还得混合到一起，再经过压片和干燥等工序，每一道都需要新的机器——需要但是没有，所以都得一一用现有设备拼装改造。他总是尽力而为。就这样，一部又一部奇形怪状的机器接连不断地出现在实验室，都是这里一根杆、那里一只轮地从各处凑起来的：分批拌料机是根据他在德国看到过的一台设备仿造的，高温消毒炉是从一座陆军医院里弄来的，锤式粉碎机是用实验室的种种设备拼凑成的，等等。

按照格林的设想，所有这些设备都将安放在厂区的一个角落里，形成一个实验车间进行试生产，以检验他的基本生产流程是否可行。设备倒是各就各位了，但试生产却一波三折。不是电机过热不得不马上拉闸以防烧毁，就是湿度过大，结果药料成了黏团。不过到头来，乔治·科尔曼·格林和陪他吃尽了苦头的助手弗雷德·杜克总算能够开工了，不过始终在提心吊胆，不知道下一次抛锚会是什么时候。

就在实验车间不断紧忙时，对这种新产品的需求一直在增长。公司这里还不断将实验用药送给全国各地的医院，反响也一直上佳。公司上层对这一新药的前景越来越看好，因此在 1946 年 7 月决定建立正式生产的车间。虽然所需的设备还得再等上四年才能交货，但到了那时，按照这一决定，全部生产能力将达到每周 180 万片。这样大的规模可将乔治·科尔曼·格林吓坏了。目前的试生产还在让他焦头烂额呢，公司却已经提出此等规划，真是无异于豪赌。要知道，他现在连明年春季对 200 名消费者直接试验所应准备的用药都不知道能否兑现呢。不过，他还是努力打起精神，一步步地干下去。

其他有待解决的问题还有许多。头一件是这种新药得有个新名字。这倒并不难：就叫"易溶阿司匹林"便是，既给出了主要成分，又指明了可溶这一特点。第二个是设计药片的外观。这就比较难一些。最初的方案是压成两面都鼓起的圆双凸透镜片形，而且一侧是阿司匹林，一侧是碳酸钙。不过，当格林按这一方案试制出样品后，发现它们装入药瓶后会从中间裂成两半。最后，他让药片的两面呈彼此平行的平面状，又将边缘压出倒角来。这样的形状大家都很满意。容器的外观也让人们伤透了脑筋。本来是打算用玻璃瓶装盛的，而且已经预订了很大一批，然后才有人想起，吹制玻璃容器必须要用到煤，而英国目前正处在用煤短缺的困难之中。战争期间的煤矿是靠政府以行政命令方式从各行业中征募来的人员采掘的。战争结束后，这些"贝家小子"①纷纷回去干自己的老本行了，一时找不到足够的人手替补，搞得煤炭供应相当紧张。着急了好多个星期后，玻璃瓶供应厂商才告诉公司说，它有把握如数交货。再下一步，公司还得制订重头广告宣传的计划。再就是药瓶的价格也得定下来。每解决一个问题，易溶阿司匹林的上市便近了一步，乔治·科尔曼·格林担心他那些老爷设备的心事也就更重了一层。有时候，他会在午间休息时抽空去附近的酒吧间打一局斯诺克台球静静心，但实际上也很难达到放松的目的。真到了正式生产的关头，他能够保证正常生产并提供要求的产量吗？

　　1948 年 11 月 20 日对利高曼公司来说是极其重要的一天，因为公司定于此日在伦敦医药展览会让易溶阿司匹林亮相。如果它在那里取得成功，接下来就是向公众全面推介，一场浩浩荡荡的广告战也将铺开。全英国的每一名医生都将在此之前得到一瓶公司免费赠送的这一新药以及一份说明资料。这些赠送的药品，再加上还准备向在化学领域工作的人分发足够的数量，以应对届时预计会出现的种种询问，意味着所有的生产设备须得冒着危险全速运行。乔治·科尔曼·格林

---

① 这一绰号来自提出这一临时征召煤矿工人主张的英国工会领袖欧内斯特·贝文（Ernest Bevin）。——译者

真是将心提到了喉咙口，不过此时他已经豁了出去，一心尽人事而听天命了：

> 我们还没能解决的技术问题真是太多了，要实验车间按期实现全面投产是不可能的。这是负责商业运营的那批人不顾现实硬要超前的结果。我虽然下了些反对的毛毛雨，但并没能阻止委员会所做的决定。这场赌博——这是指从技术角度来说的——看来已经是非得进行不可，而且只准赢不许输。

也不知道他使了什么招数，居然使那些半死不活的设备运转了几个星期，一直维持到展览会开幕的那一天。当天，他同公司的销售人员一起站在展台上。展台布置成湛蓝色，中间立着一把白色的剑，造型十分有特色，而它正是易溶阿司匹林的商标，所有包装小瓶的正面也都印着同样的图形。展览会的效果完全达到了公司的预期效果——却也正是乔治·科尔曼·格林暗暗担心的，易溶阿司匹林一炮打响，而且响声震天。

接下来的几个月，可真是将利高曼公司赫尔市分部的人折腾惨了。建立实验车间的初衷，本是为了解决制药过程中可能会出现的问题，但现在却得承担起正式生产的责任，而且生产的规模还远远超出了预想。对这种新药的需求先是来自医生，接着——在开始作为非处方药直接行销后——又来自公众，数量之大超出了所有人最乐观的设想。这就使车间实行两班作业，工人们在工作期间还得每隔一段时间就离开厂房一阵，以免屋里湿气过重影响药片质量。格林居然将生产支撑到了正式设备终于来到的时候。他在事后这样告诉人们说："我始终认为，董事会里未必有人知道，这里的情况是何等地命悬一线。"

格林可以说是创造了奇迹。在三年多一些的时间里，尽管处在战争刚刚结束后仍存在种种困难和限制的环境下，又是在从来不曾有从事医药研制经验的企业中，他还是将接手的粗糙配方和几片手工制成的药片，发展成国内最畅销的止痛剂，又凭借从半炸毁的厂房里找到的零散机件和无人使用的仪器，组建起了一座大规模生产的车间，更完全凭着一股顽强精神，肩负着来自商业和技术的双重无情压力，实现了持续生产。可溶型阿司匹林得以问世，是科学上的一个突破，对此哈罗德·斯克鲁顿自然功不可没，不过，倘若没有乔治·科尔曼·格林的巨大努力，易溶阿司匹林仍可能根本不会在市场上出现。

　　无论在英国本土还是国外，易溶阿司匹林都获得了巨大成功。一连几年，它都是整个欧洲唯一效果良好的可溶型阿司匹林，绝对压倒了其他竞争对手的产品。利高曼公司的这条广告"请服用阿司匹林——要服就服易溶阿司匹林"在今天看来似乎平淡无奇，但在当时却获得了极佳的宣传效果。1952年，斯克鲁顿的配方内容被载入《英国药典》，其他厂家开始照方配制，但也没能改变利高曼公司已经占有的市场份额。

　　其实，当时人们并没有看出来，易溶阿司匹林正出现在普通阿司匹林开始走下坡路的时候。在过去的半个世纪里，在所有的药物中，它的地位一直有如鹤立鸡群，为其他所有药物无法企及，更是市场上唯一真正有效的非处方止痛药。战争、封锁、流行病、个人野心、政治图谋和商业诡计，都没能阻止它的大众化，有的反而还帮了忙。众多的厂商凭借它获得了巨大的金钱收益，又通过铺天盖地的广告，不断巩固现有优势并造成更大的市场需求。应当说，在接下来的20年左右的时间里，对阿司匹林的竞争更达到了荒唐的地步，各个生产厂家都不遗余力地向消费者自我吹嘘，不尊重事实地硬说自己的产品与所有其他品牌有着根本的区别。

不过，阿司匹林的这一优势是不能永久保持下去的。市场就是战场，虽说生产厂商们已经厉兵秣马、准备好了下一番厮杀，可医药界总有其他成员在孜孜以求新的止痛药物。而一旦新的此类药物出现，靠着阿司匹林生存了多年的企业就会迅速扑将过来极力扼杀。

说来有趣的是，第一个要在阿司匹林所占领的巨大市场上分得一杯羹的，正是当年建立起这个市场的力量之一。英伦拜耳有限公司原是拜耳公司建在英国的桥头堡，后来，卡尔·杜伊斯贝格和威廉·韦斯一番交道打过，施德龄产品公司拿去了一半所有权。1949 年，同盟国方面下令将法本公司这一巨大的卡特尔肢解后，施德龄产品公司又将余下的一半，从接管了英伦拜耳有限公司的英国商业部手中买了下来。

自从与纳粹德国勾结的事实曝光后，施德龄产品公司便处于很不利的地位。新主管上任后，策划了一套重整旗鼓的计划，以重新争得在国际上的地位。将英伦拜耳有限公司整个儿拿过来，就是计划中的一部分。与此同时，施德龄产品公司又大刀阔斧地改组了企业的业务方式。具体到英伦拜耳有限公司这里，就是集中精力以开发新药为主，仍保留下来的只有几样"规范药"再加阿司匹林。

糟糕的是，阿司匹林的销售正在走下坡路。从二战之前到二战期间、再到二战结束之后，阿斯普洛、易溶阿司匹林和其他若干药品，都在不断地蚕食英伦拜耳有限公司的市场占有额，结果是到1950 年时，这家公司的阿司匹林销售收入只有数十万英镑。企业要继续生存，要么就得想出新的促销手段，要么就得开发出新的产品。英伦拜耳有限公司选择了后者。

阿司匹林虽然基本上垄断了止痛药市场长达半个世纪以上，但从理论上讲，有止痛功效的药品应当有很多种。一部分与阿司匹林是同源的，都能与 19 世纪上半叶时由德国人最早分离出来的苯胺挂上钩；此外，这一部分也都具有另外一个共同的特点，就是它们除了有复杂的化学名称外，都还为了商业活动的方便另取了比较简短易记的商品名，最早的叫安替比林，是路德维希·克诺尔于 1883 年发现的，然后是卡恩和埃普将苯胺乙酰化的结果，这个结果就是乙酰苯胺，但另得到了退热冰的名称；拜耳公司在药物研究中取得的第一个成果是 1888 年从名叫对硝基苯酚的废弃物中得到的，正式名称为对乙酰胺基苯乙醚，在作为医药行销时也得名为非那西丁。

这些另外又得到俗称的合成化学药品，固然都曾名动一时，取得了赢利的效果，但时间一久都风光不再，原因不外乎两种，一是发现有副作用，二是被阿司匹林压在了脚下。倒是有一些以作为阿司匹林添加剂的成分出现的止痛药，处境多少要好一些，但它们在效力上也并不比单纯的阿司匹林有太大的改善，无非是搞点花头出来，在拥挤的市场中多引来些注意罢了。"安那辛"就属于这一类，它是美国人搞出来并大作推介的阿司匹林新品种，在英国另有个俗名叫安那丁，其实就是向阿司匹林中加进些退热冰和咖啡因，后来又减为只加入咖啡因一种。"埃克德林"也是在阿司匹林中添加了非那西丁和咖啡因，以及极少量的一种叫做水杨酰胺的物质。在这两种药品中，唱主角的都是阿司匹林。

英伦拜耳有限公司研制新止痛药的范围，已不仅仅限于从苯胺这种快要被人们遗忘的物质中搞来搞去。在它研制的物质中，有一种名叫对乙酰氨基酚，它还有个更正规的学名，又长又特殊，是对氨基苯酚 N－乙酰苯胺，英文为 N-acetyl-para-aminophenol。它在 1878 年第一次实现人工合成后，一度被认为具有不亚于非那西丁的药效，因此也得到了一个容易记住的俗名：醋氨酚 —— 大凡有俗名出现，十之八九就意味着有人打起了用它赚钱的主意。不过随后进行的实验发现，它会产生很严重的副作用，因此没有哪家药厂愿意生产，结果只好待在实验室的药架子上，与众多曾被抱有希望但终究难免被打入冷宫命运的其他类似物质做伴去了。

不过，这种物质又在 1946 年重新出山。这一年，耶鲁大学的一些科学家在对乙酰苯胺即退热冰进行研究时惊奇地发现，乙酰苯胺在进入人体后，会经过代谢过程转变为对乙酰氨基酚，而乙酰苯胺之所以能止痛，其实是对乙酰氨基酚的功劳。又过了两年，纽约大学的科研人员又发现，对乙酰胺基苯乙醚原来也会在人体内转化为对乙酰氨基酚。而且他们也注意到这种物质的止痛功效，而更为重要的，是他们并未观察到当年使之早早停止研发进入冷宫的严重副作用。

英伦拜耳有限公司常务总经理洛里·施帕尔东注意到这些资料提供的信息，便要求属下的科研人员也来研究一下。不久，这些人也得出了同两组美国科学家同样的结论。这便指出了一种新药的研究方向。在得到了这一启迪后，搞临床实验和继而正式立之为一种新型止痛剂，相对而言就十分顺畅了。他们将这种药命名为退热净①，1956年时伴着一番热热闹闹的吹擂在全英国推出。

说来似乎难以相信的是，退热净在上市之初的成功，竟与易溶阿司匹林有很大关系。当时，易溶阿司匹林即将荣登全英止痛剂行销的榜首，利高曼公司宣传易溶阿司匹林的一大亮点，就是告诉人们说，它的这种药不会像普通的阿司匹林那样刺激胃部。当然，这就等于去养成公众对阿司匹林的新认识，因为大多数消费者此前根本就不知道这种药有伤胃一说。因此，利高曼公司的这一招尽管在一段时间内取得了一定的好效果（公众普遍接受的是服用起来感觉最好的药物），但归根结底是亮出了一柄双刃剑，到头来虽然打击了对手，却

———————————————

① 也有译成必理通（台湾）、必理痛（香港）或斑纳度（海外华人）的。——译者

也伤害了自身。公众越是相信可溶型阿司匹林副作用较小较少、因此胜过了普通的阿司匹林，就越会导致另外更多的人认为干脆还是根本不要服用任何一种阿司匹林为妙。就这样，阿司匹林的声誉在英国开始下跌。这时退热净出现了，它作为新的止痛剂，作用看来与阿司匹林相仿但又不含这种成分，而且根本不会伤胃。自然，所有的阿司匹林、包括易溶阿司匹林在内，销路都出现了下降。①

当然，退热净的成功，也影响到了英伦拜耳有限公司所从属的施德龄产品公司那里普通阿司匹林的销售。由于拜耳阿司匹林在英国的总销售量并不大，所以并不是命运攸关的大问题，但还是引起了总公司的注意。施德龄产品公司最后的决策是不准退热净在美国营销。（这一决定后来令施德龄产品公司追悔莫及。）与此同时，退热净在英国的销售情况可谓芝麻开花节节高。虽然在它问世后的前15年只作为处方药行销，但医生们很快就大量开出这一药品了。当初给它起的这个容易记住的俗名也大有帮助。这可是向卡尔·杜伊斯贝格学来的高招。医生那么忙，总让他们在处方笺上写"对乙酰氨基酚"自然不方便，写"醋氨酚"也不够形象，"退热净"可就好多了。好是好了，但很大的销量乘以很高的单价，就成了一笔极高的开销，弄得英国国民医疗服务总局担心起来，生怕自己负担不起②。为此，它以很大的声势发动了一场反宣传战，还特别于1963年在英国的官方出版物《伦敦公报》上刊登了这种药的各种药学参数，这显然是表明政府希望其他医药企业也来参加角逐，使它不再昂贵。它甚至还给这种但愿能在未来出现的新药预先取了个新名称扑热

---

① 但后来的事实证明，退热净这种新药也不是没有缺点的。—— 作者原注

② 1948 年，由工党执政的英国政府通过法案，实行全民终身的全公费医疗，但造成资源严重浪费和政府开销过大的弊病，后经过改革，其中的免费供药部分于 1968 年取消。—— 译者

息痛，希望它有朝一日能在医药中上升到同阿司匹林一样的地位。

这一做法作为长期性策略会是有效的，但却不能立即给英伦拜耳有限公司以重创。没过多久，它就开始将退热净作为非处方药向公众直接出售，这样一来，原先从医生那里拿药方去弄退热净的人，都去药店自己购买了。后来，以扑热息痛这一名称生产对乙酰氨基酚的企业终于如国民医疗服务总局希望的那样出现了，但在此之后，退热净还是在市场上领先了不少年。再加上止痛药在英国的销量不断上升，时间长了，造成的积累效应也是可观的。因此，到了20世纪70年代初时，扑热息痛和退热净一起，攻克了阿司匹林原先所占据的英国市场的很大一部分，两者的销售量几乎持平。这向阿司匹林这一人气最旺的药品发出了大难临头的警号。

英国医药市场的竞争虽然十分激烈，但同美国比起来，却只是小巫见大巫而已。第二次世界大战之前，施德龄产品公司一直执美国阿司匹林市场的牛耳，虽说后来有对手向市场上推介出种种有诱惑力的新产品，也没能撼动它的老大地位。然而，当它将所有的精力都用来处理与法本公司的关系时，却犯了一个根本性的错误，就是认为它所占据的国内市场稳如泰山，无须有任何担心。可是，正如所谓"自然害怕真空"①的说法所揭示的那样，医药领域也存在同样的现象。施德龄产品公司的敌手们就趁着这一疏忽乘虚而入、继而痛下杀手了。

二战结束后，美国生产阿司匹林的企业有上百家之多，其中有两家对施德龄产品公司的挑战最为咄咄逼人：一家是美国家庭用品公司，一家是百时美医药公司。这三家企业的争斗一直持续了20年，

---

① 这是亚里士多德的一句推理名言，是根据当时的技术条件无法排除空间中所有气体、液体和固体的存在，而误以为这是大自然的规律。他的这一结论被长期信奉着，并将"真空"引申为"空白"，将这句话施之于动、植物界和人类社会。——译者

绞成了美国止痛药行销历史的主线。它们各自向其他两家猛攻，又是宣传，又是反宣传；忽而信誓旦旦，忽而恶言相向；在广告上大把烧钱，给律师猛付费用；最后不可避免的是来自立法的干预。所有这一切，都是它们要将基本相同的东西推销给同一批对象造成的。争夺的目的，都是企图使消费者相信，它当前推介的止痛药，要比其他两家的更为有效。它们的战术也很简单，就是找出——或者不如说造出——自己产品的某一样或者数样功效或优点之类，拼命将文章做足，直到确信自己发出的信息——我的止痛剂药力最强、服用感觉最佳、最具独特功效、最宜居家旅行必备之类——到达了选中的对象群体那里为止。

在这三家企业中，最先这样做的是美国家庭用品公司。它成立于 20 世纪 20 年代中期，值得注意的是，创建人是阿瑟·迪博尔德，也就是当年同施德龄产品公司的东家威廉·韦斯一起开办纽雷近公司的合伙人。[①]这家公司在这一年代之末的大萧条中受到了打击，但并没有彻底垮台，只是大大地缩了水，但作风也更加刁顽，一心要凭硕果仅存的家业东山再起。它生产的阿司匹林是以安那辛这一商标在 1930 年上市的，而推销这一产品的绝招，是告诉人们，安那辛中含有三种成分，结合到一起后，效力便高于成分单一的阿司匹林。这一宣传纯属子虚，因为美国家庭用品公司生产的这一药品，其中的药物成分基本上只是阿司匹林一种（对此事实，它总是不肯痛痛快快地承认）。由于公司肯下本钱做广告，销路在很长时间内都很不错，而当它在 20 世纪 50 年代初开始在电视这一刚刚出现不久的时髦玩意儿上播发广告时，效果更是出谷迁乔。它编出的电视广告很粗糙，但

---

① 迪博尔德有撞大运的心理，喜欢四下购买小型药厂。但他买下的美国家庭用品公司在大萧条年代让他吃了大亏。——作者原注

效果却相当出色——三把锤子在一个人的脑袋里猛敲，每把锤了代表一种头疼症状，分别是神经疲劳、焦虑不安和头部跳痛，而安那辛的三种成分正分别各为其中之一的克星。

三巨头中的下一家是百时美医药公司。这个以制贩"秘方药"起家的公司，在这场竞争中拿出的货色是"百服宁"。这种药也和安那辛差不多，几乎是清一色的阿司匹林，另外又加了些许有解酸作用的成分，这样就能加速血液对阿司匹林的吸收。（这本来是十分有利的好效应，只是以这一效果为卖点的促销警句"发挥作用比阿司匹林快一倍"，并没有能够证明这一定量关系的佐证，牛皮吹得有欠思量。）除了百服宁，百时美医药公司也生产埃克德林（推销警句是"以一顶四！"）。这样，它就在两条战线上同时作战。电视出现后，它也抓住了这个新传媒，向它注入了大量广告费。

当施德龄产品公司从高枕无忧的垄断梦中惊醒时，它的一半市场已经落到这两个敌人手中。这使它别无选择，只能坚决回击。它还是使用自己推销阿司匹林时的惯用手法，就是宣传拜耳阿司匹林这一产品质量最纯正、不掺杂任何不必要的和昂贵的附加成分。它也同样跑到电视台凑热闹、花大钱。它向电视观众送去的警句是："莫为披着伪装的阿司匹林多花钱。"它的广告也有收效。

于是乎，这三家企业都擎起各自的大旗，固守着各自的旗号（内容间或有所改动），互不相让地争夺市场。这一斗就是 30 年。它们一个吹嘘药力强，一个夸口见效快，一个自诩最纯净。在电视上，它们一个播放被锤击的人头，一个演示冒气泡的胃部，一个扫视着一群身穿白大褂、手拿记录夹、一脸睿智相的科学家。这些形象让美国一整代电视观众看得心里起腻。不过，它们的竞争，也将阿司匹林的营销竞争推向了从未有过的强度。当然，这也使消费者很难判断究竟哪一种真的好一些。

可能正是这种激烈的竞争，不可避免地最后导致立法的介入。法律仲裁的结果，是三种药中并没有哪一种更好一些。终于，联邦商务委员会对这种胡天胡地的广告战实在无法容忍了，遂在 1962 年派出一队人马，对几种主要止痛剂的效力进行独立研究。调查结果表明，与"普通的"阿司匹林相比，百服宁和安那辛的药效都并不更强，见效也并不更快。这让施德龄产品公司的头头们大为称意。它立即编出了新的广告，大讲政府派出的医学调查组经审查发现，"拜耳阿司匹林止痛灵，见效快，不伤胃，在所有药中均属最强"。这一句话固然并未说错，但却因其将官方结论拉来作虎皮而惹恼了美国联邦商务委员会。一场不在明面上的战争就此开始。

调查组中了这一记暗箭后，最初一两年并未吭声，随后便重新出山，晓谕各家生产阿司匹林的公司，不得让雇员中的科研人员在广告中对自己的项目现身说法；如果所有的有关科研人员不能达成一致意见，就不得对外公开表态。接下来，调查小组又向联邦政府提出对这三家止痛剂的主要生产公司的指控，根据是它们没有向消费者披露实情，即医学界对这三种药是否有实质性不同仍持有不同观点。美国家庭用品公司和百时美医药公司都被批评未能说明安那辛和百服宁的主要成分都是阿司匹林，施德龄产品公司则被指责错误地声称阿司匹林比前两种药都好。（因为施德龄产品公司拿不出自己的产品胜出的确凿证据，但如果只说同前两者一样好则是没有问题的。）

该调查组还以上百种具体广告的内容作为提出上述指控的佐证。有的说百服宁"对焦虑引起的头疼作用尤其迅速"；还说它"对神经过敏特别有效"；有的说安那辛的超强药效是加了咖啡因所致；有的说拜耳阿司匹林这一品牌"全世界第一"。美国联邦商务委员会老实不客气地宣布，一旦证实这些广告中确有起到误导作用的内容，发表这些广告的公司就必须再花足够多的钱刊登纠偏广告。接下来发生的，便是一连多年的法律过程。法庭审理了大量的诉讼，而在此之前，则是更多的争端、指控和证据认证，支持争执双方的材料都是文山纸海。

与此同时，这三种药品间的商业大战自然依旧方兴未艾，但已经有所变化。不久之后，战场上又多了一个重要角色。几年前，施德龄产品公司做出了御退热净于美国止痛剂市场之外的决策，如今可遭到报应了。跟它过不去的，是一种小小的红色塑料玩具消防车。

这种东西其实是一个设计成这种外形的小药盒，由宾夕法尼亚州的一家小药厂麦克奈尔实验室设计，里面装着对乙酰氨基酚——就是英国人称之为扑热息痛（退热净）的止痛药，不过是液态的。麦克奈尔实验室在医药市场上看出一个空当，就是没有面向儿童的止痛药物。它又注意到对乙酰氨基酚很容易溶解，看来又没有什么副作用，便琢磨出了以这种玩具外形的容器促销的招数。他们给这种药起名为泰诺。泰诺是自1955年起作为处方药在美国上市的，由于与阿司匹林相比，孩子们对这种药比较肯接受，因此很快受到医生青睐。由于反应极好，麦克奈尔实验室在1958年得到了美国食品药品监督管理局的批准，开始生产传统外形的压片型泰诺药片，供成年人服用。

就在这时，麦克奈尔实验室被强生公司并购。强生公司是一家很大的医药企业，比麦克奈尔实验室大得多，生产的创可贴、婴儿爽身粉和其他多种卫生用品都久负盛名。并购之后，它还是沿用着麦克奈尔实验室的低调方针，只将泰诺作为处方药出售——桃李不言，下自成蹊嘛。一连五年，强生公司没有做一份广告，而泰诺仍是进入美国处方量前200名的药物。

不过，在止痛剂领域这一竞争无比激烈的市场上，这样的成功是不可能不受挑战的。面对其他厂商将种种成分一样的对乙酰氨基酚投放市场的形势，强生公司也只好大把花钱、大力促销，以此巩固泰诺的阵脚了。1967年，消费者从广告中得知，原来只能找医生开方得到的泰诺药片，现在可以去药店直接购买了。过了不久，强生公司又推出了超强泰诺片（药片比原先大了些），连同推出了一则非常精明的广告："就是找医生看病，也开不出更好的止痛药来"。自然，强生公司并不是针对医生开火的，它的目标是其他止痛剂，这就是说，在所有的非处方止痛剂中，泰诺的功效绝不逊于其他任何一种。话是这样说，但形成的印象却是泰诺比任何其他药更高一筹。结果是泰诺的行销量扶摇直上，不出一年就升到美国所有止痛药的榜首。

包括泰诺在内的各种对乙酰氨基酚的销售，使各个阿司匹林生产厂家遭受到严重打击，致使其为促销自家产品（和与同类产品厂商争斗）花费的上百万美元广告费血本无归。生产拜耳阿司匹林的施德龄产品公司最惨，它的不让大西洋彼岸的退热净进入美国市场的决策，给自己带来了灾难性的后果，市场占有额跌到了不足百分之十。对阿司匹林的生产者来说更为糟糕的，是泰诺在营销上的成功，正印证了联邦商务委员会几年前颁布的规定是言出法随的。在接下来的三年间，百时美医药公司、美国家庭用品公司和施德龄产品公司都因在产品广告中有误导性宣传受到了严惩。尽管它们大吹大擂，妙语惊人，但其实卖的都只是阿司匹林一样东西。阿司匹林固然非常好，但各个主要品牌之间并无不同。大家都是阿司匹林 —— 这就是官方的断言。

到了这个时候，似乎阿司匹林的处境已经糟得跌到谷底，已经不可能更惨了。非也。在止痛剂的擂台上，又一个竞争对手上了场——

博姿药业公司在此祈请注意。本企业系一有限公司，为英国产业，地处诺丁汉市站前街。鄙公司在此仅就一种新药物的制备方法申请专利权。此种药具有如下之特别功效……

如上这些于 1962 年 1 月 12 日写进英国专利第 971700 号申请书上的文字，看着洋洋洒洒，含义却讳莫如深。它向世人宣告着一类新型药物从此开始出现。它并不是对阿司匹林或者对乙酰氨基酚等已有药物的修修补补、改头换面，而是一类全新的药物。由这一发现开始，几代止痛消炎的新型药物便接踵问世了。它的学名非常拗口，是对异丁基苯异丙酸，不过它也有一个有所简化的名称：异丁苯丙酸。

博姿药业公司下属的连锁店，今天在英国的大街上处处可见，它除了售药，还兼卖化学制品和其他许许多多种日用物品，因此，买维生素药片也好、墨镜也好，就连想吃块三明治，都可以在博姿连锁店里买到。说起博姿来，话可就长了。它成立于 1883 年，业主是诺丁汉的一名搞化学的企业家杰西·布特。公司下属的店面都冠以"博姿"的字样①。很快地，它就从一个小小的家族企业，发展成为遍及全国的最成功的零售连锁业。杰西·布特于 1921 年故去。嗣后不出几年时间，他的 600 家店面都盘给了美国人，并入了一个名为"大药房公司"的美国企业。大萧条时期，这家公司破了产，博姿连锁部分又回归英国，再次起用"博姿"这一老字号，重操自己最拿手的多种零售，店铺也越开越多。

其实，博姿公司从来就不止是以销售医药、日用化学品乃至一般日用品为单一目的的商业机构。从创建初期时起，它就开展了研制

---

① 其实，博姿的名称就来自布特这个姓氏（Boot），但由于历史的原因，公司的中文译名不是按姓氏惯例翻译的，这里沿用了传统的译法。——译者

药品的业务。（博姿也跻身于英国最早制成阿司匹林的企业之列。）
20 世纪 50 年代初，这家公司又开拓了新的业务领域——将自己小而
精干的研究部门的力量，投入到研制新药的努力之中，并在公司的名
称中增加了"药业"两字，从此成为"博姿药业公司"。它最早给自
己立下的目标之一，就是找到能够替代可的松的新药。可的松是一种
激素，具有减轻炎症的功效，最早是在 20 世纪 30 年代分离成功的。
人们发现，它对减轻风湿性关节炎引起的肿胀和疼痛特别有效，因此
一度看来有可能成为又一种止痛剂。然而糟糕的是，它也有好几种十
分严重的副作用，如导致皮肤病、心肌损伤和胃溃疡等。博姿认
为，如果能发现某种物质，止痛效果与可的松类似，而副作用又不
那么严重，那是会有市场的。1954 年，利兹大学毕业的青年药物学
博士斯图尔特·亚当斯接受了这项任务。

　　当时，博姿药业公司医药研究人员的工作地点也在诺丁汉，就
在与总部大楼毗邻的一幢不小的维多利亚式建筑里。当年这里是一所
住宅，如今，亚当斯就在它的起居室里阅读但凡能得到的全部有关资
料。他很快就形成一个看法，就是自己应当以阿司匹林的消炎能力为
参照点，来寻找自己的目标。这就是说，他认为如若能找到某种有
类似于阿司匹林的消炎作用的新物质，那它很可能也会具有止痛能
力。可是该从哪里入手呢？他一连干了两年，试验了许多类化学
品，从所有已知的止痛药，一直试到除草剂。当他缩小范围进行更
深入些的研究时，发现如何衡量实验样品的药效是个问题。当时并不
存在真正有效的衡量方法，因此，即便能发现什么新药，也很难与
现有药物进行药效对比。这一来，他只得自己想辙制定出一套来。

　　一篇发表在德国期刊上的论文提供了出路。这篇文章提到，将
豚鼠背部的毛剃光一条，这部分裸露的皮肤会在紫外光照射下红肿发
炎。这使亚当斯想到，如果对于发炎程度能够给出定量的标定，就

可用来衡量消炎实验样品的效力。

这一方法果然奏效。于是，在公司另一名生化学家约翰·尼克尔森的协助下，亚当斯开始了对消炎效果的对比实验。他要对大量化学品的组合一一测试，因此工作量很大，费时很多。尼克尔森的工作十分枯燥，是将样品应有的各种组合准备好并一一记录。有一种待试验样品（编号 BTS8402）的消炎效果，在他们制定的"豚鼠级"上竟然是阿司匹林的 6 — 10 倍，因此进入了临床实验阶段，只可惜对人体却没有消炎作用。后来，他们换用美国人利用老鼠进行止痛效果的一种新标定方法继续实验，结果发现这种样品的止痛和退烧效果都很差。这时，博姿药业公司又对原来的决定有所补充，要求寻找的消炎药品也必须同时有退烧效力，这样一来，他们只好重新设计，再次从头开始。这一次，他们觉得一大类与苯乙酸有关的物质很有希望。其中的一种（标号 10335）对风湿性关节炎很有疗效，但后来却发现会引发严重的皮疹，于是也被放弃了。另外一种叫异丁苯乙酸的更成功些，甚至一度打进市场，还得到了一个商品名风湿定。但后来发现，这种物质会导致一些人肝脏受损，因此很快又下架停售。①

这种枯燥得无异于受刑的工作，亚当斯和尼克尔森一直干了好几年。他们知道自己的方向是对头的，只是所试验的样品，多数不是毒性太大，就是效力太弱。就这样，干到 1961 年，俩人终于找到了另外一类有希望的物质，就是苯基丙酸。在这类物质中，实验结果最好的并不是生物活性最强的，而是对异丁基苯异丙酸 —— 就是通常被简称为异丁苯丙酸的物质。当与给药量相当于一剂一般处方的

---

① 但不知道什么缘故，这种药对日本人却不会产生这种副作用，因此得以继续在这个国家的市场上行销。——作者原注

阿司匹林进行对比时，它的消炎效果大约是后者的 20 倍，止痛功效是 16 倍，退热能力也在 10—20 倍之间。更重要的一点，是在申请专利时接受的实验表明，这种物质在短期服用的实验者身上并没有表现出明显的副作用。1969 年，它开始在英国以布洛芬这一商标行销。就这样，经过 15 年的艰苦努力，博姿药业公司终于发现了一种有可能最终胜过市场上现有所有止痛剂的新药。

刚在英国上市时，布洛芬的销路并不是很好（博姿药业公司出于谨慎，建议的服用量较小，这似乎影响了它的效力），但不久就大为上扬，很快地，美国也注意起它来。1974 年，密歇根州的普强公司向博姿买来了在美国经销的非独家代理权，并将这种药制成橘红色，以"模特灵"这一品牌作为处方药出售。这种药很快就成为医生们常开的畅销药。几年之后，博姿药业公司自己也开始向美国直接行销，他们将在美国销售的布洛芬换了个新名字——"如洛芬"。而后到了 1984 年，美国家庭用品公司和百时美医药公司取得了更大的突破，就是争取到了将这种药作为非处方药经营的权利。这两家在泰诺之战中搞得焦头烂额的企业，这次的机会可是抓得又快又准。

在先前的 10 年间，阿司匹林的几大生产厂家因饱受泰诺的冲击，暂时不想彼此各不相让了。它们看到，如今市场的领先地位被泰诺牢牢占据着，因此一致调转枪口，将火力集中到了生产泰诺的强生公司上，希望将它从执牛耳的地位上拉将下来。但这一希望却是可望而不可即。当美国食品药品监督管理局表态说，泰诺可能对肝脏造成损害、因此应当在药品包装上印出健康警示时，阿司匹林的厂家们暗自弹冠相庆了一阵，但后来却发现，泰诺的销路并没有明显跌落。1982 年，有人在包装好的泰诺中放入剧毒的氰化物，致使八人死亡后，泰诺停售了一年时间。①这时，它们一面做出同情的震惊姿态，一面尽量利用这个断档时期争取收复失地，然而只是恼恨地看到，泰诺重回市场没有多久，就又重新坐上了第一把交椅。

进入 20 世纪 80 年代后，医学研究发现，服用阿司匹林与一种名为雷氏综合征的发病有关。雷氏综合征是一种罕见的儿科疾病，病儿的免疫系统会受到损伤，致使他们容易遭受病毒攻击而罹患流感和水痘等疾病。这一来，几家大阿司匹林公司的境地便越发凄惨了。在这种情况下，它们不得不遵照法律规定，在生产的儿童型阿司匹林产品上添加警告标签。②结果是有更多的人倒向泰诺的阵营。

异丁苯丙酸进入美国，给美国家庭用品公司和百时美医药公司带来了机会，让饱受泰诺之苦的阿司匹林生产厂商，有了用强生公司之道、还治强生公司之身的机会。它是一种得到医学界推重的好药，有着无可置疑的好名声。其实，在作为非处方药供公众以低剂量服用时，异丁苯丙酸的疗效并不比扑热息痛强到哪里去，止疼作用也并没能胜过阿司匹林 —— 事实上，所有的非处方止痛药，在功效上都是差不多的。然而，它既然是一种新药物，自然就有充当反攻武器的资格。当然，最早将反攻武器送入市场的生产厂家，必须有牢固的地位，好凭借这一地位领导反攻。美国家庭用品公司和百时美医药公司都争相将异丁苯丙酸化为自己的产品。美国家庭用品公司给它起的商标名是"雅维"，百时美医药公司则将自己的叫做"诺普灵"。不过美国家庭用品公司抢在了前面，于 1984 年 6 月在抓紧生产出足够销售几个星期的存货后将雅维推介上市。果然一炮打响，等到

① 这一案件已于 2009 年初告破，凶手是美国马萨诸塞州坎布里奇市的詹姆斯·威廉·刘易斯（James William Lewis，1946—　　）。当年案发后不久，此人即作为嫌疑人被捕，但因得不到确凿的证据而被开释。——译者
② 如今的政策已改为不再向未满 16 岁者推介阿司匹林。——作者原注

百时美医药公司的诺普灵上市时，雅维已经遍地开花，挤得诺普灵几无立锥之地。不出一年，异丁苯丙酸作为药物在美国市场的大蛋糕，雅维便切去了三分之二，足足占了全部止痛药物总量的5%。这下子，泰诺坐上了冷板凳，强生公司遭了现世报，让当年吃了它好大苦头的对头好不称意。

不过对阿司匹林来说，情况并没有因之有所改善。

自不待言，英国和美国这一形势，也扩展到了整个发达世界。原来由阿司匹林独霸止痛剂天下的局面，现在增添了以多种品牌行销的扑热息痛和以不同面目出现的异丁苯丙酸，形成了三足鼎立的局面。此外，阿司匹林不但失去了王冠，在与后两者的竞争中还节节败退，另外两种止痛药可是越来越多地占据了货架。虽说它的销量仍然不低，在民众的经济能力不强、买不起另外两种较贵药品的地方更是如此，但它销量最高、利润最丰厚的得意日子，似乎已经被历史带走，它也成为陈年旧货了；它当年无情地给其他止痛剂和退烧药带来的粉身碎骨的命运，看来也将由新药给自己来同样执行。如果它还能多少有些用途，恐怕也只是用于防治伤风感冒，而且只是作为一种廉价的添加成分使用。对于曾经在整个世界叱咤风云的灵药，这样的归宿委实有些悲惨。

正在这个看来大势已去的时候，有人却另辟蹊径，提出了一个看似简单的问题：阿司匹林究竟为什么会治病？正是从研究这个问题得出的答案，再一次改变了这个小白药片的前途。阿司匹林的中兴之日即将来临。

11

原来如此！

1956 年 11 月末，美国制药业的各大名家都聚集到孟山都农业化学公司设在密苏里州圣路易斯市的总部，开了一天大会，隆重庆祝该公司的阿司匹林总产量达到一亿磅。孟山都农业化学公司自 1917 年起、即从拜耳公司在美国的阿司匹林专利权被吊销后，便开始生产这种药品，并向全世界的许多重要医药公司提供粉状的乙酰水杨酸纯品，到此时已经持续了 39 年。这是一次胜利的庆典、自豪的庆典；事隔多年，阿司匹林的地位仍如日之中天。在此期间，虽然新药如对乙酰氨基酚和异丁苯丙酸等其他止痛剂开始前来叫阵，但尚未给阿司匹林造成什么麻烦。就在上一年即 1955 年，阿司匹林在美国的销售总额就达到了两亿美元。在庆典大会上，孟山都农业化学公司的开发部部长卡罗尔·霍克瓦尔特博士发表主旨讲话，介绍了阿司匹林的部分史实，强调了这种药物的医疗功效，并表示相信它仍将保持优势地位（不过历史的发展证明他并未能完全言中）。在这篇讲话的最后，他再次预言了阿司匹林的未来：

这种物质的作用机理，仍然大大有待于进一步探究。它对风湿症和关节炎患者的病痛究竟都起了什么作用？这些作用又是如何形成的？它为什么会对正常体温不加干涉、而仅对异常体温有所介入？阿司匹林能有效地缓解疼痛，到底是靠着什么？类似这样的问题还有很多。无疑地，答案迟早总会出现，到了那时，这一最廉价、最安全和最经久有效的货真价实的灵药，可能还会得到更重要的应用。

霍克瓦尔特的这两点预言都说准了。他提出的种种问题，后来确实都有了答案，他所企盼的新的应用也随之涌现出来。不过，它们的到来和出现，在时间上都迟于他的预言。应当强调的是，阿司匹林给它的制售者带来了巨大财富，但这些人却从不曾对这一药物的医学机制产生过真正的兴趣。就连医院和医生们也不曾认真寻求过答案，他们注意的只是药效明显和没有副作用——这在他们看来已是足够了。事实上，可以说自拜耳公司的药理处处长海因里希·德雷泽之后，对阿司匹林的药效，人们研究的次数不啻成千上万，但并没有谁关心过效力后面的原因；而德雷泽虽然有所探究，但却又全然搞错了。真正有人开始揭开阿司匹林的这些谜底，是又过了二十多年后的事情。而研究人员之所以向这一方向努力，一半是出于刻意求索，一半也是事出偶然。其中的一条谜底既重要又出乎意料，它的发现震动了科学界。

这一发现是个男孩子做出的。他的初衷只是打算再搞个好玩儿的新实验，附带也试试他刚刚得到的本生灯①。而在因这个孩子的爱好受了多年折磨的双亲看来，他的新举动只是意味着家里新近装修过的厨房要遭殃。究竟这位年轻的化学大师当时搞的是什么名堂，史书上并无准确记载。就连大师本人，事隔多年之后也已回忆不起（只是依稀觉得仿佛是想弄个"臭气弹"出来，捉弄一下邻里们）。结果

---

① 一种燃气加热装置，可通过控制空气进气量灵活调节温度并能获得很高温度且本身又不产生强烈的光焰，曾广泛用于实验室。此装置因其发明者、德国化学家本生（Robert Wilhelm Bunsen，1811—1899）的姓氏得名。——译者

呢，他惹出了一场小爆炸，熏黑了厨房刚刚油漆过的墙壁，也崩出了阿司匹林的一个秘密，还炸开了通向诺贝尔奖的道路。

这场不大的爆炸于 1940 年发生在英国城市伯明翰。13 岁的约翰·范恩发现，科学的道路并不总是坦荡的。此时，第二次世界大战正在进行中，生活中充满了未知，处处有惊讶。范恩也给自己的人生之路满满加进了这两种成分。几个月之前，二战刚刚爆发时，他就读的学校撤到乡间，后来，预料中将来自德国的大规模空袭没有发生，学校又返回伯明翰。自然，偶尔的空袭还会出现，不过，这个年轻人已经习惯了入夜后同一家人挤在住宅后院挖出的防空洞里的生活。他的父亲不大干涉儿子的实验，原因可能正与战争不无关系：周围总是这里那里地爆炸，儿子也小小地贡献几次，又有什么大不了的呢？况且，儿子对化学的兴趣本来就是他诱导的结果。不过，厨房可是个要紧的地方，油漆此时又非常紧俏，加之其他人对爆炸的担心和不满，看来还是得干预一下。幸好，父亲开着一家小工厂，生产活动房屋，倒是可以用这些生产资料，在防空洞附近搭个木板棚。棚子搭好后，安上一个工作台，再接通煤气和水源，约翰·范恩便有了自己的第一间真正的实验室，可以随心所欲地搞他"又臭又响的爱巴物"了。

在这间小实验室里度过的时光，培养起了他对化学的挚爱，并陪伴他在伯明翰读完英王爱德华六世中学余下的四年学业。1944 年中学毕业后，他顺理成章地选择了进大学深造化学的道路。他进入的是本地的大学，但很快就大失所望，因为大学的本科化学课程，看重的似乎是理论而非实验，而最能将约翰·范恩的心拴住的却正是后者。"实践课一点意思都没有，"他近年来这样回忆说，"枯燥乏味之处在于什么都是规定好了的：他们发给你一张单子，说明什么什么是允许你做的，什么什么又是不准你做的。如果得到的结果达到了单子上所要求结果的 60%、70% 甚或 80%，就算符合要求；百分比越高，你就越是个好学生。我讨厌这种要求。"

不难理解，当学业临近结束、化学教师莫里斯·斯泰西教授问他得到学位后准备从事什么工作时，他的回答是："除了化学，别的什么都行"。斯泰西告诉他，就在当天早上，他收到牛津大学哈罗德·伯恩教授的一封信，请他推荐个学化学的年轻人，去牛津跟他搞药理学研究。斯泰西教授又问他愿意不愿意在这个领域工作。这个消息对范恩真有如溺水人看到救援者伸出来的手。他告诉教授说他愿意——然后一离开教授，就赶忙来到图书馆，查一查这个药理学究竟是搞什么的。

1946 年，他来到牛津大学，对搞药理学所必需的生物学知识几乎一无所知，工作热忱更是谈不上——看来，他跑的那趟图书馆没给他带来多大教益。不过，伯恩教授是位循循善诱的导师。牛津大学的药理学系是他在二战前创建的，几年来已经颇获知名度，被公认为英国最重要的研究中心之一。范恩很快就看出，周围与他年龄相仿的同事们都很有才具，伯恩也是位优秀的导师，他不但能激励年轻人超常发挥聪明才智，更使约翰·范恩中意的，是他不断强调药理领域中实验的重要性和时刻注意异常情况的必要性。他终于找到了自己的天职。

在此后的 20 多年的岁月中，约翰·范恩不断取得科研成就，在学术界的地位也稳步上升，这正是从事纯科学研究的人员所希冀的。在这段生涯中，他先是来到舍菲尔德大学担任实验员，然后回到牛津大学攻读博士学位并结婚成家。接下来，他又来到美国康涅狄格州纽黑文市，成为耶鲁大学的助教。1955 年，他回到英国，在伦敦大学基础医学研究院担任教职（当时该研究院归英国皇家外科学会领导）。不久，他便取得了实验药理学的教授职称，而这正是他孜孜以求的位置。

也正是在这所研究院工作时，他与哈里·科利尔走到了一起。

有人说过这样一句话："在科学领域里，获得荣誉的不是最先悟出观念的人，而是让世界接受观念的人。"阿图尔·艾亨格伦应当是同意这一箴言的。最先在 1853 年合成乙酰水杨酸的夏尔·热拉尔大概也会与这句话共鸣。不过事实是，科学是建立在观念体系之上的，因此上述提法未免失之于故发惊人之语。尽管科学界存在着种种个人成见和居先权争夺，科学家们也都以在《自然》或《科学的美国人》这样的杂志上发表成果为荣，不过，他们所发表的论文，通常都会率先承认为自己的成果奠定基础的其他人的先行工作。这就是说，他们所得来的成果，是以前人通过数百乃至上千年艰难积累来的技术和智慧为基础的，在更多情况下还是以同自己在相同领域中工作的当代人的贡献为依托的。没有这些，他们便断然不可能有所成就。阿司匹林的发现也不例外。它迈出的每一步，都是一项成果引向另一项成果的过程。这一切加到一起，才有了它今天的辉煌。不过，尽管有这样的认识，哈里·科利尔还总是觉得，他没能得到破解阿司匹林秘密的荣誉中自己应得到的一部分。正如他一心想要对约翰·范恩所说的那样："如果你觉得你自己堪称阿司匹林的耶稣，那我认为我本人也配得上施洗者约翰①的称号。"这句话正像出自一个从头开始参加马拉松长跑、但在就要撞线时被某个刚刚参赛的选手抢了先的运动员之口。

哈里·科利尔 1912 年出生于巴西的里约热内卢，父亲是建筑工

---

① 《圣经》人物，是耶稣的表哥，在耶稣开始传教前便向犹太人进行说教，并为耶稣施洗。据《圣经》记载，他在约旦河中为人施洗礼，劝人悔改过错与罪愆，是基督教的先驱人物，并预言上帝将要令比自己重要千百倍的人物降生，从而为耶稣宣讲教义打下了基础。——译者

程师，在世界各地修建桥梁。他就是父亲在巴西承建当地政府的一项工程时降生的。不幸的是，由于这一工作的流动性强，生活环境变化太大，影响了父母间的感情，结果在他三岁时父母离异。小哈里回到英国同母亲一起生活。由于母亲经济上并不宽裕，他的童年生活谈不上适意。不过，他在学校是名高材生，以享受奖学金的资格进入剑桥大学。在大学里，他的成绩也名列前茅，曾获得动物学和化学双学科第一名的成绩，并将兴趣拓展到其他多种学科，这有利于后来使他同朋友们保持很深的交谊。他在许多方面有丰富的学识，可操好几种语言，酷爱文学艺术，能为电台撰写科学广播稿子，历史知识也很渊博。不过，生物化学始终是他的第一所钟。

1941 年，也就是当约翰·范恩在家中后院的木棚实验室里自得其乐时，哈里·科利尔也在医药研究领域里开始牛刀小试。他虽说得了博士学位，又有曼彻斯特大学的教职，但经济上并不宽裕，需要更多的收入养家。转行去企业工作，学术地位固然不如在纯学术研究机构，但物质酬报却能高出一大截来。由于当时正处在战争期间，不少与政府签有合同的企业都需要大量人手。科利尔转入企业后的第一项工作，是检测作为军需品生产的青霉素。没过多久，他又跳槽去了中等规模的制药企业艾伦—汉布里公司工作了一段时间（这家公司后来被药业巨人葛兰素实验室并购①）。然后，他又来到总部设在美国底特律的派克戴维斯药厂开设在伦敦的分厂，在那里筹建起药理科，开始研制新药品。

他参与研制的第一批新药中，有一种是人工合成的箭毒碱。这种物质会干涉神经与肌肉间的作用，因此有可能作为肌肉松弛药物使

---

① 这是 1958 年的事情。1995 年，葛兰素实验室又与宝威公司（前文已经提到）合并成葛兰素威康公司，继而又于 2000 年与另一药业巨人史克必成公司强强联合，由此成为目前世界上的第二大药业集团葛兰素史克公司。——译者

用。科利尔对这种干涉很感兴趣，便决定扩大研究范围，了解一下疼痛信号是如何传输的，又是如何受到阻滞的（其实这两者是相关的过程）。人们不久前刚刚发现，遭受损伤的生物细胞会向血液中放出一类叫做激肽的物质，它们会刺激附近的神经末梢，引起发炎和疼痛。服用阿司匹林或者其他止痛剂会缓解疼痛，但人们只知其然而不知其所以然。哈里·科利尔很想知道，这是不是由于止痛剂以某种方式干扰了激肽的作用。就是这个想法，使他与阿司匹林结下了一生的缘分。

1958年，他开始在豚鼠身上进行实验，旨在更多地探知阿司匹林的作用机制。疼痛感很难以直接方式定量测定，这是得到一致公认的。为此，他决定从种种激肽中选定一种为对象，通过它所能引起的某种反应的状态，间接测知疼痛感觉的强弱。他选取的这种物质叫做缓激肽。被注射了缓激肽的豚鼠，气管会出现收缩，而收缩程度是很容易定量测量的。然后，他又给豚鼠饲喂阿司匹林 —— 有的在注射之前，有的在注射之后。结果清楚地表明，在注射缓激肽*之后*吃了阿司匹林的，与只接受注射而根本没吃阿司匹林的表现相同，即都出现呼吸困难、也就是如今称之为支气管狭窄的症状。但如果在注*射之前*饲喂了阿司匹林，缓激肽就不会影响气管的状态。显然，阿司匹林以某种方式阻止了缓激肽的作用。

这一发现虽然有重大的启示作用，但也引发了另外一个问题：阿司匹林的这一阻滞功能，究竟作用于何处：是构成气管的细胞、还是中枢神经系统？要想得出解答，办法只有一个。科利尔反复用切断了迷走神经的豚鼠进行实验。豚鼠的迷走神经一旦被切断，肺部就失掉了与脑部的联系。注射缓激肽后，气管仍然同过去一样出现收缩，只是这时豚鼠已经不能产生感觉。他随之给这些豚鼠饲喂了阿司匹林，然后再注射缓激肽。对它们的观察表明，阿司匹林仍然能够阻滞这一激素的作用——气管仍然保持扩张状态。情况很清楚，无论阿司匹林是如何起作用的，肯定是作用于局部组织，而不是中枢神经系统。用水杨酸等其他止痛药物的同类实验进一步表明，阿司匹林的效果数倍于其他药物。将这两类实验归纳到一起，就得到了一项与阿司匹林发现以来逐渐形成的基本看法大相径庭的重要突破。

想当初，在为推介乙酰水杨酸、也就是后来的阿司匹林进行准备的 1898 年，拜耳公司的海因里希·德雷泽组织了一些简单实验，以检验这种新物质的药效，并查验它是否如阿图尔·艾亨格伦所说的那样，对胃的刺激比水杨酸小。他自己吞吃了一些粉末状的阿司匹林，过了一段时间后化验尿液，只发现了少量呈游离态的水杨酸。他认为这一定是由于这种物质中的乙酰基（由碳、氧、氢三种原子形成）在胃中分离出去，只有剩下的水杨酸进入血液。这样一来，**有效的**止痛成分自然就是水杨酸了。当时的医学观念认为，止痛剂的镇痛作用是在中枢神经系统得到发挥的，与反映出痛感的局部组织无关。这就使德雷泽认定，阿司匹林的真正长处，在于它能够令其中的有效成分水杨酸，在脑组织中的神经中枢这个最被需要的地方起作用。他将这一观点写进了推介阿司匹林的材料中，多少年来一直被接受着，六十多年后才最终被哈里·科利尔推翻。

科利尔在《英国药理学杂志》上发表了自己的研究结果，它清楚地揭示出，如果阿司匹林能比水杨酸更有效地阻滞缓激肽的作用，那它就绝对不单单是一种伤胃作用小于水杨酸的药物。此外，它明显地能对局部组织发挥效力，而并不是原来德雷泽所认为的那样通过中枢神经系统起作用。尽管还存在大量问题，但是可以肯定地说，过去科学家们对阿司匹林作用机理的观念，统统都是不正确的。

科利尔越实验下去，心情就越激奋。他还是第一个在这一特殊领域中进行研究的人，此时他起了一种预感，就是自己正面临某种更值得重视的发现。只是要继续下去并不容易。派克戴维斯药厂是坚决将经济效益放在第一位的。科利尔提出的新理论，涉及的是阿司匹林这一早已得到普遍应用的药物，因此似乎并没有带来巨大经济回报的研究前景，要说服上司同意他继续进行研究十分困难。可是说也奇怪，他居然过了这一关。就在不久前，他的儿子、伦敦圣乔治医院教学部临床药理学教授约瑟夫·科利尔还说过："我可说不准那帮人究竟是怎么搞的。我父亲是科学家，却在企业工作，并不在学术机构就职。也许是企业的领导人觉得，有人在自己这里搞纯科学研究，公司在外人眼里会显得崇高些也未可知。"

不管原因是什么，反正哈里·科利尔获准继续原来的研究，条件是还得兼搞其他项目，而且要以其他项目为主，只当有时间时再接着干这个。这种要求自然不尽如人意，但他相信自己一定会在已经取得成果的基础上作出进一步的理论建树。他知道前面肯定还有许多有待发现的新东西，正如他后来在一封信中所说的那样：

> 需要解决的问题有两个：一是阿司匹林对局部组织中的什么过程发生作用；二是这些作用又对有关过程产生哪些影响。答案是通过一个又一个逐步逼近的研究步骤得到的……其中的一个步骤是第一个问题中的一部分，就是认识到阿司匹林是一种"反自卫"药物。这就是说，阿司匹林所针对的各种主要状况——发烧、疼痛、炎症等，都是生物体内的自我保护体系的部分表现。阿司匹林之所以能对这些表现有治疗作用，原因就在于能在它们出现偏颇或者反应过强时有所抑制。

哈里·科利尔所还不知道的，是阿司匹林如何得以在自卫反应失常时实施抑制：它到底是叫停还是纠偏？生物体内进行的各种生化过程实在是太多也太复杂了，一个生化反应会释放出某种物质，这种物质又会促成另外某个生化反应，如此一环套一环，有如推碰密密排立的多米诺骨牌，而且每一环都复杂得吓人，每一环都难以分析。要破解这一问题，就好比蒙住双眼接拼块数巨多的拼图，真不知要花费多长时间和多大心力。

总是科利尔的运气不错，有人前来帮忙了。1963年时，聪明而又年轻的普丽西拉·派珀女士正在伦敦大学攻读药理学博士学位。作为学业要求的一部分，她被指派到派克戴维斯药厂实习，以对商业环境有所体验。科利尔带着她工作了几个星期，发现她与自己的志趣相同，便邀她参加自己的这个研究阿司匹林的课题，任他的研究助理。

在接下来的五年时光里，他们俩共同花费了大量时间寻求科利尔想要得到的解答。他们用豚鼠、老鼠、兔子等动物进行实验，次数何止成百上千，但总是满怀希望地开始，失望不已地结束。这使他们认识到，自己并不掌握从事这方面研究所需要的专业技能。要想有把握地确定阿司匹林的作用机制，就须直接观察到种种生化反应的进行过程。然而，让接受实验的动物一直活着，无疑是观察不到这些生化反应的；而在实验后将动物的器官组织摘取下来，原来反应时产生的信息又可能会受到摘除过程的影响而变化或消失。对此，他们想到去向专家求教。

哈里·科利尔想到的专家就是约翰·范恩。他俩是在参加英国药理学学会的活动时结识的，而且成了好朋友。他们两家人也在去法国南部野营度假期间有过几次交往。哈里的儿子约瑟夫在刚踏入学界时，还曾每周两天去范恩的实验室工作过一个时期。

当时，范恩在英国皇家外科学会下属的实验室工作。就是在这一地处伦敦市林肯法学会广场的环境里，他完成了若干最有意义也最有回报的研究项目。他吸引来一批富有才具的研究生，组成了一支研究队伍，本人也树立起国内药理学理论权威的名望。此时他已经有了不少建树，其中最重要的成果之一，是发明了一种进行生物活体检定的新方法，名叫生物测定法。这是一项用以确定化学物质对动物体组织所起作用的复杂技术，在药理学研究中的地位十分独特，对研究处于实验阶段的新药物自然也非常重要。范恩的贡献是发明了一种进行此类检定的新方式，名为级联表面灌流测定法，具体说来是将两块生物体组织在一种叫做克雷布斯液①的中性溶液中浸泡一段时间，浸泡时保持液体的流动，而且一先一后地流经两块组织。位于上游的组织来自豚鼠，通常是其肺脏（而且可能已经含有某种药物），事先给它注射蛋清中的一种成分，这样就会在与克雷布斯液接触时产生强烈的过敏反应，②由此会向溶液中分泌出一种激素，并随溶液到达位于下游的另一块来自兔子、老鼠或者其他动物的组织。如果下游的组织出现抖颤、扭动或者其他明显变化，就说明它对上游豚鼠组织所分泌激素中的某种成分引起了反应。如果再能确定这种成分的具体构成，就会离理解它在下游组织那里引起的具体化学反应近了一步。

　　科利尔对这一技术有所耳闻，认为它可能会有助于自己的研究，便希望普丽西拉·派珀学习一下。他请求范恩收派珀为研究生，教她掌握这项技术。当时范恩正在改进这一新的生物测定方法，也需要增加人手，于是欣然从命。其实，他的这一初衷只出自与人方便的举动，带来的却是谁也不曾料到的重大成果。这是因为派

---

① 因其发明者、1953 年诺贝尔生理学及医学奖获得者英籍德国生化学家汉斯·阿道夫·克雷布斯（Hans Adolf Krebs, 1900 — 1981）的姓氏得名。请注意，美国也有一位同姓的著名生化学家、1992 年诺贝尔生理学及医学奖获得者埃德温·杰哈德·克雷布斯（Edwin Gerhard Krebs, 1918 —　　）。——译者
② 豚鼠对生蛋清极为过敏。——作者原注

珀女士来到范恩门下不久，便做出了一项可圈可点的发现。

一次，他们俩人在以豚鼠肺脏按通常方式进行生物测定实验时，注意到发生了意外情况。豚鼠的肺脏组织仍如以往一样发生过敏反应，因反应分泌出的物质也被中性溶液携带着接触了下游位置上的六种不同的动物组织，有鸡的直肠、老鼠的胃脏，还有兔子的主动脉血管等。他们在溶液中加进了各种化学成分，每一种都被证明能够中和豚鼠分泌物中的某种物质的作用。然而，他们发现，那段来自兔子的主动脉血管仍然发生了大约 30 秒钟的抖颤，说明一定有某种分泌物没有被中和。正是这种新的、以前没有得到认证的物质引起了反应。

这是一种什么化学物质呢？不得而知。他们给这种神秘的未知东西起了个临时称呼，就是"兔子主动脉致颤物质"，还根据这个名词的英文 rabbit aorta-contracting substance 给了它一个缩称 RCS。（这个缩称在英国皇家外科学会那里，可是引起了哗笑 —— 这个学会的缩称，也正是 RCS 哩！）普丽西拉·派珀与阿司匹林打过五年的艰苦交道。她向范恩提出建议，希望向豚鼠的肺组织里加入一些这种药物，看看会有什么结果。范恩对哈里·科利尔的研究一向并不十分看重，但也认为不妨试一试。结果却令他们大吃一惊：阿司匹林造成了明显的后果。如果在将豚鼠的肺脏浸入溶液之前加入阿司匹林，遇到溶液的肺脏仍然会过敏，但兔子的主动脉却不会抖颤。反复实验都是同一结果。阿司匹林阻止了这一 RCS 的分泌。

当哈里·科利尔在《自然》杂志上读到他们俩发表的结果时，真是懊丧万分。是他将派珀女士送到范恩那里去的，而他们使用的技术是自己没去学的，他们得到的结果本也是自己有可能得到的。阿司匹林显然对这俩人发现的新物质进行了干扰。然而，这种新物质究竟有何种构成，又与他本人先前独自发现的会受到阿司匹林作用的缓激肽有什么关系呢？他觉得，如果得出这个解答，阿司匹林的最终秘密便有可能昭示于人。不过，谁又将成为最先破解的胜利者呢？揭穿RCS真面目的战斗打响了。

科利尔、派珀和范恩在进行实验时，用到了许多种化学物质，其中就有前列腺素。前列腺素是一大类化学结构相似的生物化学物质，都是脂肪酸，与激素十分类似。[①]科学家们是从 20 世纪 20 年代起陆续发现它们的，但由于很难在动物体内找到它们的踪影，因此迟迟无法做出定论。在这一领域从事研究的科学家中，以瑞典人苏内·卡尔·贝里斯特罗姆成绩最为出色。他通过在 20 世纪 50 年代和 60 年代初的工作证明，前列腺素都是由生物体中一种先前不为人们所知的物质生成的，而这种物质又来自另外一种也存在于生物体中的滑溜物质——花生四烯酸。它使生物的细胞有柔韧性，我们能够运动，也是由于有它的存在。当细胞由于某种原因受到刺激（比如说受到伤害）时，就会释放出花生四烯酸来，伴随着这一释放过程的，是一环套一环的化学反应。前列腺素就是这一系列过程的产物。

贝里斯特罗姆的研究启发了其他科学家的后续工作——凡是某种新的有机物被发现后，都会有人积极研究它可能具有的效应，结果发现，前列腺素对许多种重要的生理功能有调节作用。无论是血管的弹性，分娩时的宫缩，还是关节周围组织的炎症，它都有控制能力。有人还想到，或许某些前列腺素也会产生类似于范恩在进行生物测定过程中发现的效应。科利尔自己也做过这样的实验，将前列腺素中较为最常见的一种施之于豚鼠的组织，然而却发现阿司匹林没能阻

---

① 这一名称的得来是由于当时以为这只是单单一种物质，而且是由雄性动物的前列腺释放的。后来才发现，真正的分泌器官其实是精囊，而且除了这一器官能较多地产生其中的一种外，其他许多组织细胞都能产生多少有所不同的此类生化物质。各种前列腺素其实也都是激素，但医学界和生化界普遍将它们另归为单独一类。——译者

止这种物质的作用。不过约翰·范恩可不是那种听风随影的人。

1971 年 4 月的一个周末，范恩正在家中构思一篇新论文，归纳总结一下自己和派珀近来的研究。即使在工作特别顺利时，他也不喜欢动笔写论文，何况目前的这项研究进行得并不如意。自从他们发现了 RCS 以来，迄今已经过去两年，虽然此间又进行了更多的实验，但并没有什么进展，仍然未能查出 RCS 的真实身份。猛然间，他大脑中灵光乍现，蓦地闪出一个想法：这个 RCS 会不会是前列腺素中的一种，而且是未被查证出来的一种呢？倘若果真如此，阿司匹林就能对生物体中可列为最重要一级的化学物质起到阻滞作用。如果它所阻滞的是生物体对前列腺素的制造呢？阿司匹林的药效，莫非正来自这一能力？

这真是醍醐灌顶的一刻。有时候，科学上最棘手的问题，就是靠天才人物罕得一见的直觉飞跃解决的。如果这灵机一动的念头果然正确，意义可真是重大之至。阿司匹林并不是当时唯一的止痛剂，其他还有若干种药物也有这样的功能。从阿司匹林起，到出现年代最晚的异丁苯丙酸止，共同构成了一大类有退烧、镇痛和消炎功能的药物，并得到了一个通称——非甾族抗炎药，也称非类固醇抗炎药（可的松等某些激素也有类似的功能，而激素是属于名叫做甾族或类固醇的一大类多碳环有机物，而阿司匹林和异丁苯丙酸等都不属这一族，故称之为非甾族），缩称为 NSAID。所有这几种非甾族抗炎药的作用机制也同阿司匹林一样，是人们没能搞清楚的。如果著名的阿司匹林能够不让前列腺素起作用，**是不是所有的**非甾族抗炎药都一律如是呢？

转天就是星期一，约翰·范恩急煎煎地来到实验室，阿司匹林对前列腺素起阻滞作用的想法，自萌生后就一直不曾离开他的脑海。到底是对还是错，只能通过一个方式得出解答。他来到普丽西拉·派珀和其他同事们所在的房间，在提请大家注意后，说了这样的一番话："我想我知道阿司匹林是如何起作用的了。我这就去做个实验……"

他拒绝了同事们帮忙的建议，一个人坐在实验台前，开始阅读制备豚鼠生物组织的技术资料（这种工作相当枯燥，他既然是教授，平时都是交给助手们做的）。在将有关的重要环节记住后，他便动手开始实验。虽然最初几次都没能做好，但后来总算准备好了够用的豚鼠肺脏组织。他将一些组织放入试管，轻轻摇动试管以促使花生四烯酸和前列腺素的生成。接下来，他又重复了这几个步骤，只是在试管中加入了阿司匹林。这一次，前列腺素没有出现。显然，阿司匹林阻滞了生物体中最重要的一类化学物质的形成。他在这一实验中找到了所需的证据。

不过，这一发现具有什么意义呢？设想有一些排列成行的骨牌，有一块倒下来，会碰翻另外一块，如此这般，便形成了一个个首尾相接的行动群组。当细胞受到影响时，就会制造花生四烯酸，有了花生四烯酸，就会生成前列腺素，前列腺素则导致发烧或者炎症，并可能——至少范恩是这样推断的——伴有疼痛。再设想在前两块骨牌和后面的之间出现了情况，结果就是后面的骨牌不再翻倒。阿司匹林正做到了这一点。它阻止了前列腺素的生成，由前列腺素引起的发烧、炎症和疼痛也就不会出现了。就这样，约翰·范恩推断出了阿司匹林的作用原理。

范恩当然急于发表这一成果，不过他也想到了哈里·科利尔得知此事后会是什么态度。科利尔研究这个问题已有 10 年了，再说又是他的朋友。不过他也知道，无论他说什么，都难以起到安慰作用。

范恩近年来回顾了这段往事：

我们一起去外面用餐。哈里不住口地向我表示祝贺。但我知道，他心里很不是滋味。我想，他自然会希望这一发现是由他作出的。但我认为，归根结底是有别的因素从中起了作用。这个因素，叫它运气也好，机遇也好，叫别的什么也好，反正是个重要角色。如果是个优秀的科学家，就应当明白这一点，从而能在它从天而降时意识到，在说声"妙哉"后抓住它搞下去。我认为我恰恰幸运地遇上了它。

哈里·科利尔的儿子约瑟夫当时也在范恩的实验室工作。对于父亲的懊丧，他是很清楚的。"我相信他很痛惜自己错过了这一发现。不过，每当他见到约翰时，都将这种感觉藏在心底，不希望对方觉得自己心存芥蒂。"

范恩也同样担心自己的研究会在发表前泄露出去。据约瑟夫·科利尔所记，他手下的所有研究人员都立即对这一项目全力以赴。当然，实验室里笼罩着一股浓重的兴奋情绪，但被竭力控制着，而保密是更强烈的表现。他们需要以更多的实验证实这一发现，大家很快就夜以继日了。"约翰有这样的作风，"约瑟夫·科利尔评论说，"整个小组之间并没有出现顶牛或者不和的情况，他无疑是大家的领袖。每当他心中确立了某个目标，就会坚持不懈地努力下去。他想要干什么都能干成，哪怕是想让行驶中的万吨巨轮急转弯，这个人也做得到。"

1971年6月23日，约翰·范恩和普丽西拉·派珀在英国的重要科学期刊《自然》上，以"阿司匹林类药物阻滞前列腺素合成的机制"为题发表了这一成果。他们的论文很快就成为科学史上最有名的文章，得到了频繁引用。[1]同期刊物上还发表了在范恩手下工作的其

---

[1] 该论文中有八处地方提到了哈里·科利尔自1960年以来在阿司匹林研究领域中的诸多成果。——作者原注

他人的两篇相关文章，阐述了这一发现的重要意义。学界对它们的反应也很热烈。

在随后的几年里，人们对阿司匹林的作用机制和前列腺素族的了解大为增加。前列腺素也从此成为范恩的主要研究领域。通过研究这类生化物质，他对阿司匹林的作用方式有了更深入的了解，他发现，阿司匹林会阻碍生物体内生成一种叫做环加氧酶的物质。环加氧酶又名环氧酶或环氧合酶，缩称 COX，在从花生四烯酸生成前列腺素的过程中起着催化剂的作用。环加氧酶又有两种，即环加氧酶－1和环加氧酶－2；前者的功能之一，是使消化道的表面形成一层保护膜，而后者会导致疼痛和炎症。此外，他还发现了几种新的前列腺素。随着这一学科变得越来越庞杂，人们对种种复杂的生化过程在生物机体中的作用，也形成了日益详尽的看法。

不过，单以本书的主旨而论，需要知道的只有如下的几点：就目前所知，阿司匹林有三种主要的作用方式，而它以哪一种方式作用，又取决于用量的多少。一般的用量为每次 300 — 600 毫克，服用者多为感觉头疼之类不适的病人。在这种情况下，阿司匹林会阻滞导致产生疼痛感的前列腺素的产生。大多数头疼是由于颈部和头皮处的肌肉收缩的结果。这些肌肉的收缩导致花生四烯酸的形成。但因为服用了阿司匹林，由花生四烯酸再行转化的过程就受到了阻拦。

当大幅度增加服用剂量后，阿司匹林就会对发炎所引起的肿胀、发烧和疼痛——关节炎病人所会表现出的症状发挥作用。此时，这种药物仍然因其遏制造成这些病症的前列腺素的生成而见效，但据另外一些科学家认为，阿司匹林还有一个作用，就是干扰了人体内一种名为嗜中性粒细胞的白血球的生成。嗜中性粒细胞是免疫系统的一部分，在某些情况下会不安分起来，攻击用来构筑器官组织的蛋白质，这时就会出现炎症。

阿司匹林的第三种作用看来最重要，就是对血液产生影响。血液中有三种细胞：一种是红血球，负责将氧气从肺部输送给全身；一种是白血球，担当抵御入侵细菌的任务；第三种是血小板，在发生出血时能起到一定的防护作用。阿司匹林会对血小板产生作用，而这正是它最重要的功能之一。

血小板是些扁平的小圆片，直径还不到五千分之一毫米。一滴血中就会有上百万个。[①]它们的生存周期很短，只有 10 天上下。在这一存活期间，它们大体上处于无所作为的状态，只是随着血液到处跑，等待着发挥作用的机会。而一旦得到有关的警号 —— 通常由花生四烯酸传递，表示承载血液的器官出了溢漏事故 —— 换句话说，就是血管破裂发生出血。这时，血小板就会迅速来到事故现场，彼此聚结到一起，形成黏黏的一团，将血管的破口堵住。这一过程叫做血小板凝聚，与前列腺素有关。1975 年，瑞典科学家本特·萨米尔松（当时在苏内·贝里斯特罗姆手下工作）在沿着约翰·范恩的研究方向钻研时，认定造成此种凝聚的前列腺素是凝血噁烷 – A2。凝血噁烷是 RCS —— 六年前范恩和派珀发现的"兔子主动脉致颤物质"的主要成分。阿司匹林在阻滞环加氧酶的形成时，也会影响血小板产生此凝血噁烷的过程。这就是说，阿司匹林使血小板不能凝聚成封堵出血破口的血块。这样，伤口就会出血不止。

对有些人来说，出血是很危险的（被俄国十月革命废黜的沙皇当年立为皇储的年轻王子阿列克塞·尼古拉耶维奇·罗曼诺夫就是这

---

① 法国生理学家阿尔弗雷德·多纳是第一个注意到这种细胞的人。他在 1842 年描述了它们的存在，但误以为白血球是由它们聚合形成的。以后的科学家又长期相信它们是细胞死后的残体，不起什么作用。1874 年，英国人威廉·奥西耶提出看法认为，血小板可能与血栓的形成有关，但他的理论直到 20 世纪 50 年代才被普遍接受。—— 作者原注

样的人，因为他患有血友病），服用阿司匹林会是个严重错误，因为这种药物只会加重出血的危险。不过，阿司匹林与凝血噁烷的关系也能带来好处。有时候，即使血管没有破，血小板也仍会凝聚，凝块会贴附在血管有裂纹或溃烂的部位，结果影响到血液在全身的流动，还可能堵塞重要的大动脉——这就是血栓症。只要每次服用75毫克阿司匹林（凝血噁烷对这种药十分敏感，这样的小剂量已经足够了），就可能预防血栓的形成。这是近代医学的一大发现。

这种小小的白色药片，给研究它的人带来了收获。1982年，约翰·范恩与本特·萨米尔松和苏内·贝里斯特罗姆，共同获得了诺贝尔生理学及医学奖。此时，范恩又发现了一种名叫前列环素的新前列腺素，有防止健康人体内形成血栓的功能。他成为世界上最知名的科学家之一，受册封成为勋爵，入选英国皇家学会，并为宝威公司等若干医药企业研发了数种重要的新药物。后来他被委以哈维医学研究所这一英国最重要的研究机构的所长一职，不得不放弃心爱的实验工作。曾担任过他的助手的普丽西拉·派珀也继续进行学术研究，并成为著名科学家，可惜罹患癌症，于20世纪90年代中期辞世。

只是哈里·科利尔有些蹭蹬。他在破解阿司匹林秘密方面所做的贡献，只在近几年才被较多的人所知晓。1969年，他离开了派克戴维斯药厂，去麦乐思实验室工作。几年以后，麦乐思实验室被拜耳公司买下。这样一来，研究阿司匹林的科利尔就到了最早生产出阿司匹林的地方工作，也算得上是桩轶事了。他在新公司不声不响地继续埋头研究，退休年龄已经过了好几年，还在进行着用阿司匹林治疗骨质疏松症的实验。然而，还没能等到形成理论，他就于1983年8月突然谢世。几天之后，他的儿子约瑟夫·科利尔代为提交了父亲生前撰写的一篇有关阿司匹林历史的长篇论文。

对阿司匹林的一轮接一轮的研究还将长期继续下去。这种药物还没有将自己的秘密全部吐露。（比如说，我们至今仍然拿不准阿司匹林会退烧、但不会影响正常体温的原因。）但是，单就它的这一刚刚被揭示出的内容，便足以重振其被人们誉为"灵药"的名声，也给阿司匹林的厂商带来了新的机会，向种种霸占了市场的止痛药新巨人进行还击。其实，还在范恩提出并证实自己的重大理论之前，就存在着一种使医生激动、也激励着生化学家力图证实的理论，这就是认为阿司匹林应当还有一种功能：预防心肌梗死——20世纪末时上升为第一号杀手的疾病。

心脏面面观

　　一百年前的人是极少有罹患心血管疾病的。然而，到了三十来年前时，发达国家中就有三分之一的死亡与心脏有了关系，除了死于此类疾病的人之外，更有数量一倍半于此的人受着它们的折磨。人们现在普遍相信，心血管疾病的死亡率在这 70 年左右时间里的大幅攀升，是 20 世纪繁荣发展的产物。栓塞的发生率，与脂肪类食物的增加、运动的减少、吸烟、酗酒、情绪紧张，以及其他种种与社会相关的危险因素是联系在一起的。生活的方便和经济条件的宽裕，造成了闲适的享受环境，以及对身体健康的忽视。① 还好，自 20 世纪 70 年代中期以来，随着人们了解到调控生活方式和改变生活习惯的重要性，死于心脏病的人数开始减少，不过仍然居于高位。即便到了今天，西方国家中死于这类疾病的人数，仍然超过了其他原因导致的死亡，而且因中风这一与心脏病有关的发病致死的一部分还没有包括在

---

① 这一观点虽然得到了普遍接受，但并没能达到一致公认的程度 —— 至少就脂肪性食物而言是这种情况。2002 年，在瑞典工作的丹麦流行病学家乌费·拉文斯科夫便一反食物中的脂肪和过多的胆固醇是心血管疾病的重要致因这一传统观念，列举出若干事例证明，摄入高胆固醇食物和摄入低脂肪食物的两组人群中，心血管病的发病率并没能显示出重大差异。这一问题太过复杂，作者自认没有资格表态，因此只是转述他人的观点。读者倘有兴趣（并在吃煎炸食品时不那么惴惴不安），就请一读拉文斯科夫的那篇很有见地的论文，它发表在《临床流行病学杂志》第 55 卷上。也许还应当提一下，在 20 世纪 80 年代和 90 年代，西方人食物中的脂肪摄取量仍保持很高水平，但心血管病发病率却大幅下降了。怪哉！—— 作者原注

内。显然地，任何有助于降低心脏病死亡率的手段，都会是极为重要的。

面对心脏病人的急遽增加，医学界和药学界很难马上做出反应，过了很长时间后，它们才开始渐渐赶上。这一过程的方方面面十分引人入胜（但也超出了本书的范围），这里只是提一下，医药工作者一面开始设计种种心脏病的诊断工具（如 1903 年出现的心电图仪），并更全面地了解出现高血压、动脉硬化、心绞痛和心律不齐等病症的原因和后果，一面也开始研究种种治疗手段。在这些手段中，既包括更好的保健措施，也包括心脏搭桥手术和其他心内直视手术等缓解病情的外科处理，但更多的是借助于药物。而药物的使用，是建立在对血液循环系统运作及出现异常的原因实现了更好的理解之上的。

在很长一段时间内，对付心脏病中的心力衰竭只有一种药物可用，就是洋地黄。这种药得自毛地黄这种植物的舂碎的叶子，有减慢心率、降低血压的功效，为威廉·威瑟林于 18 世纪中叶发现。①不过，鉴于这种制剂含有毒性，加之并非对所有病人都有疗效，再说也只是治标而非治本的手段，药理学家便开始寻求人工合成的替代药物。到了 20 世纪 40 年代末时，他们的注意力基本上集中到了一类被称做抗凝血剂的物质上。

凝血是指大量血小板为修补受损伤的血管而迅速聚集到一起之后经历的过程。在此过程中，聚集到一起的血小板表面上，会生成一

---

① 威廉·威瑟林是一名医药生物学家。1775 年时，他从英国什罗普郡的一位女士那里知悉，该女子用一种药草茶治疗腿部浮肿的病人，这种茶中含有碾碎的毛地黄叶子。威瑟林使这一作用引起了认真关注 —— 这就与差不多同时代的爱德华·斯通牧师不同，后者有关柳树皮功效的看法虽然上达英国皇家学会，但始终未能引起注意。到了 18 世纪末时，洋地黄已被录入《英国药典》。—— 作者原注

种名叫纤维蛋白的覆盖层，它有一定的厚度，就像皮肤擦伤后结的痂一样，能起到保护作用。科学家认为，如果能够设法阻止这一过程在不健康的血管内发生，血栓症便可得以避免。为此目的而研制的药物便是抗凝血剂。然而，经过研究，人们发现的几种抗凝血剂（如酮苄香豆素和肝素，它们至今还被用于心脏手术）只对**静脉**血栓比较有效，而对于在血液流动较迅速的动脉内形成的血栓，效果就很不理想了。在受到损伤的动脉位置上，血小板凝聚得实在是太快了，以致下一步、即相对形成较慢的纤维蛋白还没来得及出现，血栓便已形成，引发了严重的后果。换言之，对动脉受损的病人使用抗凝血剂是没有用的，因为还没来得及阻止纤维蛋白的形成，心肌梗死就已经出现。

在最早认识到这一原因的人们中间，牛津大学的科学家约翰·普尔和约翰·弗伦奇提出了一种解决方案。他们认为，避免心肌梗死的最好出路，在于设法不让血小板凝聚到一起。可惜的是，他们自己也在 1961 年发表的一篇论文中无奈地承认，"目前尚未找到能够对血栓中的血小板成分起作用的医学手段"。

其实，这一结论也并非百分之百正确。平心而论，当时并不是绝对没有人想到用阿司匹林来对付心肌梗死——有人已经想到并付诸行动了，这个人就是在加利福尼亚州格伦代尔市行医的劳伦斯·克雷文。

克雷文虽然也是位医学博士，但他的工作地点在美国西部，离开实验科学家和专业药理学家云集的欧洲太过遥远，远得对学术界毫无影响力。1950 年时，他在洛杉矶郊区的一个中产阶级居住区当普通家庭医生，对耳鼻喉科格外擅长些。他的工作环境不错，找他看病的人大多经济宽裕、对医生也不很苛求。克雷文人很聪明，观察力也很敏锐，对病人总是尽心尽力，凡在发现诊治结果特别有效或者发生问题时，都会敏锐地注意到。

就在 1950 年，他在一份很不起眼的美国医学杂志《西部医学与外科学年鉴》上发表了一篇论文，介绍了他向接受扁桃体摘除术的病人推荐过的一种减轻痛苦的方法。在过去的几年里，他一直让这些病人每人每天咬嚼四片一种名叫"去痛口香糖"的爽口片。这种有薄荷味的口香糖内含有阿司匹林。他后来惊奇地发觉，有的病人竟然出血不止，而且严重到了被送入医院的地步。他在进一步研究时发现，所有出现出血症状的病人，嚼的口香糖都过了量，其中出血最严重的，竟在一天内嚼了 20 片 —— 相当于吞下了一打标准含量（300 毫克）的阿司匹林药片。

这一发现激起了他对阿司匹林与出血之间关系的兴趣。他在研究这一关系时想到，或许阿司匹林能以某种方式起到阻止血块形成的作用，从而减少心肌梗死发生的可能性。男人和女人服用阿司匹林的习惯有明显不同 —— 女士们往往有点小病小痛就会服用这种药，而男人们则会"觉得动不动就吃药太乏阳刚气"，这一点特别引起了他的注意。他设想，在按年龄、体重和健康状况分组的每一组人群中，患心肌梗死的男性都多于女性，或许这正与此种习惯不无关系。

克雷文又将这一设想发表在本国另外一份同样分量不重的刊物《密西西比流域医学期刊》上。他根据自己的这些研究结果，又基于他所在的加利福尼亚养尊处优的富人很多、因此容易被心脏病找上门来的现状，向他的病人和朋友提出建议，希望他们每天服用一至两片阿司匹林。据他说，他最后说动了大约 8000 人同意这样做。结果使他大为满意："在整整八年时间里，在认真按照这一建议服药的人中，没有发现一例明显的冠状动脉血栓或脑血栓发作。"显然，"服用阿司匹林是一种安全可靠的预防血栓病的措施。"

这本是一项开创新天地的发现，有着拯救大量生命的意义，可惜当时并没有得到医学界的认真对待。在一些人眼里，克雷文无非是一名级别很低的家庭医生，他的文章又只发表在无足轻重的杂志上。更糟糕的是有人故意诋毁他，批评他的理论有严重缺陷，理由之一是他并没能说明阿司匹林为什么会起这种作用，之二是他没能遵循任何标准化的临床实验规则，如他让所有的实验对象都服用阿司匹林，并没能另立服用安慰剂的对照组。这样的工作，难道还值得重视吗？克雷文也曾努力辩白，还将自己的具体病例拿到通俗小报上发表，然而，以他的微弱之力抗争，真有如蚍蜉撼树，在研究心脏病的医学领域中根本没起任何作用。[①] 克雷文于1957年猝死于心脏病，这使他的理论更难以得到接受。不过幸运的是，这种药终归还是帮上了人类的忙。

约翰·奥布赖恩 1916 年 11 月出生于英国伦敦，父母都是澳大利亚人（父亲是医生，母亲是著名的小提琴独奏家）。他在英国名校威斯特敏斯特私立学校读书，并获得奖学金进入牛津大学学医。此公精力过人，干劲超群，是温布尔登网球锦标赛青年组比赛的选手，后来又入选只接受优秀选手参加的法斯特尼快艇赛[②]。1940 年毕业后，他去英国城市朴次茅斯工作，专门从事血液学研究。他的主攻方向一直是血管类疾病中的血栓症。他对血栓症的兴趣，在很大程度上来自

---

① 对于批评指责，克雷文医生一向以自己由实验得到的现实结果作为答复。他认为，他的实验是否"科学化"并不多么重要——他的病人中没有出现心脏病病例，单凭这一点就已足够了。正如他在《美国信使报》上所说的那样："我不妨这样回答说：电击法治疗精神病的机制目前并不为人所知，然而，这并不妨碍精神病学家用电击法治疗精神病患者；类似地，奎宁是治疗疟疾的特效药，可是对于这一效力，难道也要通过实验室技术证明吗？"——作者原注

② 一项自 1925 年开始的在英国和爱尔兰海域进行的国际性快艇比赛，因要在比赛途中绕过爱尔兰西南海域的法斯特尼巨岩得名。——译者

他曾研究过血小板的黏滞性、并在 20 世纪 60 年代发明了一种叫做血小板测聚仪的仪器，用它可以测定这种血细胞发生凝聚的倾向大小，还可测知血小板的凝聚是否受到血液中其他物质的影响。①当奥布赖恩得知普尔和弗伦奇的成果后，就开始用自己发明的仪器寻找能够阻止血小板聚集的化学物质。他搜寻的范围很广，从抗疟疾的药物到海洛因与可卡因，结果发现有不少物质都具有这一功能，但可惜需要的剂量都大得足以致命。接下来，他又顺着纽约西奈圣山医院科研人员哈维·韦斯的思路，以阿司匹林为对象进行了实验。结果这种药物真地表现出阻止血小板凝聚的可观效应，而且效果明显。当时他并不知其所以然（个中原因若干年后由约翰·范恩揭示出），但它能够用于防止形成血栓的功能却是显而易见的。问题在于必须要设法证实它的实用性。单纯从实验室中归纳出的理论，只有在能够施之于活人时，才能算是有用的。为此需要有人进行这一类实验，而且是以流行病学研究界所能接受的规格进行的全面实验。

概括说来，流行病学最基本的内容，是研究疾病在特定人群中的传播，其研究的最终目的，是发现疾病的传播方式或者疾病与发病原因的关联，从而为找到适当的治疗方法提供帮助。不过，不少流行病学的研究人员也喜欢直接参与临床实验，比如说，针对某种实验药物有待验证的疗法，以对一组选定的患有某种特定疾病的受试者为对象，检查其施用是否有效以及有无副作用等。在英国，负责这一方面工作的是国民医疗服务总局的下属机构医学研究委员会。它在成立以来的七十多年里，组织了上千项临床实验，并提供实验所需的经费。这些实验都是以最符合流行病研究要求的随机对照方式进行的，

---

① 另外一种类型的血小板测聚仪也在大约同一时期问世，发明者古斯塔夫·博恩也是从事血液学研究的，而且后来成为约翰·范恩的密友，真可以说是相当凑巧了。——作者原注

无论是检验链霉素治疗结核病的效果，还是验证由威廉·多尔和奥斯汀·布拉德福德·希尔①最先揭示出的吸烟与肺癌的联系，都是在这一委员会的指导下完成的。因此，当约翰·奥布赖恩希望以临床实验方式检查阿司匹林对血栓的作用时，自然想到向它提出申请。②最终他得到通知，要他与该委员会的南威尔士地区中心接洽。地区中心的一名年轻能干的流行病学者彼得·埃尔伍德接待了他，这一接待的结果，也激动着后者功成名就。

彼得·埃尔伍德原本以行医为业，但在干了四年社区巡诊医士后，对这一职务等级最低、工作又单调重复的职业渐渐失去了兴趣。在又转到门诊干了半年见习医生后，终于决定完全放弃。这位在北爱尔兰出生、长大和求学的青年，一心追求的是智力上的挑战，而总是接触同一批病人、听他们大同小异的病情主诉，日复一日地这样干上40年后退休，实在是他不愿设想的前景。还好，他在医学院读书时，对流行病学这门课程很感兴趣，因此一得到机会，便参加了一项流行病研究项目，调查贝尔法斯特和周边地区麻纺工人的健康状况。调查工作本身倒都是些常规程序：统计工人们患肺结核、支气管炎和其他呼吸系统疾病的发病程度，并研究这些病症与工作环境的关联，不过，整个项目很能抓住他的心。"我发现，这一工作令我兴奋不已，"他近来这样回忆说，"就是在回家的路上，我也常常边走路边看书，往往会撞到灯柱上。"于是他意识到，自己是找到天职了。

---

① 威廉·多尔（William Richard Doll, 1912—2005），英国生理学家，皇家学会会员，对将流行病学研究建立为严格的医学学科贡献甚巨；奥斯汀·布拉德福德·希尔（Austin Bradford Hill, 1897—1991），英国流行病学者与医学统计学家，开创随机对照实验法的奠基人物。他也是英国皇家学会会员。——译者

② 在此之前，医学研究委员会也曾资助奥布赖恩进行过一项有关血栓症的研究项目，但资助数目不大，奥布赖恩本人的这一研究也没能得出确定的结论。——作者原注

1963 年，经医学研究委员会的举荐，他成为在威尔士首府加的夫新建立的一个流行病研究机构的成员，在英国当时享有盛名的流行病学家阿奇·科克伦指导下工作。这位科克伦对有大量人因处于同一环境而受到戕害的流行病进行了开创性研究。埃尔伍德看出，科克伦的研究方法大有扩展到新领域的前景。于是，他便开始寻求适于自己介入的流行病领域，结果选定了冠状动脉血栓病，其中又以查明血小板凝聚与心力衰竭的联系为重点。他开始设计一套研究程序，用以研究血小板与心血管疾病有关的各种因素的关系，以及诸如生活方式、食物、运动、吸烟等的习惯是否会影响血小板的功能。如果他的研究能够取得成功，就有可能找到预防心肌梗死的线索。他在阅读背景资料时，经常会接触到约翰·奥布赖恩和哈维·韦斯等人的著述。因此，当奥布赖恩从朴次茅斯通过医学研究委员会的介绍与他取得联系，提议通过信息交流进行合作研究时，他便很高兴地同意了。

对于他们的这段合作，埃尔伍德有这样的追忆：

我们的第一次晤面是在 1968 年，两人虽然见了面，但中间却隔着一道铁栅栏。我们晤面的地点是朴次茅斯火车站内一道站台的尽头处。当时我只是路过此地，前去怀特岛郡参加会议。我想利用这一机会同他见见面，但他没买车票，检票员不准他进站，不知怎么搞的竟然也不让我出去。于是我们便隔着栅栏谈了半个小时的阿司匹林研究。这种见面方式可真是够别扭的。[①]

没过多久，他们彼此都发现对方是雪中送炭之人。奥布赖恩一

---

① 在当时的监狱或者拘留站里，犯人／犯罪嫌疑人与探视者的会面，都是隔着铁栅栏进行的。——译者

直希望说动医学研究委员会，对阿司匹林是否有预防心肌梗死的功能组织全面实验并给予资助，但未能得到批准，原因在于抽样数量过大。在英国，平均大约每200个人中，每年就会发生一例心肌梗死。因此要让阿司匹林实验取得可靠数据，就得征求到上万名志愿者。进行这样的实验需要的花费实在太高。而在埃尔伍德那里，需要做的工作是查出血小板容易发生体内凝聚的人来，这是因为血小板的凝聚看来与心肌梗死有直接关系。找到这样的人，就有可能找到预防心肌梗死的方法。他从与奥布赖恩的讨论中得到启发，想到阿司匹林或许能够起到降低血小板活性的作用。这样，在从不曾服用过阿司匹林的人中，找到血小板容易凝聚的人的可能性会大些。这俩人的目标互相补足，余下的问题，就是设法找到同意为这一研究项目解囊的赞助者。

就在此时，埃尔伍德又悟出了一个好点子。上了年纪的人，在犯了一次心肌梗死后，如果没有致命，以后通常会再度犯病——事实上，有多次发作病史的人，在数量上20倍于只发作过一次的初犯病人。如果将研究范围缩小到只针对犯过一次的，实验基数就会大大减少，医学研究委员会就有可能同意资助此项研究。该委员会的确批准了，只是有个条件，就是埃尔伍德须自己找到同意为此项研究无偿提供所需阿司匹林的供应者——在所有的临床实验项目中，总要为药品付出不赀的花费。为此，埃尔伍德找到了尼古拉斯实验室——就是原来的尼古拉斯专卖药有限公司在英国创建的产业，希望这家以阿斯普洛为品牌生产阿司匹林、还曾为这种药做过方式独特广告的公司，赞助自己的研究项目。

在当年的尼古拉斯专卖药有限公司，情况早已起了变化。第二次世界大战结束后，这家企业继续以自己独特的市场营销方式在全世界贩售阿斯普洛，足迹不但遍及从法国巴黎的繁华大街到东南亚的莽莽丛林等老地方，还踏进了北非和中非各个新独立国家等新地盘。不过，这家企业也同其他许多原先以自产自销方式经营阿司匹林的公司一样，形成了更大的规模，行动上也有了更大的手笔。尼古拉斯当年聘用的那位巧言令色的大师赫尔曼·戴维斯早已作古，公司也发展成为生产多种药品的标准化医药企业，不过，阿斯普洛仍旧是它的一项产品。公司的头脑们认为，埃尔伍德提出的希望——提供阿司匹林以及外表同其一样的安慰剂，都制成胶囊，以使服用者无法根据阿司匹林的苦涩味道分辨出来——对公司来说并不是多大的负担，便爽快地答允了。

当然，有了所需的胶囊，并不等于完事大吉。埃尔伍德还得找到足够多的只发作过一次心肌梗死的志愿者接受实验。从理论上说，他知道在当地各家医院工作的心血管科医生掌握着近期的有关病例信息，但还要看这些人是否愿意提供这种帮助——

　　结果还真是遇到了不少困难。我很难让他们相信我是认真要搞这个项目的。他们会讪笑说："怎么着？有没有搞错呀？阿司匹林和心脏病？该不是开玩笑吧？"我总是随身带着有关论文、引证文献和其他所有材料。到头来，大多数人倒是表示支持，但原因无非是认为反正不会有什么害处，真正被我说服而认为实有必要的寥寥无几。这些人要么认为我是异想天开，要么觉得我在做戏，反正说什么也不相信我是郑重其事的。有些人甚至认为阿司匹林是种危险的东西，根据是他们听说过这玩意儿对胃有副作用，会引起出血什么的。有时候，他们听到的传言还很危言耸听哩。

不过，他最终还是得到了足够多的支持，于 1971 年 2 月开始临床实验。自此之后，他每个星期一上午就会去当地的六所医院，了解上一周内出院的所有第一次发作心肌梗死的男子的姓名和住址。接着，他就一一去拜会，解释这一项目的目的，并说服他们参加日服 300 毫克阿司匹林的实验。多数病人都同意参加，不过也有一部分人对可能表现出的副作用有所疑虑，还有一些人在接过一个月用量的胶囊小包时，会向他意味深长地挤挤眼睛，问他葫芦里卖的是什么药——

这些人会这样对我说："行啦，大夫。东西我可以拿，可别跟我说什么阿司匹林好不好？"这些人认为我是在骗他们，给他们的药里其实有什么秘密成分。幸好我还兼职为浸信会传教，这使我能坦诚地直面正对这些人，告诉他们我说的都是实话。

这一临床实验是以所谓"双盲"方式进行的，这就是说，不但服药的志愿者不知道自己服用的究竟是阿司匹林还是安慰剂，就连埃尔伍德本人也不知情。两类胶囊的外表和包装都完全一样，只是每个包装盒上有不同的编号，由另外一名研究人员登记这些数码，并且不让埃尔伍德知道，但这个人又不掌握志愿者服药后的情况。以这样的安排，出自主观意愿的影响便可得到排除，但这同时也意味着在整个实验期间，埃尔伍德都无从得知真实情况。除了按时向志愿者介绍有关知识和递送胶囊外，他所能做的只有耐心等待。

就在这一实验进行了约一年时，一个星期六的上午，埃尔伍德来到了加的夫市里士满路医学研究委员会的地区办公室。就在他取邮件时，电话铃响了起来。电话是从美国城市波士顿打来的，说话的语调里明显地有一股控制不住的激动情绪：请问，你们那里有一位彼得·埃尔伍德博士吗？如果有的话，他是否正在用阿司匹林进行一项实验呢？

打电话的人是美国流行病学家赫舍尔·济克，他目下正在进行一项研究，研究对象涉及到波士顿及周边地区的上千名住了院的病人——

> 他们在病人入院的第五天或者第六天时询问这些人，在住院前的头一个星期里，都曾服用过什么药。这样做的目的，是将他们发现的某些未知副作用以及出乎意料的好结果，与病人曾经用过的药物联系起来，从而有利于改进诊断能力。他们将40种副作用和好结果的诊断，与大约60种药物形成完全的对应，于是得到一个庞大的矩阵。研究这个矩阵，可以看出一个突出的联系，就是所有在住院的一个星期之前服用过阿司匹林的病人，基本上都与心肌梗死没有关系。

这样的数据令人吃惊。它一方面可能表明，服用阿司匹林的人，心肌梗死发作的可能性比其他人低了80%——真是好得难以置信；不过，也可以反过来看，认为这意味着另外一种骇人的可能性，就是阿司匹林加大了程度会致命的心肌梗死的发生比例。这就是说，服用阿司匹林的人发病后，有可能还未来得及送往医院就已不治，这样，他们根本就没有作为心肌梗死病人入院治疗，自然也就未被济克纳入自己的统计对象范围。"我立即就看了出来，这两种情况都有可能发生，"埃尔伍德说，"阿司匹林要么有预防心肌梗死发作的效果，要么是个杀手——而我们当时正在进行让人们服用阿司匹林的实验！"

在波士顿进行这项研究的人员中，有一名来自英国牛津的医生马丁·维西。他以前曾在参加会议时与埃尔伍德晤过面，闲谈时听后者谈起过自己有关阿司匹林的工作。面对这一研究的两种可能性，维西将英国那边正在进行的临床实验告诉给了济克。济克认为有必要将自己这方面的情况通报给埃尔伍德和医学研究委员会。"我想知道他们的打算。维西问我说：'请注意，我们真地需要知道阿司匹林的作用是好还是坏。你们可不可以现在就"解盲"呢？'"

"解盲"就是结束双盲状态，从而得知哪些人服用了阿司匹林，哪些人又只服了安慰剂。中途解盲可是临床实验研究的大忌，因为这会造成主观偏差，破坏数据的可信性，埃尔伍德的所有努力就会付诸东流。但如果不解盲，一直坚持到实验完全结束，就有可能多害死一些志愿者。埃尔伍德真是左右为难——

> 我向对方解释说，根据我们的商定，这一实验的规定之一，是只计数结果中的死亡数字。换言之，如果接受实验者中有人虽然患了心肌梗死，但只要没有死亡，就不纳入统计结果。做出这一规定，是因为我们知道，阿司匹林有止痛效果，这就会造成有些人服了阿司匹林后虽然发病但自己并未意识到的可能性，这势必造成误差，因此理应排除在外。我又告诉他，目前我们这里只有 17 例死亡记录，这些人的死与阿司匹林的关系是正是反，我们是永远不可能确知的了。当然，到了这一地步，我们已别无选择。我们都知道，面临阿司匹林害人的可能性，不应当听任它再为害志愿者，因此决定提前解盲。

就在接到电话的当天，埃尔伍德心情沉重地将全体实验人员召集到一起，打开了保密记录。结果让他松了一口气，在这 17 例死亡中，只有 6 个人是服用阿司匹林的，其余 11 人都属于安慰剂组。这样至少有一点得到了明确，就是阿司匹林并不是杀手。然而不幸的是，两个数字虽然一大一小，但差别并没大到足以支持波士顿那组人认为服用阿司匹林有益的设想。实验的基底太小，而整个过程如今又流了产。

但是埃尔伍德仍能从这一流产的结果中看出，他们可能还是碰上了某种重要的东西。将波士顿那批人的发现，和他们自己得到的虽说不大、但毕竟有所区别的数据合到一起，表明阿司匹林可能确实对预防心肌梗死有正面效果。如果能得到更多的支持和建立更大的志愿者队伍，这一效果还有可能得到更确实的验证。几个星期后，彼得·埃尔伍德和领导他的阿奇·科克伦来到伦敦，与医学研究委员会的负责人进行了一场秘密讨论，在座的还有波士顿的那批研究人员，以及英国最著名的流行病学家（吸烟与肺癌联系的最先揭示者之一）威廉·多尔。会谈之所以在秘密状态下进行，是不希望讨论内容泄露给世人。他们就下一步研究工作交换了好几个小时的意见。

埃尔伍德这样回忆了此次会议：

> 会议的气氛一直很热烈。要知道，当时的医学处于对心脏病束手无策的水平。除了劝说人们戒烟和锻炼身体，从真正医药学的角度其实拿不出对策来。β-受体阻滞剂（一类能治疗心律不齐的药物）当时尚未正式进入市场，而阿司匹林已经是很容易得到的成药了，如果它当真有效，那将绝对是一大突破。不过我们必须小心从事。

难就难在情况拿不准。波士顿那批人得出的百分数，有可能是研究中出了偏差，统计时碰上了偶然。尽管如此，赫舍尔·济克这批人还是很想将自己的结果告诉公众，自己也当一回新闻人物。埃尔伍德目前所掌握的数据，充其量也只能说是没有定论，很可能将来的研究会得到完全相反的结果。这次讨论得出的决定，是埃尔伍德以后应当在更多的资源支持下，以更大的志愿者基数，继续进行这一临床实验，以争取得到比较明确的结论。与此同时，波士顿方面暂时将自己的结果秘而不宣，但要求由威廉·多尔以独立监督人的身份了解埃尔伍德的实验进展，以保证一旦发现阿司匹林有明显的不良作用时能立即叫停。

就这样，英国方面的临床实验再度开始，而且还增加了来自斯旺西、牛津、伯明翰和曼彻斯特等地的志愿者。此外，实验的内容也集中到阿司匹林是否具有他们所希望的预防心肌梗死发作的效果这一点上。（埃尔伍德研究阿司匹林对血小板凝聚作用的初衷暂时被搁置一旁，不过后来他继续进行了这一研究。）为了这一实验，尼古拉斯实验室也提供了更多的胶囊。埃尔伍德再次承担起培训志愿者的任务。有了上一次的经验，他认识到自己当初的摊子铺得不够开："我承认，我那时总想一个人都管起来。当然还有一点，就是那时并不可能知道这个实验需要有多大的基底。"

这一轮临床实验于 1973 年 9 月结束，埃尔伍德共吸收了 1239 名男性病人加入志愿者队伍。以当时临床实验的标准规格而论，这样的基底是很大很大的了，然而结果表明其实不然。在这一为期 30 个月的实验期间，共有 108 名志愿者死亡，其中 47 人是服用阿司匹林的，61 人是吃了安慰剂的，可见阿司匹林发挥了一定效果（即将死亡率降低了约 24%），不过这一百分比并未高到具有统计意义的程度。这一次实验规模还是太小，未能达到毋庸置疑的比例。这一结果与波士顿小组的发现于 1974 年同时发表。这是随机性实验提供的第一个表明心血管疾病有可能予以防治的证据，因此引起公众不少注意。不过，人们私下也都觉得，这样的实验理当接着进行下去。《英国医学杂志》就在"集思广益"的标题下发表了这样的意见，反映了公众的认识，也引起了埃尔伍德的烦恼。他这样告诉人们说：

> 不少临床医生对这一结果并不信服。我们进行了实验，得到的结果有些是出乎意料的，同时也未能符合预想的标准。我遇到的一些医生倒是告诉我，他们看到了那篇论文，从此开始建议病人服用阿司匹林，然而多数医务人员的看法还是："等着瞧吧，明年一准就会发现它是有害的啦。还是等一等看吧……"

于是，他又回到办公室，开始设计规模再稍大一些的临床实验。这一实验被人们称为加的夫－2号实验。该项研究持续了四年，但仍然未能得出定论。根据这次统计，阿司匹林使心肌梗死的发病率明显地减少了一大截，达到了25%。这固然已相当可观，但仍然落在误差的覆盖区间内，照旧处于统计学不能肯定的范围。医学研究委员会同意埃尔伍德再进行一次 —— 最后一次。这一次，他将阿司匹林和安慰剂都交给医生，要求在病人心肌梗死发作期间发给他们服用，但医生并不知道具体给出的究竟是哪一种。这样就可以知道阿司匹林在**发病期间摄用**的效果。这一次的结果是根本无效。埃尔伍德真是不知所措了。阿司匹林对心肌梗死的效果，他先前已经试了三次，总体而论是有益的，可惜没有一次能达到做出定论的水平。无奈之下，他只好就此放弃。

不过，就在这同一时期，由约翰·范恩和本特·萨米尔松 —— 就是前文提到的那位发现凝血噁烷的瑞典前列腺素专家 —— 做出的发现，其意义开始渐渐显现出来。如果阿司匹林能够阻滞血栓的形成，它**就一定应当**有防治心肌梗死的作用。另外一些流行病学家接下了埃尔伍德放下的工作，在法国、德国和美国等地继续研究下去。他们的情况也同埃尔伍德一样：实验基底小、结果固然不错，但无法下确定结论。这使所有的有关人士都又气又急。看来出路只有一条，就是进行规模非常大的实验，从而使概率效应大大减少、减少得不致影响最后的结果。

名为"阿司匹林心肌梗死研究"（缩称 AMIS）的项目就是这样诞生的。这是一项在美国开展的研究项目，由美国国家卫生研究院心肺血管研究所主持，自 1975 年开始，历时四年，共耗资 1700 万美元。科学家们分析了阿司匹林对 4524 名心肌梗死病人（超过埃尔伍德最大一次实验的一倍以上）的作用。实验结果在 1980 年发表后，引起的是深深的失望。好的结果是，在服用阿司匹林的实验组中，发作心肌梗死但**没有致命**的比对照组低了 30%（又高了一些，但仍未达到可以排除概率涨落的定论水平）。然而，要紧的一点是，实验组中发**病死亡**的比例，比对照组还略高一些。《美国医学会杂志》发文指出，即便不计较这一方法本身中的缺陷，这一结果也不足为凭。"总的说来，根据这一'阿司匹林心肌梗死研究'的结果，是不宜将阿司匹林向有过一次心肌梗死发病史的人推荐服用。"这实在是对生产阿司匹林的各大厂家的重大打击，而且看来似乎已经盖棺论定。然而，它们只绝望了短短一阵。两个月后，形势突然发生逆转。

请读者设身处地一下，认为你自己就在从事流行病学的研究工作，打算进行一项实验，将当年的一项阿司匹林实验重复一遍，研究一下是否有可能改进一下结果——比如说，证明这种药物会有助于防止心肌梗死的第二次发作。为保证实验的可靠性，你仿照 20 世纪 70 年代彼得·埃尔伍德的做法，事事从头准备起，而且只以人们在那个时代掌握的信息为依据。从资料中你了解到，有几点基本事实是必须考虑到的：首先是当时医学文献中发表的观点，是阿司匹林有将继发性心肌梗死发作的数字降低四分之一左右的可能，但这并没有成为定论。其次，当时的其他统计资料又告诉你，在有过第一次心肌梗死发作史的病人中，约有 10% 会在一年内发作第二次。根据这些信息，你决定对 2000 名病人进行为期 12 个月的实验——你的财力只能允许做到这一程度（临床实验所费不赀，征求志愿者、安排药物供应、设立办事班子等，都是需要花钱的）。实验的具体内容，是安排半数实验对象进入实验组，服用阿司匹林；另一半属于对照组，服用安慰剂。如果统计数字完全可靠，在一年的实验期内，对照组总共会有 10%、也就是差不多 100 个人第二次发病。类似地，如果一切正常，阿司匹林如原先设想的那样发挥了作用，实验组中就只会有 75 人发病。好哇！对此可以漂漂亮亮地做出一个明确结论，就是服用阿司匹林，可以使每个人发作第二次心肌梗死的可能性降低 25%。将这一结论写成论文，肯定会在重要刊物上发表。你就安心等着人们的喝彩吧。

现实如果真能如此简单，那可就太美妙了。其实，当这场实验结束、开始对统计结果进行归纳时，你就会发觉有不少值得商榷的地方。你得到的结果并不是绝对可靠的。也许，你的志愿者并没有按统计学中的要求准确行事：说不定，实验组中的死亡人数高过了理论预期值，这究竟是由于阿司匹林的效力不如原来设想的好，还是有些病人的健康状况比统计学上要求的更差？说不定会发生极端情况，结果竟将会再次发病的所有 10% 的志愿者，都神差鬼使地分到了实验组，弄得没有任何人服用安慰剂。这样一来，实验组中有 150 个人发病、而对照组中却一个也没有的实际情况就可以得到解释。可是又如何肯定这正是真实原因呢？说不定还可以有另外一种解释，就是对照组里之所以没有人死去，是因为它们都没有服用阿司匹林，从而做出结论说，阿司匹林才是造成心肌梗死的杀手呢！这还没有完，还可以认为，有些病人说是服了药，但实际上将它们都丢进了垃圾箱，一片都没有吃下去。这样一来，情况不就更加复杂了吗？你的统计工作就是再努力再认真，但能够保证不会有一两个捣蛋因素瞒天过海地闯进统计结果吗？

结果是：你对实验的可信程度的信心会大打折扣。

这样一来，你才开始理解到流行病学家所处的工作环境有多么复杂。他们进行的各项研究，都会受到发生所谓"统计异常"的威胁，而最大的威胁，则来自涉及的疾病比较罕见，致使未按预想情况发展的概率增大。这正是医学界通常不会将一次研究的结果接受为定论的原因，除非该结果——肯定的也好，否定的也好——清楚地表明不含任何意外或者错误的影响。[1]实验组的结果比对照组好25%，并不是特别优异的结果，如果实验的基数没有大到足以使偶然因素的影响降低到无所谓的程度，就不能信赖得到的数字。虽说你进行的这项实验的**结果**，**反映出**阿司匹林将第二次心肌梗死的发病率减少了25%，但是参加实验的人数太少，使得这一结果不足以形成定论——根据2000名志愿者分为实验组和对照组进行的实验，所得到的两组人的死亡率相差25%的结果，根本达不到定论水平。根据这一道理，看来要得出定论，方法无非有两种，一种是延长实验时段，干上许多年，以积累起足够多的数据——但真要这样做，却又带来了另一个问题，就是在这样长的时间里，志愿者会因与心脏无关的原因死去；另一种是从一开始就形成足够大的实验基底。当然，无论哪一种方式，都要支付极大的花费。

回首看往事，往往较分明。事过30年后，再来分析当年第一次进行阿司匹林与心肌梗死的关系这一临床实验时，就容易理解这些问

---

[1] 不过，这似乎并未能制止一些人根据规模不大的临床实验的结果，在传媒上鼓吹自己的实验毋庸置疑地证明了某种新药具有灵效。——作者原注

题是如何影响研究人员的工作和思考的。这些人一次又一次地得到正面结果，但始终未能得出毋庸置疑的定论。那项"阿司匹林心肌梗死研究"，在设计时看来似乎基底不小，应当足以一劳永逸地获得定论，然而当结果出来时，包括彼得·埃尔伍德在内的不少流行病研究人员都感到有什么地方不对头。这并非是有伤他们的职业自尊。在已经进行的若干实验中，有几次似乎表明阿司匹林有预防心肌梗死继发的功效，但又有一次不支持这一结果。肯定是有什么地方不对头。难道不是吗？

接下来，在1980年5月，《柳叶刀》期刊的编辑部发表了一篇评论。该评论是针对临床实验协会的一项结论发表的。这一协会系一国际性民间学术组织，刚刚成立不久。在它举行首届会议期间，有人提出了一种分析阿司匹林的这一问题的新过程，引起了不少争议。这一过程是将所有的临床实验放在一起进行数学评估。以这种方式评估，无疑足以证明，当将各项实验合到一起时，阿司匹林有预防继发性心肌梗死发作的功效，至于那项"阿司匹林心肌梗死研究"，看来必定是出了什么纰漏。

发明这一全新评估过程的人是英国牛津大学的理查德·皮托。这位卓尔不群的人物曾同威廉·多尔一起工作过，并在此过程中对流行病学有了深入了解。自20世纪70年代中期以来，皮托就致力于发展一种理论，以证明不应当将各项临床实验孤立起来分别看待，而是可以将它们合到一起给予通盘分析。这一方法中涉及到的数学内容较为复杂，不过，在最后得出的数学公式中，包含的偶然性既会造成正面效应，也会产生负面影响。如果进行的是一系列实验，这两种作用就会彼此有所抵消，使得到的结论更加可靠。即使在各次实验中得到的结果不尽相同，但只要它们都指向同一方向，不尽相同之处只表现在定量大小上，它们的共同趋势就比单项实验的结果更加可靠。

这一新过程得名为元分析。它的出现引起了争议，因为临床实验中涉及到的医学方法不尽相同，作为基底的病人中也存在着年龄和性别等差异，医学诊断结论也未必同一。一些临床医学人士认为，将不同的实验硬拉到一起，就违背了统计学的基本原则——将不同情况下得到的原始数据凑到一起，结果必然会导致偏差，故而断然不可为之。然而，皮托对此另有看法，他认为自己根本不是在凑数据，只是关注一个重要然而并不复杂的问题：这类实验有没有证明该医学手段的有效？有，还是没有？

20世纪70年代的皮托也同其他在流行病学领域工作的科学家一样，密切注意着有关阿司匹林功效的各项实验，并进而也一样认为，只有通过方式单纯而规模很大的临床实验，才能对这种药是否有预防心肌梗死的功能做出定论。1978年，他同威廉·多尔等人一起，组织了一项新的研究，吸收了英国5000多名医生参加。（最初的设想是将全国注册为内科医生的所有男性成员都包纳进来，但后来排除了上千名不合要求的——或者当时正在服用阿司匹林，或者有心肌梗死、中风或者溃疡等既往史。）在这5000名参加者中，三分之二被要求服用阿司匹林，其他人则被告知在实验期间不得服用它，比如，当头痛时只能服用扑热息痛，等等。每隔几个月，每个人都须填写一份健康状况调查表。不过，皮托等人也意识到，即使将所有这些数据都加到一起，基底仍然未必会足够大。他们倒是希望在不久的将来将美国的内科医生也吸收来加入这一实验，这样就会形成上万人的基底。

就在这时，"阿司匹林心肌梗死研究"的报告发表了，结论是阿司匹林对预防心肌梗死的首次复发并没有太大的作用。这一来，从美国那里扩大实验基底的计划就难以推行了。①皮托也像彼得·埃尔伍德等人一样，认为"阿司匹林心肌梗死研究"项目研究出了偏差，而找出造成偏差的原因正是对他们的挑战。他决心用元分析过程将以往的五次阿司匹林实验（两次是英国加的夫的流行病研究人员搞的，其他三次分别来自德国人和法国人）归纳到一起。结论明显地告诉他，加与不加那项"阿司匹林心肌梗死研究"的结果，都不会对总体结论产生太大影响。他以这一结论为题撰写了一篇论文，准备拿到临床实验协会即将在美国费城召开的全体大会上宣读。

皮托的这篇论文受到了广泛注意。它证实了许多医生一直期待着的结论、即可以相信阿司匹林有将心肌梗死继发性发作的可能性降低约25%的功效。（其实，有些医生在得到这一信息之前，就已经让自己的心肌梗死患者试用它了。）如今，就连《柳叶刀》这一在世界上数一数二的医学刊物都发表了编辑部评论，其中甚至还提出建议，希望经销者将记事日历加进阿司匹林的外包装，使病人更容易定时服用。这足以进一步打消人们的怀疑。

不过，要它得到真正接受，还存在着一个障碍，就是美国医药领域的各权威部门还持怀疑态度，其中尤以食品药品监督管理局为甚。对于元分析的理念，该管理局是完全反对的。它坚持认为，将多项各自不能下定论的小型实验放在一起，只能得到一个不能下定论的大块结果。（它之所以会持这一观点，恐怕与动用大量经费发起那

---

① 英国方面原本希望此项研究会得到美国国家卫生研究院的协助，但后者认为该实验的设计有失于监管层面的松弛，担心这会影响最后结论的可靠性。英国方面不以为然，认为作为志愿者的医生们无疑会自己尽好服药的责任，准确填写报告也不会有问题，因为报告中只须回答阿司匹林是否起到了预防心肌梗死发作这个简单问题。因此，只要扩大实验的基底，就能得到足够明确的结果。但美国方面并不这样看，对英国方面扩大基底的要求不予支持。然而，让美国医生参与的想法后来又被付诸实施，而且得到了轰动的结果（见后面的正文）。——作者原注

项"阿司匹林心肌梗死研究"项目的，正是同它平行的机构国家卫生研究院不无关系。①）没有食品药品监督管理局的批准，世界上的任何有关企业都不可能进入美国市场，也不得推介任何业已准予行销药物的任何新用途。任何拟以阿司匹林作为预防心肌梗死复发性药物在美国开拓市场的意向，均需先行取得美国食品药品监督管理局的许可方可成为现实。1983 年，一家企业进行了这一努力并取得了成功。

在刚刚过去的三十多年里，施德龄产品公司在止痛剂市场上一直蹭蹬逆鳞，它生产的拜耳阿司匹林在美国市场上所占的份额，从当初可以说是独领风骚的绝对优势，渐渐跌落到 20 世纪 80 年代的区区6%。除了要和同为阿司匹林的其他品牌——安那辛和百服宁竞争外，还得相继同新型药物扑热息痛（在美国是稍有变化的泰诺）和布洛芬（在美国是稍有不同的雅维）争夺，结果是被一天天挤向边缘。看来，阿司匹林似乎正在慢慢淡出。

就在这时公司得悉，有关阿司匹林作用的若干科学报告和一系列临床实验表明，这一白色小药片有可能以心脏病药物的身份重振旗鼓。这样的消息委实是美妙的鼓舞，而且这一鼓舞，每过数月都因新信息的出现而得到加强。问题是对于此类消息，公司应当怎样利用，以何种方式最有利于让公众知悉目前形势、从而踊跃购买阿司匹林？

施德龄产品公司决定改变一下对自己所生产的拜耳阿司匹林的介绍内容。1980 年 12 月，公司迈出了第一步，向美国食品药品监督管理局提交报告，申请在向医务人员分发的推介阿司匹林的宣传材料上

---

① 食品药品监督管理局和国家卫生研究院都是美国卫生及人类服务部的下属同级机构。——译者

增添一句话。这句话相当简短，就是："业经证明，阿司匹林有减少病人死于心肌梗死及此病症反复发作的功效。"然而，施德龄产品公司这次并不走运。那项"阿司匹林心肌梗死研究"的结果刚在几个月前发表，美国食品药品监督管理局觉得，公司想要添加的这句话并没有确凿的凭据。施德龄产品公司虽然多方活动，但苦苦游说了三年，监督管理局仍然不为所动。公司产品上介绍拜耳阿司匹林的内容没能出现任何改变。

到了1983年3月，施德龄产品公司总算说动了食品药品监督管理局，同意召开一次由心血管与肾脏疾病药物治疗咨询委员会主持的听证会。该咨询委员会是一由专家组成的独立运作机构，职责之一是向食品药品监督管理局就各医药公司发表的资料是否可信发表意见。这样的机构在美国有很多家。自然，这一委员会提出要求，要施德龄产品公司在讨论其申请的听证会上介绍有关的科研信息。施德龄产品公司并不曾参与任何此类实验，于是便外聘彼得·埃尔伍德和理查德·皮托为主要证人。他们俩尽管并不情愿充当国际大医药企业的喉舌，但仍然同意这样做（虽然施德龄产品公司自有其商业动机，但说服美国人相信阿司匹林的功效，无疑是件重要的事情）。就这样，他们乘飞机来到了美国首都华盛顿。然而事情的发展出乎意料，听证刚刚开始，问题便接踵而至。

第一名证人是来自加拿大安大略的心脏专家杰克·赫希。他概述了医学科学的若干基本知识——一种名为凝血噁烷的物质如何会造成血小板凝聚，血小板凝聚又如何导致动脉大血管中形成血栓。他又指出，血栓症是造成心肌梗死的主要原因。医学界已经发现，阿司匹林对凝血噁烷有抑制作用，因此，认为它也能预防血栓症和心肌梗死的设想是言之成理的。

接下来，彼得·埃尔伍德站到了讲台上，介绍了针对阿司匹林进行的六次大型临床实验。他的看法是，这六次实验中的"阿司匹林心肌梗死研究"一项是与事实不符的，其他各项都证明阿司匹林对心肌梗死有正面效果。固然，根据统计学标准，这些实验、包括他自己进行的在内，都未能得出完全确定的结果。对于这一情况必须认真对待，然而，这些实验指出的方向是明白无误的。

接下来作证的是理查德·皮托。

埃尔伍德最近这样回忆说：

> 你得了解理查德的脾气。这是个直来直去的人，聪明绝顶，但当遇到别人不理解他的意思时，又会——怎么说呢，又会发炮仗脾气。听证会上的气氛本是十分紧张的。施德龄产品公司的总裁就坐在我身旁。他事先就已经告诉我说，有人早就为打倒阿司匹林下了大气力。依我看，这事先已经对听证会产生了影响。

在这次听证会上，皮托没有正式着装，他还是按一向的个人习惯，穿着褐色条绒上衣，又没有扎领带，更让一头长至颈部的金发随意飘洒着。这在满屋子按照惯例穿戴齐整的头面人物中显得格格不入。他事先已经料想到，自己的观点会遭到批评指责，但即使这个美国的什么委员会对他这个英国人的科学说三道四，他也并不在乎。他用不长的时间介绍了一下元分析的基本原理，以及本人将该过程运用于阿司匹林的工作。他用幻灯机演示了不少图表，但每张的打出时间都不超过几分钟。这种表现，委员会成员觉得很不习惯，使他们觉得，此人似乎是在表示说，我就是这种干法。如果你们美国人搞不明白，那是你们自己的问题。这使得委员会中的一些人（其中就有施德龄产品公司的竞争对手们派来的代表）认为，皮托根本不拿这次听证会当回事。他们向皮托投去的目光，越来越多地带上了不屑的神情，而且也老实不客气地在他发言结束后的发问中表露出了这一态度。

最先受到诘问的是彼得·埃尔伍德的第一次实验。它还远远没到结束时间，就被"揭了盖子"。那么，埃尔伍德如何能担保他的这一结果没有受到误导呢？他能担保志愿者们都按要求服用了发给他们的东西吗？随机过程中有没有包含着某种不可靠的因素呢？不信任的问题接踵而来，很快就使埃尔伍德激愤起来——

老实说，他们是在对我进行个人攻击，这就深深地激怒了我。有人站起来问我，如何肯定没有人拿了药就随手丢进马桶里冲走了呢？我回答他说，我认为不会出现这种可能性，因为我觉得这些志愿者都是十分诚实的人。可不等我说完，他就打断了我，说不能将结论建立在印象的基础上。总之，这些人简直等于明着说我是个白痴，说我的实验信赖不得。我觉得这个会开得真是窝囊。我倒是没有这样明说，但心里很是生气。我觉得，如果人们对所有的实验都持这种态度，那就根本不会取得任何进展。什么也不会出现……

咨询委员会对皮托的分析也同样不屑一顾。一名叫菲利普·德恩的委员表示，皮托所提供的阿司匹林有效的结论是站不住脚的，虽然他摆弄了一大套数学，但却无法用它掩盖住事实。事实很清楚，埃尔伍德的实验过早地揭开了盖子，因此他的数据绝对不可信赖，而皮托的结果，却又建立在这样的不可信的无效数据的基础之上。这样的评论，使那些明白就里的统计学家十分愤慨，这些人知道，埃尔伍德当时之所以提前结束"双盲"，是因为美国方面有人提出了这一要求。皮托事后也以激愤的语气，对这一番评论据理反驳。对此，埃尔伍德有如下的回忆：

> 理查德这个人，脾气跟我不一样，是眼里不揉沙子的主儿。在听证会上，我同他坐得很近，都能听见他在那里嘟囔："胡扯。这家伙真是傻瓜、白痴，居然会问这种问题！"他虽然是在自言自语，但声音不小，我这里也听到了。听证会上的这一小小插曲，现在看来煞是可笑，可当时却显得很严重……

事已至此，争论变成了闹意气，结果在最后表决时，施德龄产品公司的申请自然遭到了否决。委员会表示，重新考虑这一申请也不是不可能，但必须提供资料，证明埃尔伍德当初将实验提前解盲，并没有因此影响到医生对志愿者中第二次发作心肌梗死的诊断结果，还要证明医生当初在看病时，并不知道病人是来自对照组还是实验组。

这次听证会对施德龄产品公司是一场灾难。它希望的本是一次普通的摆事实讲道理的直接过程，但实际上却演变为充满敌意的互相指斥。更有甚者，委员会的注意更多地集中在埃尔伍德的实验上，皮托对阿司匹林的基本看法和元分析反而不受注意了。好在再召开一次听证的请求并没有遭到驳回。

下一次听证召开时，差不多又已事隔两年。在此期间，在施德龄产品公司的请求下，埃尔伍德勉强从命，在重新审查原有数据的基础上，写了一份详尽的综述，解释了当年进行这一实验的过程，以确凿的事实，说明自己在取得最初的结果时，并不知道各个志愿者具体服用的各是什么。与此同时，理查德·皮托对美国食品药品监督管理局的一肚皮怒气也消化了不少。他将前后六次阿司匹林实验中每个病人的数据（总计一万条）一一输入牛津大学的克雷型大型电子计算机[1]，在此过程中，他还发现"阿司匹林心肌梗死研究"确实如有些人设想的那样出了纰漏——纯属不幸，是统计过程中发生的极糟糕的异常所致。不过他的最后结果并没有受到什么影响，阿司匹林的正面功效仍然一如从前。

1984 年 12 月 11 日，心血管与肾脏疾病药物治疗咨询委员会召开了新的听证会。会上，委员们先聆听了有关对 1200 名美国退伍军人进行的一项近期研究的总结。这一研究为期一年，具体进行方式是给患有不时出现心绞痛——心肌梗死的明显前兆——的病人服用阿司匹林。结果发现，服用阿司匹林的病人，其死亡率比对照组低了 43%。这一结果无论以什么标准衡量，都无疑会被接受为定论。这使听证会有了一个良好开端。

接下来发言的是皮托。这一次他穿得郑重笔挺，又事先准备好了幻灯演示片和写好的讲稿，使他的证词明确有效。他对元分析过程的重要性，以及它能够用于心肌梗死的阿司匹林实验的解释都十分透彻，说明了它在单项实验虽能得到好结果但却无法下定论的情况下，能够根据若干次此类过程归纳出确定结论的理由——

　　　　对于降低疾病的威胁，当效果不是特别巨大时，临床医学就会认为此类效果在通常的临床实践中是无法注意到的……诸位可能会听到有些医生说，如果效果不能在对几百个病人进行的试验中表现出来，那就不值得为此下工夫。……这其实不是医学上的失当，而是统计学上的不明智。对于降低疾病的威胁，政府健康部门的观点与临床医学界是大不相同的。它们认为，如果着眼于

---

[1] 最早的超级电子计算机之一，因设计者、美国电子工程师西摩·克雷（Seymour Cray）的姓氏得名。——译者

全世界范围，那么，即使是将疾病的威胁只稍降低些许，总体上也会取得明显的成果。我的意思是说，在医疗条件比较先进的这部分世界上，每年大约会有 100 万人被送进医院的心脏病病房……其中的 15 万人会在一年内死亡。如果能将死亡百分数从 15% 减少为 13.5%，也就是仅仅降低 10%，一年就可挽救 15000 条性命……

诚然，有些人不是好东西，让他们都死光了才好，还有一些已步入老耄之年。但是，他们之中仍然会有不少中年人，这些人是应当继续享受生活的。所以说，这种降低是值得令其实现的。你们或许不会知道救了哪些人的性命，但这种无名的贡献是应当得到承认的。而此时此刻，我们正在失去这些应当继续活下去的人。

接下来，他又特别具体介绍了阿司匹林的情况，以分步解释的方式，使委员会了解元分析的原理，知道每次临床实验中那些可能会有正的表现、又可能会有负的结果的数据在结合到一起时，如何会实现数学上的相互抵消，故而在数学表达式中消失不见。这样就得出了最后的定论：阿司匹林能够将第二次心肌梗死发作的可能性降低 20% —25%。

他的发言结束后，会场里出现了短暂的一刻寂静，接着就响起了掌声。掌声热烈而完全自发，就像刚刚欣赏了一场出色的艺术表演。在此之后便是表决，委员会一致同意授权改变随附阿司匹林药品的说明材料上的内容。通过理查德·皮托的精彩发言，又通过有关退伍军人心绞痛研究项目的旁证（这给那些仍然表示不相信元分析的人搭起了体面的下台台阶），形势得到了完全的扭转。

嗣后，仅在不到一年的时间里，美国卫生与公众服务部部长玛格丽特·赫克勒便在一次人头攒动的新闻发布会上，手里举着一瓶阿司匹林，告诉会场上众多的全世界的媒体代表说：一天一片阿司匹林 —— 心肌梗死患者的福音。当年的灵药再度大显神通。

21 世纪的灵药

1999 年 3 月 6 日，50 名登山运动爱好者来到莱沃库森市位于莱茵河岸的一座 400 英尺高的塔楼顶部，抛下一条条登山索，然后开始沿着索绳下溜。他们一面走，一面打开一捆捆一端系定在栏杆上的布卷。布卷全部打开后，覆盖了 242190 平方英尺的面积，引得下面的观众轰然叫好。100 年前的这一天，正是拜耳公司向柏林的专利局注册登记它的最重要的产品商标的日子。如今，德国人正在莱沃库森这里，将拜耳公司打造成全世界最大的阿司匹林生产基地。

100 周年固然是这次庆典的主要原因，但发起这一活动，并不只是图一番热闹。拜耳公司正在铺开一场大胆的、甚至也可说是带有炫耀性质的公共宣传活动。它的最著名的产品正可能重新获得往日的荣光，而且这一新的荣耀是作为向西方最致命的疾病之一开战的武器显现的。拜耳公司总算争回了在全世界最重要的市场上经销阿司匹林的权利 —— 真不容易呀。如果不信的话，请看如下事实：如今，拜耳阿司匹林的主人又都是名正言顺的了。公司的一些对象征意义敏感的老雇员，可能还从这一庆典中，看出了更深、更含蓄的内容：这座高层建筑就是拜耳公司新的总部大楼，而且就建在当初卡尔·杜伊斯贝格的宅邸和庭院的旧址上。如果多年之前将阿司匹林引领到世界上的这位人物地下有知，该会何等欣慰！

自法本公司解体后，拜耳公司从它的灰烬中站了起来，至今又走过了一段漫长的道路。它早就放弃了独霸世界的欲望，转而将生产高品质药物立为公司之本，并已经使之成为自己的强项。拜耳公司内部仍不时会出现新旧观点的争议——只要不是簇新的企业，要完全斩断与过去的关联几乎是不可能的。不过，此时的拜耳公司，无论在企业宗旨上，还是在经营上，都已经与过去完全不同。它已然做出了若干重要发现，开发了多种有效的新药物。它在 20 世纪 60 年代和 70 年代德国出现的经济奇迹的助力下，形成了与其他制药企业相似的运营方式，也就是说，以利润为最终目标。然而，拜耳公司与其他大型企业仍有一点不同，就是念念不忘收回当年被施德龄产品公司拿走的一切。

四十多年来，拜耳公司与施德龄产品公司一直在打国际官司和争夺世界市场，为此花费了大量金钱。为了拿回"拜耳"这个名头，它处心积虑地与这个美国对头处处过不去，要么在这里推出某种唱对头戏的药品，要么在那里对簿公堂……一句话，但凡能与施德龄产品公司作对的事情，就没有它不干的。1964 年，它甚至试图以 250 万美元的出价，向施德龄产品公司买断其在美国之外经销拜耳公司阿司匹林的业务——至于在美国国内，拜耳公司根本没有提，因为它知道对方绝对不会考虑——但被后者拒绝了。拜耳公司为实现这一目的，真可谓积跬步成千里，也不时会打一场小小的胜仗：比如，1976 年，拜耳公司就在爱尔兰共和国赢了一场官司，使法庭宣判施德龄产品公司有误导消费者的行为，让人们以为它销售的阿司匹林是德国拜耳公司的产品。在这种法律战场的厮杀中，拜耳公司渐渐占了上风，先后在世界范围内收复了不少失地。

但它还未能在美国和加拿大如愿以偿。施德龄产品公司坚决不肯在自己的家园和后院里放弃哪怕是一星一点的权利。同国内其他止痛剂的生产厂家的竞争，再加上与拜耳公司的争夺，关系到公司的生死存亡，那是绝对不能后退半步的。凡德国那里有任何发难，施德龄产品公司一律坚决回应，而且效果甚佳。1988 年，摄影器材界巨人柯达公司出于将业务扩展至非处方药领域的打算，并购了施德龄产品公司，并购后与拜耳公司的交手也仍未停止。要想保护自己，就决不可以让步。柯达公司绝对无意放弃拜耳阿司匹林，它知道，要让自己新收纳的企业取得成功，保有这一品牌的产品是至关重要的。

双方就在这一点上僵持着。拜耳公司只能干着急地等待，无法以自己公司的名义在这个世界最大的市场上销售任何产品。它也曾多方设法绕过这一障碍，如并购了麦乐思实验室（就是当年发明了泡腾速效镇痛剂的厂家）等，但只是取得了些小打小闹的成果。当然，在这一期间内，医学界开始认识到，拜耳公司最引以为荣的产品阿司匹林，可能会在止痛剂之外的领域发挥医药作用，而在处于这一重大发展过程中的美国，带有"拜耳"字样的药片虽然处在中心位置上，但卡尔·杜伊斯贝格这一正宗主人的继任者们，却只能无可奈何地旁观。

不过，机会终于在不久后出现了。进入 20 世纪 90 年代后，医药界很快出现了世界性大改组。各大制药企业纷纷卷入并购大潮。总部设在英国的史克必成公司①—— 它本身也是数次合并的结果 —— 作为这一行动的积极参与者之一，于 1994 年 8 月与柯达公司商定，以 29.5 亿美元的出价向后者买下了它的子公司施德龄产品公司（在被柯达公司买下后，它又改了名称，此时是叫施德龄–温斯罗普公司）。史克必成公司的总裁扬·莱施利以掩饰不住的兴奋心情告诉新闻界说，这

---

① 史克必成公司成立于 1989 年，由美国的史克公司（SmithKline Beckman）和英国的必成公司（Beecham）两大医药集团合并而成，从此销售额稳居全球前 20 位。史克必成和葛兰素威康（Glaxo Wellcome）又于 2000 年 12 月合并成葛兰素史克（GlaxoSmith-Kline）公司。——译者

一收购的目的，是使史克必成公司上升为世界级的非处方药大企业这一宏大目标的一部分。他在这一新闻发布会上，将施德龄产品公司生产的拜耳阿司匹林，列为最激动人心的产品之一，但并没有提到这一产品与拜耳公司的渊源。

拜耳公司对这种公然漠视的态度忍无可忍，于是便在不到两周的时间里，与扬·莱施利签署了一项协定，用10亿美元买回在北美营销产品的权利。这真是一笔巨款，史克必成公司的股东们肯定会着实兴奋好一气。不过，德国那里也同样觉得花这笔钱很值得。事隔75年之后，拜耳公司终于又能够将自己的产品以自己的商标送入美国市场了。拜耳阿司匹林——只此一家、别无分号的拜耳阿司匹林，又回到了德国，回到了莱沃库森。卡尔·杜伊斯贝格和威廉·韦斯的幽灵从此不会再行纠缠了。

这个好消息传来，更给准备阿司匹林百年庆典的拜耳公司增添了喜气。这个小小的白色药片，过去曾使拜耳公司步入辉煌，长期以来一直是世界上最持久和最能给人们带来惊喜的药物。而如今看来，它的真实潜在本领又再次显露出来。

随着阿司匹林预防心肌梗死复发的能力在20世纪80年代中期得到广泛承认，人们的下一步工作，自然就是研究它是否能够有助于防范原发性心肌梗死。①不少心脏病专家认为，按道理说，如果它能够防止某一类心肌梗死中的血小板凝聚，也就很可能会具有阻止其他类因血小板凝聚导致心肌梗死的作用。不过人们发现，要证明这一点，却需要投入巨大的资源。这是因为，一般人群中发生心肌梗死

① 1987年，英国卫生部批准尼古拉斯实验室（生产阿斯普洛的企业）研制的新药"血小板100号"进入市场。此药的成分之一是阿司匹林。这表明英国官方正式承认了阿司匹林预防心肌梗死复发的功效。在此之前，德国、法国和日本均已认同了阿司匹林的这一功效。——作者原注

的比例，会远远低于有过一次发病史的病人中复发此病的情况，因此，要进行临床实验，所需要的基底便会比发作过一次心肌梗死时的情况大出许多。不过，更困难的是找到志愿者，因为这不比在得过心肌梗死的人群中建立基底，要动员没病的人无缘无故地吃药并不容易。阿司匹林终归是有副作用的，当然，在自己从药店买药后按照包装上的建议剂量服用的人身上，副作用一般表现得并不严重，甚至可以说觉察不出，但也仍会在一些人身上表现出后果，如出血和胃部不适等，极少数人（由于服用量过大或者有过敏体质）的后果甚至会十分严重。心肌梗死如今已经成为受到高度关注的疾病，主管医疗与健康的部门非常担心，一旦阿司匹林这一可能具有的作用传扬开来，就会造成公众在缺乏足够证据的情况下不遵医嘱擅用起来。面对难以组织实验的巨大困难，能不能想出其他收集证据的高招来呢？

从 1978 年起，理查德·皮托和威廉·多尔等人，以英国的 5000 名内科医生为基底进行了实验，希望从中找到证据。他们本来还希望美国也加入进来，但有关方面不相信由受试者自行服药所取得数据的可靠性，结果只好作罢。在美国进行的实验，是由本国的一位流行病学家查尔斯·亨内肯斯另行组织的。亨内肯斯在牛津与皮托共事时，信服了皮托的理论，相信在大实验基底上以简单方式进行临床实验，能够得出可靠的结果。1981 年，他总算说服了美国国家卫生研究院的当事人，相信这样的实验不但值得进行，而且花费未必会高昂得不现实。在得到当局拨给他 370 万美元（相比之下，推行一项复杂的心脏病研究，花费可能会达 1 亿美元）后，亨内肯斯便与美国所有年龄在 40 岁以上的男性医生（总数达 26 万）逐一联系，最后选定了33233 名志愿者（这是将有过心肌梗死病史、中风史和因风湿症或关节炎而服用过大量阿司匹林的成员统统剔除后的人数），其中的22071 人坚持到了实验结束。实验方法相当直接：一半人服用阿司匹林，另一半服用安慰剂，剂量均为每两天一片。亨内肯斯等待着最后的结果。

大凡在进行临床药物实验项目时，都会专门设立一个安全小组，负责对实验全过程的独立监督，以保证受试者的安全和执行过程符合道德规范。它的一项重要职责，是当实验药物表现出明显疗效时，可以无须等到全过程结束而提前做出建议。哪些内容应属建议范围，这是很难确定的，不过有一条通常会频繁受到考虑，就是该项研究是应继续进行、以使研究人员能进一步肯定目前已经显现的结果，还是应该叫停，使目前只服用安慰剂的志愿者有机会服用真正的药物以利健康。对于像心肌梗死这样的疾病，无论向哪个方向做建议，都会与一些人生死攸关。

负责监督亨内肯斯的这一实验的安全小组，由美国国家卫生研究院的七名专家组成。他们每隔六个月讨论一次来自亨内肯斯的数据，以确定这一实验是否已经超出了原设计范围。由于志愿者中根本不包括健康状况不佳的医生，实验初期自然没有发现值得特别注意的情况，死亡人数寥寥无几。然而，到了 1988 年，也就是实验进行到第五年时，该小组发现了一个十分明显的对比结果。到那时为止，一共发生了 293 例心肌梗死发作，其中 189 例发生在对照组，而服用阿司匹林的另一半人中则有 104 例。两组数字相差约 44%，足以表明阿司匹林是起了重要作用的。有鉴于此，仍然继续让对照组的人服用安慰剂、使他们得不到服用阿司匹林的机会，从而使其中一些人面临死于此种疾病的可能，是不是道德问题呢？当然是的。实验就这样被叫停了。

1989 年 1 月，阿司匹林的这一消息公开发布，引来的是媒体发疯般的反应。阿司匹林能使人们避免心脏病发作的机会增大 44%，这是电视新闻报道大肆报道和报纸头版起劲宣扬的内容。不起眼的、便宜的、一向被随便丢在家庭小药箱角落里的阿司匹林，竟然是能重拳猛击西方世界一等杀手的干将！热闹了几天后，《英国医学杂志》刊登了英国医学界的实验结果，给这一情绪降了降温。英国人的实验基底比美国小，但也有为数可观的五千余人，结果是阿司匹林对心脏的保护能力要小得多，因此不能明确肯定其功效。显然，两个结果不同，自然不可能都是正确的，至少有一个是受了统计涨落的影响。不过，如果将这两项实验都一起送入理查德·皮托的元分析炉里重新回一回炉——这一过程如今已经得到广泛认可，就可以得出多数心肌梗死专家和流行病学者接受的定论：阿司匹林有可能使原发性心肌梗死的发作机会降低33%，虽然小于44%，但仍然非同小可。

值得庆祝的消息还不只这一桩。阿司匹林看来对另外一种威胁生命的疾病也同样有效。这种病就是中风。自从科学家们认识到阿司匹林会阻滞血小板的凝聚后，医学界就开始研究这种药对一系列疾病可能具有的作用。心力衰竭因其病征明显突出，因此最先得到研究，不过人们看出，阿司匹林对所有与血栓形成有关的疾病都可能具有药效。中风就是其中比较突出的一种。

中风和心肌梗死都与血栓有关，但血栓的形成部位在这两者中有所不同。如果在距离心脏不远处的主动脉内形成，则可能导致心肌梗死，而在脑动脉内形成则可能造成中风。[①]当脑动脉形成血栓后，大脑就得不到足够的氧气，从而对人体造成永久性伤害，有时还会致死。大约35%的严重中风者会死亡，其他人会出现失明、瘫痪、丧失记忆或智力失常。好在医学科学已经对这种病有了更多的了解，治疗手段也有了进步，这就给许多原发性中风病人带来了康复的机会，

---

① 但这不是中风的唯一致因。脑血管破裂也会导致中风，但这种情况比较少见。——作者原注

如果中风类型属于短暂性脑缺血发作（缩称 TIA，民间称之为"小中风"）、也就是大脑短时间内出现供血障碍，康复的机会还是相当大的。然而，短暂性脑缺血发作不啻是发出警告。即使只是轻微的，仍表明患者有可能在一次或者数次发作后出现致命的中风。显然，如果能够发现预防这种"小中风"的方法，无疑是一项重大成果。

最早一位研究阿司匹林是否有预防中风功效的，是在美国得克萨斯州休斯敦行医的威廉·菲尔茨。他在 20 世纪 60 年代中期就注意到，经常服用阿司匹林的人比较不大会罹患血栓症。[①]当他得悉阿司匹林有阻止血小板"变黏糊"的功效后，就希望同在纽约工作的神经专科医生威廉·哈斯一起进行这方面的实验，并在得到美国国家卫生研究院的批准后，于 1971 年开始进行。（当时，美国正在进行一项凭借外科手术解救中风病人的大型研究。他们俩的研究结果，最后成为该项目的一部分，为外科治疗添加了辅助手段。）

这两个人的研究所得，也和彼得·埃尔伍德的第一次临床实验一样，以严格的统计学标准衡量并不能成立，但从中仍可看出，阿司匹林在一定程度上具有降低发生短暂性脑缺血和严重中风的功效。可惜的是，菲尔茨在得出结果后的最初一段时间内，无法得到美国国家卫生研究院的认真对待。他进行研究（其中的第一部分于 1977 年发表）的基底只有 178 人，因此被许多神经学专家认为规模小得没有实际意义。然而，几个月之后，加拿大那里完成了支持这一结果的又一项实验。这项研究的具体内容，是对阿司匹林和另外一种叫做磺唑酮的被认为具有潜在降低血小板凝聚作用的化学物质进行药效对比。这一

---

① 有趣的是，远在阿司匹林对血小板的作用被发现之前很久，世界各地就有许多行医人士注意到了这种药的抗凝血效果。由于没有科学证据，这只是一种猜想，尽管如此，仍然有一些人让病人服用阿司匹林，就像前文提到的美国加利福尼亚州的劳伦斯·克雷文医生一样，只是这些人只做不说，只有克雷文将其公之于众。——作者原注

结果进了一步，但仍不是非常确定的。它表明对于有过短暂性脑缺血发作史的男子而言，阿司匹林有可能将再次发病的概率减少 30%。奇怪的是，对于同样情况的女性来说，数据没有反映出任何变化。①

菲尔茨实验所用的阿司匹林和安慰剂，都是由施德龄产品公司提供的，而阿司匹林药片上面仍然压出"拜耳"的字样。这家公司还将菲尔茨的结果 —— 其中提到了这家公司的资助 —— 向全美国的内科医生分发。美国食品药品监督管理局的职责之一，就是实施对所有医药公司向医务人员派送与自己产品有关的公开资料的监督。这样的动作，自然很难逃过管理局的眼睛。管理局认定施德龄产品公司此举在于将阿司匹林应用到未经批准使用的范围，属于违法行为，因此向公司发出了警告。施德龄产品公司采取的对策，是向管理局申请改变随附在阿司匹林药品内的说明材料的内容（后来当更受关注的阿司匹林对心肌梗死的作用的情况出现时，它也采取了同样的手法）。令公司没有想到的是，这一申请竟然得到了食品药品监督管理局内专家小组的批准。②就这样，阿司匹林在 1980 年很顺利地正式成为防治中风的药物。然而，后来对阿司匹林用于心肌梗死的研究却引起了轩然大波。这很能说明一个问题，就是在医药界、传媒体系和一般民众中，中风和心肌梗死的分量是不同的。其实，批准将阿司匹林作为中风药物使用，也是一项意义重大的决定。须知在大多数西方国家，中风是仅次于心血管病的第二号杀手呢。③

医学界通过 20 世纪 70 年代和 80 年代对中风和心血管系统的研

---

① 该实验还证明磺唑酮没有什么效果。——作者原注
② 有鉴于加拿大方面进行的实验结果表明，阿司匹林对不同性别的人会产生不同的效果，最初的批准书要求说明上应注明只适用于男性。——作者原注
③ 医学界如今的看法是，有些人会由于过量服用阿司匹林而导致脑出血。脑出血十分凶险，有可能转为出血性中风，因此须在医生指导下服用。——作者原注

究与这两方面成果的沟通，对阿司匹林的功能有了更多的了解。随之出现的，是刮起了对阿司匹林各种可能药效的探究旋风。一时间，似乎每一名医学专家，都属意于在自己的病人身上研究一下，乙酰水杨酸这种东西能够产生什么功效。人们进行了多项临床实验，尽管规模不大，也没能产生定论，但这是正常的。在流行病学研究中，很少会出现一蹴而就的成果。大方向的廓清，往往要等到进行了多项研究之后。不过，他们在实验中发现的现象，已足以令人激动不已。

就以老年性痴呆为例。这种病在医学中属于智力健康疾病，被归入认知能力下降一类。一些人在年老后，会开始丧失记忆力，脾气性格出现变化，无法理解周围的事物，甚至失去自理能力。这一令人难以接受的改变并没有明显的前兆，而由于病情的发展通常十分缓慢，早期诊断也很困难。不过，人们还是渐渐认识到，造成这种疾病的主要原因有两个：一个是由于一种叫做阿尔茨海默病的遗传性疾病的显现，另一个是所谓多发性脑梗塞，这是脑组织因脑部血管的数次小中风发作遭到破坏的结果。无论造成痴呆的原因是哪一种，给病人及其亲人造成的打击和痛苦都同样残酷。

鉴于阿司匹林对中风表现出一定的防治效果，医学界对它展开了研究，以期推迟由这两种原因造成的痴呆，并取得了可观的成果。1989 年，美国得克萨斯州休斯敦退伍军人医护中心的约翰·迈耶针对 70 名因多发性脑梗塞变成痴呆的病人进行了一次小规模实验，让一半人服用阿司匹林，另一半不服药。实验三年后，服用阿司匹林的一组，认知能力表现出明显的改善，其中一些人还重返工作岗位。又过了数年，英国也开展了一项实验，通过给 400 名心血管病人服用阿司匹林和酮苄香豆素（一种抗凝血剂），研究它们对认知能力的影响。研究发现，"在受试者中，服用抗血栓药物的，在说话的流利程度和头脑反应的灵活性上，都取得了明显高于对照组的效果；

而阿司匹林的功效又在各个方面都超过了酮苄香豆素。"

有关阿司匹林治疗阿尔茨海默病功效的研究，也同样取得了令人鼓舞的成果。美国巴尔的摩以老年人为对象进行的一项实验表明，连续服用阿司匹林两年或者更长时间的，病情恶化的程度都有可观的延缓。更令人精神为之一振的消息来自美国西雅图，那里近年来以皮吉特区保健中心负责的 5000 名年龄 65 岁以上的人为基底，进行了规模较大的实验，结果表明，如果在痴呆征候出现之前就经常服用阿司匹林（或者其他非甾族抗炎药）并达两年以上的，出现阿尔茨海默病状的只有未服用者的一半。

在年龄标尺的另外一端，阿司匹林也显现出作用。研究表明，它有可能用于治疗先兆子痫。这是一种妇女妊娠期间可能出现的并发反应，约有 8% 的孕妇有罹患可能，其发病原因多半是胎盘内形成了小血栓。血栓会导致高血压，再加上尿中出现大量蛋白质（也是先兆子痫的症状之一），结果导致胎儿发育迟缓，还会造成难产，严重时甚至会危及母子的性命。对此，研究人员在英国牛津开展了一项名为"孕期小剂量阿司匹林作用综合调查"的实验，专门考察阿司匹林是否能够预防孕妇胎盘中形成血栓，但未能取得确定性结果。第二项研究是在近年进行的，还是以牛津为基地，这次是进行 30 次规模不大的实验，在此基础上通过元分析进行整理归纳。这一次的结论是，抗血小板凝聚类药物有可能将先兆子痫的发病率减少 15% 左右，阿司匹林就是其中的一种。

其他地方进行的多项研究也都证明，对于牙周炎、白内障和偏头痛等多种凶险程度较逊的疾病，阿司匹林都有良好的功效。这些结果的可靠性，也像其他许多实验一样存在争议，但可靠程度应当说是相当高的。

然而，引起公众最大关注的，是阿司匹林可能对几种癌症有治疗效果的传言。进入 20 世纪以来，富裕国家中癌症的发生率，几乎增长得堪与心血管疾病比肩。研究对付癌症的办法，被许多人视为攀登医学的最高峰。在近一百年里，人们为研究癌症，投入了巨额资金和大量的人力，但根治办法却迟迟不肯露面。外科手术、化疗、放疗等技术倒是都有了重大进步，如果癌症能够得到早期确诊，病人固然有可能通过上述手段存活下来，至少是能延长一个时期，但仍有许多人无法延续生命。单以美国为例，每年就会有 130 万人罹患种种癌症，死于癌瘤者每年达 50 万。

渐渐地，医学界越来越将注意力转到了预防与治疗并重的轨道上。一个被广泛关注到的预防内容，就是改变某些生活习性。许多人都注意到，多种癌症患者都有着与心血管疾病病人相同的生活方式：高脂肪食物、缺少运动、饮酒过量等，吸烟更是导致癌症的最大诱因。说服人们戒烟、多运动、少吃油腻食物等，对预防达到一定年龄后罹患癌症是有作用的。而近年来在另外一个领域的研究，又导致了另外一种手段的出现，就是所谓"化学防癌"。这种手段是借助种种药物、维生素、矿物质和其他物质，阻止癌瘤的形成（或者让已经出现的癌瘤停止生长）。阿司匹林又进入了化学防癌的阵地。

还是在 20 世纪 70 年代中期时，科学家就注意到，某几种癌瘤会分泌出高于正常组织和黏膜的一种前列腺素（前列腺素－E2）。由是便出现了一种假说，认为超量分泌的前列腺素－E2，正是促成分泌它的组织过度生长和扩散的原因。而阿司匹林对种种前列腺素都是有抑制作用的。随着对这一作用的认识不断加深，研究人员也越来越相信一点，就是该药物对与前列腺素有关的癌瘤也同样具有控制作用。他们的注意力，特别集中到了对一种生物酶的研究上。这种酶的名称是环加氧酶－2，对某些癌瘤的生长和炎症的发生都起有一定作用。早期用这种酶进行的动物实验，看来也是支持这一假设的。从 20 世纪 80 年代中期起，随着科学手段的不断成熟，用阿司匹林进行癌症临床实验的研究也已在世界的许多地方出现。

此类临床实验中，有相当一批发表了研究报告（而且每隔数月就会有一批新的出现），尽管没有一篇能够达到做出定论的水平，而且也不乏相互矛盾的内容，但总体而言是鼓舞人心的。例如，近年发表的一篇有关阿司匹林对结肠癌和肠癌作用的 27 项观察结果的综述论文中，便认为这一药物（如经长期服用）有可能使这两种癌症的发病率降低 50％。还有的研究认为，阿司匹林看来有预防口腔癌、喉癌、食道癌和前列腺癌（男性中最常发生的癌症）、卵巢癌、乳腺癌和肺癌的功效。自然，从事研究的医生和流行病学者，大多都忘不了反复提请人们注意：对该药物作用的研究仍只处于初期阶段，结论尚待进一步证实，目前无法提供正确的服用剂量，需要更多的研究时间和更适当的随机性实验，等等。再说，研究人员也都像前些年搞心血管实验的那批人一样，担心公众听见风就是雨，盲目服用起来，虽则阿司匹林相对而言是很安全的药物，但如果人们自己直接从药店买来服用，又吃得过量，时间长了仍可能受伤胃和出血等副作用的戕害。

然而，随着研究结果的不断增多，表明阿司匹林对癌瘤起作用的证据也越来越不容忽视。看来，它很可能有朝一日会同在心脏病医疗领域那样，成为对付癌症的有效手段。癌瘤专家、英国布里斯托尔大学的流行病学家克里斯·帕拉斯克瓦最近这样告诉人们：

> 形势相当乐观——就是存心悲观都不容易。据我个人的看法，有充分的证据表明，阿司匹林对肠癌等若干种癌瘤相当有效，此外还有可靠的迹象显示，它对其他癌瘤也有效果。诚然，上述观点还有待于大量研究的进一步证实，因此须慎重对待，希

望公众不致受到误导，以为阿司匹林能够包治百病。不过可以十
分肯定地说，这种药将会发挥重要作用……

英国最大的癌症研究机构与慈善组织英国癌症研究中心，对阿司匹林
所下的考语更为简洁。就在不久之前，它称这一药物是"整个药物
史上最重要的发现之一"。

　　所有阿司匹林的营销厂商都闻风而动、抢占商机。最强劲的风
是从中风和心血管研究领域吹来的。20世纪80年代，美国食品药品
监督管理局做出决定，认可了英国和美国医学界对短暂性脑缺血发作
和继发性心肌梗死发作的研究结果。这使公众第一次了解到了查尔
斯·亨内肯斯的工作。接着，各家媒体便都有了大动作，种种广告
也应运而生。广告秀才们真是做足了诸如"隔天一片阿司匹林，天
下少出心脏病人"之类的文章。美国食品药品监督管理局想给这一升
温泼些冷水，因此一再申明，它只批准将阿司匹林对预防第二次心肌
梗死发作有效的材料予以公开，但有人指出，公众未必能区分发作次
数与阿司匹林的关系，而对于此种认识能力，当局的权威显然起不到
很大的作用。有关阿司匹林的消息是足够轰动的，这里面的商机又十
分巨大，更何况阿司匹林的经营厂商近年来又饱受扑热息痛和布洛芬
等药物的排挤，好不容易熬到了反击的机会，岂肯善罢甘休！于
是，公众对阿司匹林的需求量扶摇直上，不出几个月工夫，它在美
国又再次夺回了首席止痛剂销量的宝座。

　　然而好景不常，花了二十余年心血占领止痛剂市场的厂家自然
不肯束手待毙。进入20世纪90年代后，泰诺、雅维和依布洛芬①等其

---

① 布洛芬和可待因的混合物，由英国利洁时公司开发，前后共有十馀种大同小异的品牌
问世。——译者

他止痛剂纷纷向阿司匹林展开围攻。结果是阿司匹林的销量进入持平阶段。过了一段时期，当阿司匹林的长期功效有了明显表现后，销售量再度出现上扬。这说明了一个客观存在的事实，就是医学上的重要性，未必能通过商业利益直接表现出来。

也就是在同一时期，制药业再次出现大并购高潮，形势有如野马脱缰，给整个医药界带来了剧烈动荡。在这个事关几十亿美元的大赌场上，止痛剂的生产企业是个大筹码，因此必然成为角逐对象。不少阿司匹林的生产厂家就这样落了马，有的虽然挺了过来，但却转了产。一直生产阿斯普洛的尼古拉斯实验室，先是被食品业巨头莎莉食品日用品公司①买下，然后又被转手卖给了瑞士的制药业巨头罗氏公司。生产易溶阿司匹林的利高曼公司与本洁时公司合并成一家，就是利洁时公司。施德龄产品公司离开了柯达公司，成为史克必成公司的一部分，继而又回到拜耳公司麾下。宝威公司当年曾是英国最早生产阿司匹林的厂家之一，如今，它同葛兰素实验室实现了合并，不久又并入史克必成公司——它的拳头产品是必成止痛退烧粉，也是一种含有阿司匹林成分的药物——由是形成了目前的世界第二大制药企业葛兰素史克公司，在规模上仅次于以生产壮阳药"伟哥"闻名的辉瑞制药公司。雅维、百服宁和埃克德林等药品的诞生地百时美医药公司，也同施贵宝公司联合为一体。美国家庭用品公司投入了更多的资金，并改名为惠氏公司……真是无尽无休、令人头晕目眩。原来的冤家，转眼会化为合作伙伴；而一些携手共进的搭档，曾几何时又反目变成对头。制药业一时简直成了一池浑水，过了好一阵才重现正常的端倪。在此期间，不同止痛剂之间的市场争夺战自然不见

---

① 莎莉食品日用品公司是从美国发展起来的跨国集团公司，目前的美国总部设在伊利诺伊州，国际管理中心设在荷兰。——译者

稍减——而且一直延续到今天。比如说，强生公司就于2002年将拜耳公司告上法庭，理由是后者生产了强生公司的两种产品——一种是泰诺，另外一种名叫艾尔维片①。这一诉讼并没有引起业界的任何诧异。（附带提一句，强生公司未能胜诉。）

以此时阿司匹林的状况而论，拜耳公司的销量在全世界占了三分之一强，地位最是牢固。有关阿司匹林的好消息对它最为有利。1997年的激烈竞争——布洛芬是其中最强大的对手，造成了阿司匹林销量的下降，而且至今还为泰诺紧紧盯住不放。不过，市场分析师们相信，阿司匹林会以"富贵药"的地位重振雄风，销量在2007年前会一直保持回升态势，年增长量当在1.5%左右。单只在美国一个国家，每年吞下的药量，若以每片含量为300毫克的标准规格计，当为800亿片，真是惊人的数字！

阿司匹林这一非同寻常的灵药，将来可能还会有什么发展呢？这可不是一句话就能概括的。首先，它会继续得到大力研究。目前，人们正在设计与安排大规模的随机性实验，以期得到阿司匹林对癌症和其他疾病作用的更可靠结果。这样的实验还会有许多次，但都不会是一锤定音的工作。应当记住，进行此类实验的花费十分高昂，即使在美国进行的那场以医生为志愿者的心血管实验，虽说属于费用较低的一类，却也用去了数百万美元——这还是20年前的消费水平哩。实验所需的款项从哪里获得呢？

如果接受实验的药品是新近研制成功的，仍有待于通过实验确定功效，由此决定是否可以申请专利、是否可以考虑开发为商品，

---

① 一种非甾族抗炎药，用于缓解普通或严重的疼痛、发热、发炎，以及由风湿性关节炎、类风湿性关节炎等病症引发的强直性反应。这一药名是强生公司所起的，它的学名为甲氧萘丙酸，拜耳公司给它所起的商品名称为 Naproxen，中文音译成萘普生，也有译成"拿百疼"或意译为消痛灵的。——译者

那么，制药企业是肯于为实验大大解囊的，因为这是投资，一旦成功，就可能在几年后收回成本并获得可观利润。然而阿司匹林的专利已经过期80年了，价格又很低廉，药店的零售价每片只有一便士（约合1.5美分）。出于公益心，生产厂家固然有可能支持个把实验，但生产这种药的利润毕竟有限，而且多数制药厂家都能生产，它们不可能出于商业目的大加资助。试想，又有哪一个厂商愿意提供上百万乃至上千万元的捐款，结果却让冤家对头前来下山摘桃、平分秋色呢？如果想得更悲观些，说不定更会有算盘打得精的企业，宁愿等着学术界自己找辙、取得进展有了结论后，自己再来坐享其成。正因为如此，近年来在阿司匹林研究领域出现的重大突破，都是靠政府拨款的机构取得的，没有一项来自私人企业。对阿司匹林功效的研究是应当继续进行的，而要做到这一点，政府——其实也就是公众——就应当相信，花钱用于资助对阿司匹林的研究，带来的好处是提高公众健康水平、减少昂贵的心脏手术、少辟造价高昂的癌症病房。总之，这样做是完全值得的。

花费并不是唯一的难题。这些年来，阿司匹林的新效能已为公众广泛知晓，知道这种药有预防某几种癌瘤功效的人，就算不是大多数，数量也相当可观。知道它有防治心脏病效力的人就更多了。然而，在以后拟进行的临床实验中，仍然需要有部分志愿者只服用安慰剂（有的实验可能要求连服若干年），而且不得服用他们都已经知道具有奇效的阿司匹林。在这种情况下，有几多人会愿意成为这部分志愿者呢？老实说，一些有关预防原发性心肌梗死的实验，其所以未能在大基底条件下进行，原因之一正在于找不出这一事关道德的大问题的出路：不允许受试者服用阿司匹林，就有可能害他们丧命。目前在癌症研究领域，这个问题会由于结论离定论尚远而不十分突出，志愿者还可能会愿意冒一冒风险参加，但随着结论趋于肯定，如果阿司匹林的确有正面效果的话，那么正面效果越强，参加此类实验的人就会越感勉强，继续进行的困难也就越大。继续研究的大门正在越关越紧。

当然，并不是所有涉及阿司匹林的实验，都与癌症或者心脏病研究关联着的。迄今为止，研究阿司匹林的科学论文和医学论文已发表了2.6万篇，而且每年都有可观的增长。就在作者撰写本书之际，便有约2000项涉及阿司匹林的科研项目正在进行中，而其中的一些，还进入了全新的生化领域。因此完全有理由认为，阿司匹林有朝一日还可能在今天的人们未曾设想到的地方大放异彩。比如说，日下有人便在探究阿司匹林是否有增强免疫系统功能的效力。结果如何，目前无人能够预测。但是，由于免疫系统在抵御病毒方面起着重要作用，设想人们会在某一天发现，阿司匹林能用来有效地预防艾滋病之类的大敌，并不是想入非非。况且目前已经发现，这种药物就对一种病毒复制时需要用到的蛋白质起阻滞作用。

对阿司匹林的研究也不仅仅限于这种药的功效。有些人也在化学结构和作用方式上动脑筋。其中的一项极富创新精神的研究，目前已接近收官阶段。这一工作的理论构想是美国新泽西州立大学的凯瑟琳·乌利希教授提出的。20世纪90年代末，她在教一门化学课时，要求学生们独立合成一些乙酰水杨酸（此时，合成这一物质已经被定为大学生应当掌握的化学实验室技术的正式内容之一）。就在布置这一作业时，她产生了一个想法。她的业务专长是聚合体。简单说来，聚合体就是分子形成长链状的物质。诸如塑料和尼龙等人造物质，还有橡胶、木头、蛋白质等天然物质，都是聚合体的例子。脱氧核糖核酸（DNA）也是聚合体。这类物质的结构状态是可以有所改变的，其性质也因之有所变化（如增加弹性），因此，科学家一直很注重对它的研究。若干年前，化学家们开始研究聚合体在制药业中的应用，即用它作为药物的载体，从而使药物得以在达到服用者体内药效最显著的部位再发挥作用，但从来不曾有人想到过将药物本身制成为聚合体。是凯瑟琳·乌利希第一个萌生了将水杨酸——阿司匹林的有效部分——加工为聚合体的想法。

凡是真正的好点子，原理都出奇地简单，而用处却高妙非常。这个想法正是如此。一旦将水杨酸的分子结构改造为聚合体形态——她给这种新构体起名为"聚阿司匹林"，就赋予了它以许多新优点，其中最大的长处，是在胃部时并不会被消化，因此不致出现伤胃的副作用，要到进入小肠之后才分解成水杨酸，而后再被血液吸收。聚合体降解的速率是可以设计成确定值的，因此可以制成长效止痛剂，即能在生物体内一点点地分解成水杨酸，从而长时间维持药物在血液中的一定浓度。这种聚合物的分子结构与作为纺织原料之一的涤纶很相近，因此容易制成柔软的线状，这就是说，可以将其制成有止痛功能的手术缝合线，或者像加工塑料一样制成与人体部位契合的形状，包在做过整形手术部位的外围以减轻炎症，还可以成为牙科医生补牙填料中的成分。

在美国新泽西州立大学的帮助下，乌利希教授办起了一家研发聚合体的公司，并于 2004 年开始临床实验。"我并不认为'聚阿司匹林'将来会取代普通的阿司匹林，"她不久前发表看法说，"原因在于它比较昂贵。不过，它有可能使这种药物的某些以前不可能发挥的功效得到利用。"

另外一些人也有类似的思路。英国沃尔夫森预防医学研究所目前正在设计一种所谓"多聚药"，是将阿司匹林、一种降胆固醇药、三种 β –受体阻滞剂和一种叫叶酸的维生素一起制成的复方制剂。进行此种设计的依据，是这些人相信，将不同的药物搞成适当的"杂拌儿"给人服用，能够大幅度降低心肌梗死和中风的发生概率——最高能使45岁以上的这一部分人降低85%。服用这种药，每人每天的花费不到一英镑，副作用也能降到最低限度（这是处方药，医生只开给有足够耐药能力的人），带来的则是西方国家这两类疾病发生率的极大降低，国民的保健花费也因之大大减少。

几千年前，古埃及——也许是古苏美尔的一位佚名巫医于无意之中做的一件事，竟引发了一环接一环的连锁事件，导致了历史上最惊人的事件之一，使人类得到了一种灵药，不但药效神奇，而且不断表现出新的效力，即使进入21世纪的第一个年代，它也仍然大有医药潜力可挖。

人们应当怎样充分利用这种药物呢？

阿司匹林并不能包治百病。即便吃了它，该骨折时照样骨折，被毒蛇咬了也甭盼着它来救命，心情沮丧时更别指望它让你快活起来。其实，阿司匹林在止痛、消炎或退烧方面，也并不是效果最好的。虽然一般来说，这种药在现用所有药物中属于最安全的一类，但还是应当一再提请大家注意，它的副作用还是**有可能**表现出来的。有时它会伤胃；儿童一概不宜服用，以免患上雷氏综合征；有高血压病史和患有肝病、肾病、胃溃疡或其他容易导致内出血状况的人，也都应特别当心，能否服用阿司匹林一定要由医生决定。

不过，与阿司匹林的这些需要慎重之处相对的，是近二十年来人们发现的这种药品的若干重要的新功效，而且特别值得注意的，是这些新功能也仍只需服用低剂量便可得以发挥，因此引起伤胃或者引发其他副作用的可能性都很小。简短地说，阿司匹林是救命丹——而且普通药片就成，不一定非得是制成聚合体或者多聚体形态的新药式。据美国心脏病协会估计，如能在察觉到心脏病症状露头时赶快嚼服一片阿司匹林，一年就能挽救5000至1万条生命。牛津大学的流行病学家理查德·皮托爵士相信，患血管疾病风险较高的人每天服用一片阿司匹林，全世界每年就会有约 10 万人的生命得到挽救，另外还可避免 20 万例非致命性心肌梗死和中风病例的发生。英国国民医疗服务总局近年对南威尔士的斯旺西市进行的一份调查表明，阿司匹林使年龄超过 45 岁的人平均寿命有显著延长："长期坚持服用阿司匹林，能够使人们寿过 90 的机会增加一倍。长寿加上减少多种老龄疾病，阿司匹林确实会提高人们的生活质量。"

那么，为什么人们没有使劲猛吃这种药呢？既然有这样的种种出色功效，为什么医学界当初并没有迅速推广和扩大其应用呢？人们在 1996 年发现，患有心肌梗死的病人中，有大约一半并没有服用阿司匹林。又过了两年，即使在美国的各个教学实习医院里，也只有 45% 的心肌梗死患者按医嘱服了这种药，它的药效在入院后的最初 30 分钟内最强，但在此期间真能服用上的还不足 25%。欧洲的情况也同美国一样。1994 年的情况表明，英国门诊医生在出诊时，只有 70% 随身携带着阿司匹林，威尔士的心肌梗死患者中，服用这种药的还不到一半。当时整个英国的情况也基本如此。当然，自那时以来，形势已有了显著改观，但即便如此，流行病学家仍发觉有关阿司匹林的功效并没有真正广为人知。不少人还是因为不知道它的效力而枉自送了性命。

一个原因是医生不希望公众产生误解，认为只要吃吃阿司匹林，烟就可以照吸、垃圾食品就可以照吃，锻炼不锻炼身体都无所谓，种种导致大病的不良生活习惯也无须改变。另一个原因是他们也不希望健康人无必要地服用阿司匹林。正如理查德·皮托爵士最近表示的那样："问题是应当掌握好分寸。掌握适当，功效非常；但倘若并没有罹患种种心血管疾病的危险，就不应当去自找它的副作用。要紧的是保证让需要的人得到它，但不是让人人都来吃。让所有的人都服用它，结果并不会好。"

不过也可能有其他原因，这就是阿司匹林的巨大药效尚未真正进入公众心中。许多年前，阿司匹林的厂家和商家的利润空间很大，做广告也几乎不受限制，这才造成营销者们热衷于向大众推介这种药品的局面。不妨设想一下，若是当年舌生莲花、将阿斯普洛吹到天上的赫尔曼·戴维斯活到今天，他会不会将"阿司匹林能挽救性命"之类的意思，花样翻新地介绍呢？请大家回想一样，最近可曾在电视上看到过给阿司匹林小白药片播发的广告呢？布洛芬的广告看得到，扑热息痛的广告也听得见，可就是没有阿司匹林的。一则也没有。

当阿司匹林的生产厂商缺乏动力时，推介的责任就应当由医务界的主管部门承担起来。它们应当将这种药物的效力告知健康高危人群——先从风险最高的一部分做起，争取最终扩大到所有年龄超过45岁的人。在告知阿司匹林的种种功效时，也要说明它的各种副作用。这样做并不困难。由于每片药的售价只有一个便士（约合1.5美分），人们完全负担得起。当此肆虐西方的癌症和心脏病向发展中国家扩展之际，这一经济上的可行性是极为重要的。

作者这里还有最后的一点想法：无论如何宣传，总会有些人在听到每天吃一片阿司匹林的建议时会心里嘀咕。其实，在这些人中间，肯定有一些是一旦照此办理必会大大受益的。许多人只信服——也许确有道理，也许未必尽然——天然药物和顺势疗法，对于居主流地位的来自制药工业的产品总有些惴惴然，认为阿司匹林虽有多种功效，却仍是人工合成的化工产品。其实这些人大可放心地服用阿司匹林，因为本书在一开始讲述它的一项功能时就已经提到，它的来源是水杨酸。

水杨酸是天然物质，存在于多种植物体内——柳树是其中最广为人知的一种，其实，许多种树木、谷物、水果和蔬菜，都是含有水杨酸的。看来这种物质有着多种功效。生物学家认为，水杨酸的最重要的功能之一，是引发一种植物学上称为"凋亡"的过程。植物的叶片受到病害影响后会枯死和脱落，以免植株的其他部分受到连累。这就是凋亡。倒退到约一百年前，人们购买水果和蔬菜的地方是小杂货店和集市，他们从这些地方买回家的食物中，会混杂着有病的或者死去的植物成分。而今，人们有了种种杀虫剂和杀菌剂，还掌握了复杂的农作技术，超市成了购物的新地点，人们对食物的要求也比过去讲究了许多。这些变化的结果，是人们不大可能再接触到混入食物中的已经凋亡的植物体。可以相当有把握地说，在非自然的受控环境下生长的植物，因为没了病害威胁，就成了"健康"植株，因而体内不会存在出现病害时会不时生成的水杨酸。这一观点并不是纯理论性的臆想。2002 年时，苏格兰邓弗里斯市的一些研究人员发现，以传统的旧式农作方式种植的蔬菜，其内所含有的水杨酸类有机物质，含量要高于以现代农作方式种得的同类作物。两者的差别并不大，但的确是存在着的。

这是不是意味着，今天的人们缺少了什么重要的东西呢？

彼得·埃尔伍德也有同样的思路。他固然也笑着承认自己惯于"天马行空"，但也的确认为基本食物中缺少了水杨酸这一成分，的确可能大大影响到了人们的健康。比如他就认为，癌瘤和心肌梗死发病率的上升，是从 20 世纪初期开始的，而新的农作方式，也正始于这一时期——

说不定大自然的法则，恰恰规定了应当食用含有高量水杨酸类有机物的蔬菜水果，而人类却犯了错误、将这类东西剔除出了自己的食谱呢？有一种关于癌症发生的理论认为，癌瘤的发生正表明着"凋亡"功能的失败，也就是说，出了错的脱氧核糖核酸本应当自行了断而并未如此。我也是这样想的。也许阿司匹林——乙酰水杨酸——正是以其增强细胞的自理能力而能对癌症起着预防作用呢。是不是这样，目前无人能够肯定。如能发现答案，结果将会十分美妙。不过发现之后会引出怎样的结果，目前也只有天晓得。

这一观念——大自然以其造化神功，对每种危及生命的疾病，都提供了抵御之道。爱德华·斯通当年对此就深以为然。这种制衡相生的观念，形成了18世纪的医药理论基础，也使这位牧师根据这一逻辑必然性，推及寒热症必有其天然克星的存在。或许，今天的人们应当更多地注意这样的哲学思绪吧。

至于斯通牧师对他自己进行过柳树皮实验之后发生的种种事件会有什么看法，恐怕要另当别论了。也许，他会一半兴奋、一半吃惊。当然，他自己的小小理论，竟带来了历史上最重要的药物，对此，他必定会深感荣幸。至少有一点是肯定的，那就是这种药物会进一步使他认识到，人们的智慧是应当广泛共享的。我们也都应当感谢人们做到了这一点。斯通牧师在1763年曾有过这样的表示："我希望这一重要事实能够得到发表，目的只是为了将有关发现……加以公平的和充分的实验，从而让世界有所进益。"世人真是享受到它的功效了，而且至今仍在惊喜地继续享受呢。

阿司匹林经历了漫长的岁月，才赢来了"灵药"的美誉。今天的阿司匹林的确是可以当之无愧地戴上这顶桂冠的，但它的过去却既有荣耀也有污点——后者体现在它造成了十分不公正的历史，也使一些人发了不义之财。不过，这种情况的出现，委实是因为它的药效太好且又经久不衰之故。反过来说，如果不是有人为了榨取商业价值而不择手段，它也很可能不会在市场上存在得这样久，这样一来，它的新作用就可能根本无从发现了。从正面来看，阿司匹林的发明，应当感激的人真是多得数不清，而这样的人将来还会继续增多。阿司匹林已经成了人手必备之药。它的价廉、它的多效使得世界肯定与倘若没有它时大不相同。在历史的种种发明发现之中，能像阿司匹林这样反映出人类伟大才智的实属罕见。

与拜耳公司和阿司匹林有直接关联的专有名称

（汉英／汉德／汉法／汉拉对照，化学与生化名词没有收入此名单）

阿司匹林钙片	Cal-Aspirin
阿司匹林心肌梗死研究（研究项目）	AMIS
阿司匹林心肌梗死研究（研究项目）	Aspirin Myocardial Infarction Study
阿斯普洛	Aspro
埃尔伯费尔德染料公司	Farbenfabriken of Elberfeld Company
埃克德林	Excedrin
艾尔维片	Aleve
艾伦 - 汉布里公司	Allen and Hanbury's
爱克发公司	AGFA
安那丁	Anadin
安那辛	Anacin
安匹林	Empirin
安替比林	Antipyrine
澳洲药学杂志	Australasian Journal of Pharmacy
巴登苯胺及苏打股份公司	BASF
巴斯夫公司	BASF
百代电影公司	Pathé
百服宁	Bufferin
百时美医药公司	Bristol Myers
宝威公司	Burroughs Wellcome
本洁时公司	Benckiser

苯胺染料股份公司	Aktiengesellschaft für Anilinfabrikation
必成止痛退烧粉	Beecham's Powders
伯腾阿司匹林	Burton's Aspirin
博姿公司	Boots Drug
布洛芬	Brufen
纯正食品与药品法案	Pure Food and Drug Act
醋氨酚	acetaminophen
大药房公司	Drug Inc.
德国化工系统手册	Handbuch der deutschen Gesellschaft
德意志害虫防治公司	Deutsche Gesellschaft für Schädlingsbek-ämpfung
德意志煤焦油染料工业利益集团	Interessen-Gemeinschart der deutschen Teefarbenfabriken
敌国侨民资产监管署	Alien Property Custodian
杜邦公司	Du Pont
法本公司	IG Farben
非类固醇抗炎药	nonsteroidal anti-inflammatory drugs
非那西丁	Phenacetin
非甾族抗炎药	nonsteroidal anti-inflammatory drugs, NSAID
费城问询报	Philadelphia Inquirer
风湿定	Ibufenac
弗里斯兄弟公司	Fries Brothers
盖伊医院	Guy's Hospital
格里谢姆电化学公司	Chemische Fabrik Griesheim-Elektron
葛兰素实验室	Glaxo Laboratories
葛兰素史克公司	GlaxoSmithKline
葛兰素威康公司	Glaxo Wellcome
供英国医生参考的本土草药的天时地利状况（书籍）	The English Physician: or an Astrologo-Physical Discourse of the Vulgar Herbs of this Nation

国家卫生研究院（美国）	National Institutes of Health
国立心肺血管研究所（美国）	National Heart, Lung and Blood Institute
国民医疗服务总局（英国）	National Health Service
哈德逊河苯胺染料颜料厂	Hudson River Aniline and Color Works
海登化工公司	Heyden Chemical Company
好利康	Helicon
赫尔每日邮报	Hull Daily Mail
化工合成专利公司	Synthetic Patents Company
化工贸易杂志	Chemical Trades Journal
化学工业在构筑世界中的作用（书籍）	Die industrielle Chemie in ihrer Bedeutung im Weltbild und Erinnerungen an ihren Aufbau
化学物资互济会	Chemical Exchange Association
化学与制药学纪事（期刊）	Annalen der Chemie und Pharmacie
辉瑞制药公司	Pfizer
惠氏公司	Wyeth
简那陀生公司	Genatosan
金阿斯普林	Genasprin
咖啡因阿司匹林	Cafaspirin
卡勒公司	Kalle & Company
卡塞拉公司	Leopold Cassella & Company
柯柏化学品批发行	Kopp
柯达公司	Eastman Kodak
柯里尔周刊	Collier's Magazine
科尔富特有限公司	Thomas Kerfoot Ltd
可待因	Codeine
克萨克萨	Xaxa
莱头定	Aletodin
雷氏综合征	Reyes syndrome
利高曼公司	Reckitt and Colman
利洁时公司	Reckitt Benckiser Healthcare

联合医药公司	United Drug
临床试验协会	Society for Clinical Trials
柳叶刀（期刊）	The Lancet
罗氏公司	Roche
麦克奈尔实验室	McNeil Laboratories
麦乐思实验室	Miles Laboratories
梅乔拉	Mejoral
每日简讯报	Daily Sketch
每日邮报	Daily Mail
美国家庭用品公司	American Home Products
美国纽约拜耳公司	Bayer Company of New York
美国食品药品监督管理局	Food and Drug Administration
美国心脏病协会	American Heart Association
美国信使报	American Mercury
美国药典（法律文献）	US Pharmacopoeia
美国药学会	American Pharmaceutical Association
美国医学会	American Medical Association
美国医学会杂志	Journal of the American Medical Association
美利坚拜耳有限公司	Bayer Company, Inc.
孟山都农业化学公司	Monsanto Chemical
密西西比流域医学期刊	Mississippi Valley Medical Journal
模特灵	Motrin
摩雷阿司匹林	Molloy's Aspirin
摩洛维茨化工厂	IG Monowitz
墨尔本论坛报	Melbourne Herald
尼古拉斯阿司匹林公司	Nicolas-Aspirin
尼古拉斯阿斯普洛公司	Nicholas-Aspro
尼古拉斯实验室	Nicholas Laboratories
尼古拉斯专卖药有限公司	Nicholas Proprietary Limited
纽芬兰晚间电讯报	Newfoundland Evening Telegram

阿司匹林传奇

纽雷近	Neuralgine
纽约先驱论坛报	New York Herald Tribune
诺普灵	Nuprin
派克戴维斯药厂	Parke Davis
泡腾速效镇痛剂	Alka-Seltzer
扑热息痛	Paracetamol
普惠公司	Paine Webber
普强公司	Upjohn
强生公司	Johnson and Johnson
求医问药（期刊）	Prescriber
曲砜那	Trional
染料工业利益集团有限公司	Interessengemeinschaft Farbenindustrie Aktiengesellschaft
如洛芬	Rufen
赛阿斯普林	Salasprin
赛丽特	Cellit
三方同盟	Dreibund
莎莉食品日用品公司	Sara Lee
肿凡纳明	Salvarsan
圣徒约瑟牌阿司匹林	St Joseph Aspirin
施德龄产品公司	Sterling Products
施德龄 - 温斯罗普公司	Sterling Winthrop
施德龄药房	Sterling Remedy
施贵宝公司	Squibb
史克必成	SmithKline Beecham
世界新闻报	News of the World
索佛那	Sulfonal
泰诺	Tylenol
陶氏化学公司	Dow Chemicals
提神阿司匹林	Cafiaspirina
退热冰	Antifebrine